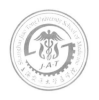

交大医学 医源丛书

主编 江 帆 范先群

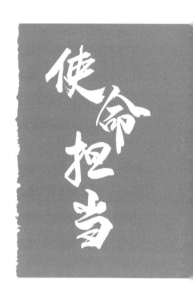

使命担当

上海交通大学出版社
SHANGHAI JIAO TONG UNIVERSITY PRESS

内容提要

多年来，上海交通大学医学院一以贯之做好医疗援助、对口援建工作。每年交医系统都会派出援建医疗队前往新疆、西藏、云南、海南等地以及摩洛哥、老挝等国家，深入一线，协助当地医疗卫生建设，以全面提升当地医院的医疗水平。本书通过回顾上海交通大学医学院利用系统内医疗优势，组织各条线的专家开展援建工作，展现交医人的使命担当，刻画交医感人故事，忠实地记录下了这段历史。

本书的出版希望能给年青的医务工作者带来鼓舞与激励，让他们沿着前辈的足迹继续发挥这种大爱无私的奉献精神。

图书在版编目（CIP）数据

使命担当 / 江帆，范先群主编. —上海：上海交
通大学出版社，2022.10
　ISBN 978-7-313-25823-6

　Ⅰ.①使…　Ⅱ.①江…　②范…　Ⅲ.①医疗队—
工作概况—上海　Ⅳ.①R197.8

　中国版本图书馆CIP数据核字（2022）第184757号

使命担当
SHIMING DANDANG

主　　编：江　帆　范先群
出版发行：上海交通大学出版社　　　　　　地　　址：上海市番禺路951号
邮政编码：200030　　　　　　　　　　　　电　　话：021-64071208
印　　制：上海万卷印刷股份有限公司　　　经　　销：全国新华书店
开　　本：710mm×1000mm　1/16　　　　　印　　张：28.25
字　　数：435千字
版　　次：2022年10月第1版　　　　　　　印　　次：2022年10月第1次印刷
书　　号：ISBN 978-7-313-25823-6
定　　价：128.00元

交大医学医源丛书

使命担当

主 编
江 帆 范先群

执行主编
赵文华 李 剑

副主编
张晓晶 雷 禹 童 宽

编委会
（按姓氏笔画排序）

丁 俭 于广军 马 骏 方 勇 宁 光
刘志伟 江 帆 孙 锟 李 剑 吴 皓
吴正一 张 浩 张晓晶 陈 方 范先群
季庆英 郑 宁 郑兴东 郑军华 赵 敏
赵文华 胡翊群 施建蓉 秦 净 夏 强
殷善开 郭 莲 唐国瑶 蒋 利 程蔚蔚
童 宽 谢 斌 雷 禹 潘常青 瞿介明

序

王一飞

杏林妙手乾坤转，橘进甘泉日月清。

何谓"医者使命"？"除人类之病痛，助健康之完美，维护医术的圣洁和荣誉，救死扶伤，不辞艰辛，执着追求，为祖国医药卫生事业的发展和人类身心健康奋斗终生。"当一名医者步入神圣医学学府的时刻，这段誓言便成为终生铭记在心的使命。

何谓"医者担当"？迎着炮火、余震、洪水毅然决然奔赴最前线；前赴后继冲锋在疫情战场第一线；舍小家、为大家，驻扎基层，援疆、援藏、援滇……国有难，民有需，召必应，战必胜！这就是一名医者的担当。

博极医源，精勤不倦，报效祖国，服务人民，怀着满腔热忱的家国情怀，怀着孜孜不倦的执着追求，一代代交医人迎难而上，砥砺前行：从抗美援朝到唐山大地震，从抗击非典到大上海保卫战，从援助北非到援疆援藏援滇，哪里有需要，哪里就有交医人的身影！

本书抒写了一部与国家民族命运、人类健康事业同频共振的辉煌历史，始终散发着璀璨光芒，激励着一代代交医人。

存亡之际，勇于担当。72 年前，中国人民志愿军跨过鸭绿江，锻造了伟大的抗美援朝精神。在这场战争中，交医人义不容辞、主动请缨奔赴战场，进行医疗救治，以责任和担当践行白衣天使神圣使命。其中就有时任广慈医院（瑞金医院前身）内科住院总医师的王振义。由于身体原因，首次报名未被批准的他再一次向组织表明加入志愿医疗队的决心，最终得以奔赴前线，因解决了困扰志愿军部队多时的肺吸虫病问题，被授予二等功。热爱祖国，就要为祖国上战场！这是王振义的信念，也是无数交医人的信念。

危难时刻，挺身而出。20 世纪 50 年代，黄铭新、潘孺荪等教授即从事血吸虫病防治工作，直到 1985 年，上海宣布消灭血吸虫病。三十余载来，兰锡纯、黄铭新、潘孺荪、江绍基……一批批交医人投身血吸虫病防治和研究中，这些名字铸造了一枚枚属于交医人的勋章。"到灾情最重的地方去，到伤员最多的地方去，到最困难的地方去，到最艰苦的地方去"，交医人在灾难面前团结一致，毫不退缩，他们心系灾区群众安危，心系受伤受灾的人民群众，以大无畏的精神，奔向抗震、抗洪救灾第一线。

上善若水，医者仁心。20世纪50年代起，医学院响应国家号召，奔赴祖国大江南北，开展医疗卫生建设与服务。从援建蚌埠医学院、汕头大学医学院到支援小三线建设，再到援疆援藏援滇，一路走来，脚步从未停歇，一批又一批交医人不畏艰苦、积极援建，谱写了一篇又一篇救死扶伤的人间佳话，成就了一段又一段口口相传的民间传奇，为脱贫攻坚、提高当地医疗卫生水平贡献着自己的力量。

国虽有界，医者无疆。从1958年起，上海第二医学院就承担了派遣援外医疗队的任务，先后继续承担了阿尔及利亚、索马里、瓦努阿图、加蓬、柬埔寨、老挝、孟加拉国等国的援外任务，四季更替，日月轮回；远赴万里，为爱行医。医学院承担援助摩洛哥医疗任务一直延续至今，40多年来，医学院先后派出430余人次援摩，派出医疗队人数约占上海派出总数的30%，为祖国在国际舞台上树立负责任勇担当的大国形象做出了贡献。

白衣执甲，逆行出征。2020年新冠肺炎疫情突如其来，上海交通大学医学院先后派出8批569名医护人员驰援武汉前线，成为援鄂医疗人员规模最大的综合性大学医学院。182名医护人员组成重症救治"四大天团"，全力支援上海市公共卫生临床中心。在2022年的大上海保卫战中，医学院1.2万余名医护人员投身集中隔离点和定点医院，争分夺秒与病毒赛跑，守护人民生命健康。在打赢大上海保卫战后，500余名医护人员旋即投入支援海南的新战役，把上海抗疫的特色经验和管理模式带去当地，以实际行动践行了中国共产党"人民至上、生命至上"的理念。

一代人有一代人的使命，一代人有一代人的担当。2022年是上海交通大学医学院成立70周年。七十年栉风沐雨，七十载弦歌不辍。薪火相传，砥砺前行。有理想、有抱负、有担当的新一代交医人将接过接力棒，谱写新的时代华章。"无论何时何地，只要国家和人民需要，我们都将使命必达！"这就是交医人的光荣传统，这就是交医人的历史传承。

目 录 Contents

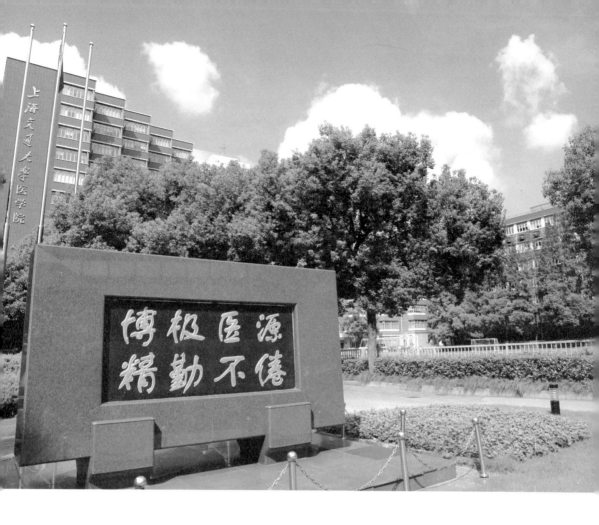

　　2022 年是上海交通大学医学院成立 70 周年，70 年来，上海交通大学医学院始终以谋国家之强盛、求科学之真知、践医学之神圣为己任，坚定不移地贯彻党的方针政策，积极响应祖国的召唤，在支援国家建设，抗击疫情灾情，为缺医少药地区提供医疗卫生援助方面，作出了巨大的贡献。

　　七十年风雨沧桑，数十载筚路蓝缕，广大交医人始终牢记为医天职，甘于奉献、大爱无疆。从抗美援朝到血吸虫病防治，从援外医疗到支内支边，从抗震救灾到抗洪抢险，从抗击"非典"到抗击新冠肺炎疫情，在保家卫国、援建支边、抗疫救灾等各条医疗卫生战线上，处处闪现着交医人的身影。他们无私奉献着自己的智慧与才华，他们热烈挥洒着自己的激情与汗水。他们舍小家、顾大家，以忘我的献身精神，谱写了一曲又一曲时代赞歌，树立起一座又一座医学界的历史"丰碑"。

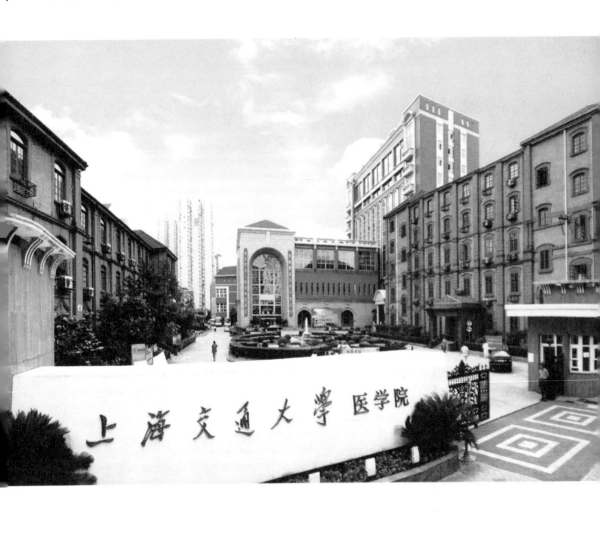

抗美援朝，交医人的家国情怀

1953 年，中国人民志愿军历经 2 年 9 个月艰苦卓绝的浴血奋战，赢得了抗美援朝战争的伟大胜利！在那段气壮山河的英雄岁月里涌现出许许多多可歌可泣的交医人和故事。

1950 年 10 月，中共中央、中央人民政府在全国开展"抗美援朝　保家卫国"运动。圣约翰大学医学院、震旦大学医学院医护人员积极组建医疗手术队，奔赴前线，保家卫国。1951 年 1 月 25 日，张涤生随上海志愿医疗手术队奔赴东北后方，任第一医疗手术大队副大队长和颌面外科顾问，并建立了我国第一个战伤、烧伤、冻伤治疗中心，使大批志愿军战士伤而不残、残而不废。同年 6 月，圣约翰大学医学院系统的医务人员参加上海第二批抗美援朝志愿医疗手术队，倪葆春、曹裕丰、黄铭新、陈邦宪分任大队长奔赴前方，救治志愿军伤病员，其中 33 人分别荣获二等功、三等功。

1951 年 7 月，广慈医院组织第二批赴朝志愿医疗手术队，由眼科聂传贤任大队长，外科史济湘、林言箴，内科龚兰生、陈家伦等 20 余名医务人员参加，多人立功。

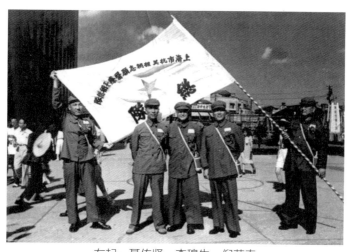

左起：聂传贤、李穆生、倪葆春

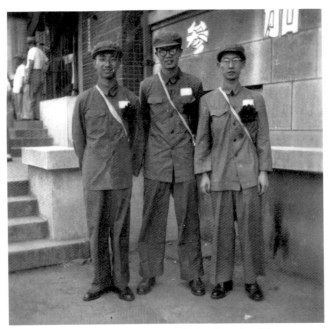

参加抗美援朝，左一陈家伦，右一张天锡

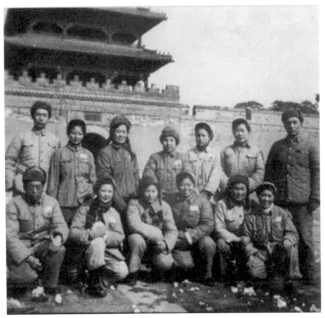

1952 年 4 月，部分志愿军在胜利归来路过山海关时合影，后排左一是广慈医院参加上海市第二批抗美援朝医疗队队员龚兰生

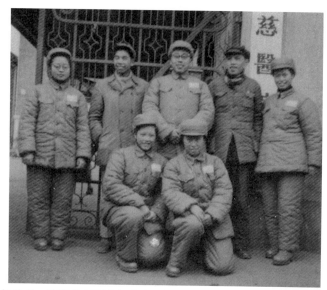

1952 年 3 月，欢送儿科副主任齐家仪等 5 人参加上海市第三批抗美援朝医疗队合影，后排中为齐家仪

1951 年 7 月，广慈医院组织第二批赴朝志愿医疗手术队，作为内科住院总医师的王振义，刚从胃溃疡和轻度肺结核的住院治疗中恢复过来就坚决报名参加，最终组织上出于健康因素的考虑未批准他成行。

热爱祖国，就要为祖国上战场！怀着这样坚定不移的信念，1953 年 4 月，王振义第二次报名参加上海市第五批抗美援朝志愿医疗队并获批，作为东北军区内科巡回医疗组的主治医师，前往黑龙江勃利县后方医院救治伤员。

当时在战场医院发现了一种前所未见的怪病，很多战士出现咳血、头痛等症状，医生们诊断为肺结核并伴有结核性的脑膜炎，用了药并不见好转。但结核性脑膜炎并非传染病，王振义对这一现象进行了认真的思考。

细心的王振义发现，

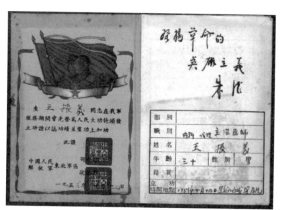

王振义被中国人民解放军东北军区司令部授予二等功

当时战士们为了改善伙食经常在当地捕捞鱼虾，他想到之前在文献里看过一种肺吸虫病，与战士们的病状极为相似。他将患者咳出的血液拿到显微镜下观察，果真找到了肺吸虫卵！

这一诊断帮助整个部队和医院及时治愈了一大批患病的战士。为此，王振义被中国人民解放军东北军区司令部授予二等功。

1951—1953 年，广慈医院原副院长高恪也在抗美援朝的后方医院为伤员的诊治和照护尽心出力，并荣获了"抗美援朝保家卫国功劳证"。

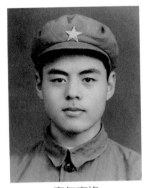

青年高恪

高恪原在华东第三野战军第六野战医院工作，1950 年 5 月，医院转移到苏州休整，准备开往福建前线攻台，却在 1950 年 11 月的一天，突然接到上级命令要开赴东北。火车开了半个多月，医院到达冰天雪地的东北吉林蛟河，气温达 −20℃以下。

1951 年初，中国人民志愿军入朝参加抗美援朝战争，不长时间，就有伤员送往后方医院，高恪和战友们日夜不停地给伤员换药、补液、送水、送饭。高恪回忆："伤员们大部分是战伤，有一部分是冻伤，战士们在潮湿的地道里，趴在雪地上，手脚冻伤者很多，手指坏死发黑，十指连心呀！疼痛可想而知，每当我剪掉伤员坏死手指时，心如刀割。"普遍缺乏营养导致一些伤员患有夜盲（维生素 A 缺乏）、烂口角（维生素 B_2 缺乏）、舌炎（烟酸缺乏）等，志愿军战士吃的是"一把炒面，一把雪"，每个伤员都忍受着伤痛和疾病的煎熬，但他们从不叫痛和抱怨，他们坚强的意志和革命乐观主义精神，深深地感动了高恪。

1953 年下半年，高恪受组织委派，护送几十名伤员到四川，"我要服侍他们吃饭、大小便，最后到达四川万县，在这里由民工背着他们越过大山，回到家乡医院。我胜利完成任务了，我是多么兴奋。1954 年，我也如愿踏进军医大学的大门，如饥似渴地学习，决心要成为一名救死扶伤的好医生"。

1950 年 12 月，仁济医院举行上海医务工作者抗美援朝委员会成立大会，邀请黄家驷医师报告自己为什么参加抗美援朝以及赴朝服务的思想情况，及上海医学院、中山医院、市红十字会组织医疗队的经过。当时，仁济医院外科医师沈健昌当即表达了参加医疗队的决心，并报告了他开始时的思想顾虑：怕自己是长子，父亲不放他去。谁知父亲完全支持他的决定。时任圣约翰大学医学院院长的倪葆春也鼓励大家赴朝服务。医院还号召全院医务工作者展开捐献运动，仁济护校的护生有的甚至以献血来表达爱国热忱。

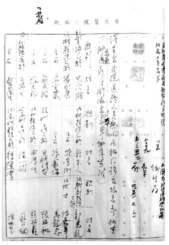

广慈医院报名参加第二批抗美援朝支援医疗队名单

1951 年 2 月，圣约翰大学医学院校友们在宏仁医院（附属胸科医院前身）举行抗美援朝扩大会议，到会的有圣约翰大学医学院院长倪葆春、宏仁医院院长王以敬（后曾担任仁济医院泌尿科主任）、仁济医院院长陈邦宪（1950—1954 年任仁济医院院长）、校友会主席曹裕丰（1952—1954 年为仁济医院副院长，1954—1959 年任仁济医院院长）及校友、同学等近百人。会上，医务人员一致表示，要以自己的医务技能为前方英勇的中朝战士服务，立刻组织医疗手术队以表示圣约翰大学医工抗美援朝的决心。曹裕丰在讲话中指出，到前线去救死扶伤是医务工作者抗美援朝最具体的表现，圣约翰大学医工组织医疗手术队是必要的。会上当场表示要参加医疗队的有曹裕丰、陈邦宪等。医学生及各医院院长都相继发言，表示一定会将会议精神带回去，积极展开动员工作，并争取在最短时间内完成医疗队组织工作，到朝鲜去服务。

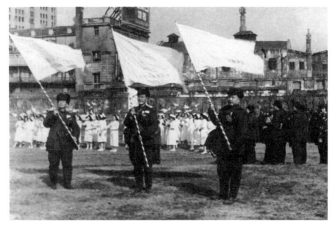

1951 年，黄家驷（居中）任上海市抗美援朝志愿医疗手术队第二大队队长奔赴朝鲜

1951年4月，在抗美援朝期间，为转达祖国人民对中国人民志愿军的关怀和敬意，中国人民抗美援朝总会组织中国人民赴朝慰问团，前往朝鲜慰问中国人民志愿军和朝鲜军民。仁济医院放射科医师魏敦和就是该慰问团中的成员。1954年，魏敦和在接受《新民晚报》的采访中回忆这段经历，表示："5月初旬，我到达朝鲜黄海道。在各区医院里，我看见朝鲜人民军战士们在休养，他们都有一个争取重返前线，参加战斗的决心。当我的双手被英雄的朝鲜人民紧紧地握着时，我就感觉到彼此之间有一种深厚的感情，一种在战壕里共同战斗的情感。这让我由衷感到敬佩和感动，中朝人民的友谊，是以鲜血结

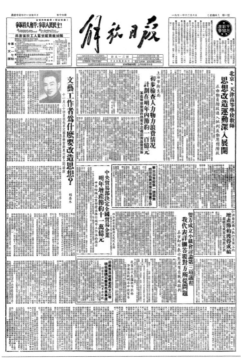

1951年12月6日，《解放日报》头版刊登仁济医院职工执行爱国公约，增产节约超额完成原定捐献计划的报道

成的，是牢不可破的。"

陈邦典是当时沪上知名的泌尿外科专家，曾在1945—1950年担任仁济医院院长。抗美援朝期间，陈邦典担任上海市医务工作者抗美援朝委员会委员，组织发动上海医务人员捐献"白求恩号"飞机1架、"医工号"飞机2架，用以支援前线战士。1951年12月，陈邦典作为赴朝慰问团团长，代表上海市医务界去朝鲜慰问伤病员和志愿医疗手术队全体成员。1952年，其弟陈邦宪参加了

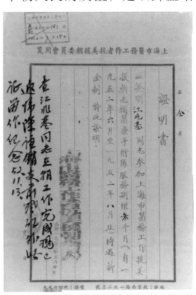

1952年，江绍基参加抗美援朝证明书

上海市第三批抗美援朝志愿医疗手术队，任第十大队队长。他带领医护人员在长春积极救治受伤战士，受到东北军区卫生部的表扬。除了陈邦典、陈邦宪兄弟外，当时在宏仁医院内科工作的江绍基，也于1952年2月到长春参与了军医的培训。1952年6月至8月，江绍基进入朝鲜，积极救治受伤军民，与指战员们结下了深厚的友谊。

张涤生，中国工程院院士，中共党员，第五届全国政协委员，第六、第七届上海市政协委员。张涤生院士是中国整形外科和修复重建外科的开拓者和奠基人，卓越的医学家、教育家、科学家，上海市劳动模范，上海交通大学医学院终身教授、一级教授；曾任附属第九人民医院院长、整复外科主任，上海市整复外科研究所所长，中国修复重建外科学会主任委员。

1951年12月，朝鲜战争爆发。张涤生奔赴战场，任上海市抗美援朝医疗手术队副大队长兼颌面外科中队队长。他发现，前线伤员分散在东北三省各地军医院，没有专科、专病治疗。为了使伤残人员能集中治疗，张涤生反复争取，在长春建立了一个战时"冻、烧伤治疗中心"。中心设有60张病床，是新中国第一个整形外科治疗中心。战后，张涤生因此荣获抗美援朝后勤卫生部颁发的三等军功奖励。

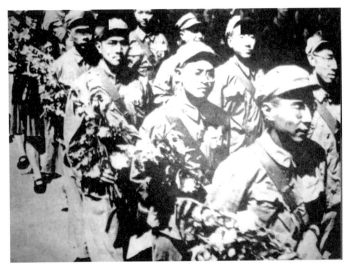

张涤生（右一）

1951年，在公济医院（附属第一人民医院前身）的大礼堂中，何秋澄院长发表动员大会讲话，动员全体医护人员报名参加抗美援朝。外科医生李颢第一个举起了手，"我是外科医师，救死扶伤是我的职责，国家需要的时候应该挺身而出，我第一个报名参加"。语毕，雷鸣般的掌声响彻礼堂。随后，"我报名""我报名"……坚定的声音，源源不断。就这样，由李颢、裴德懋组队的公济医院第一批15人抗美援朝医疗队加入了上海医疗手术总队第三大队，于1月25日出发，在中朝边境二道江地区开展救援工作，抢救了许多志愿军战士的生命。之后上海市先后派出医疗队、专业队9批19队（团），历时四年半。公济医院参加其中的7批共计34人次（有的医护人员曾两度参加支前医疗队），19人立功受奖。其中外科医师霍銮锵、泌尿科医师谢桐、内科医师唐孝均、麻醉科护士屈桂莲更是随军出行，冒着生命危险入朝，在前线奋不顾身，参与国际救援活动。

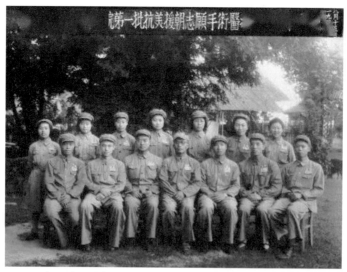

1951年公济医院第一批抗美援朝志愿手术医疗队全体队员合影

作为首批医疗队队长，李颢曾在重庆救治过乔冠华、龚澎等同志，后借助在公济医院担任外科医生职务之便，为党组织内的许多同志看病和做掩护工作。

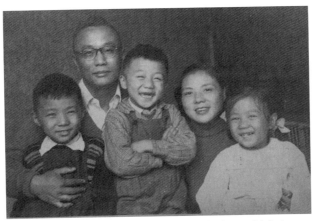

公济医院第一批抗美援朝医疗队队长李颢及其家人

　　抗美援朝期间，有的队员为减少轻伤员病痛，以自身做试验，设法改进医疗方法，最为感人的是黄硕麟医师为减轻脊椎骨折复位治疗伤员的痛苦，竟把自己悬挂起来做试验，设法改进石膏背心包扎方法。霍銮锵医师看到战场上有许多因流血过多引起严重休克牺牲的战士，内心百感交集，回院后致力于研究抢救方法，在任廷桂主任和李颢主任的支持下，在国内首创动脉内输血法，抢救了许多濒临死亡的患者，为保障人民的健康和生命，作出了巨大贡献。

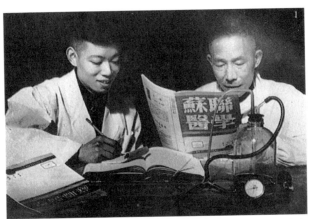

1952 年，外科任廷桂（右）和霍銮锵在国内首创动脉内输血法

　　1952 年初，抗美援朝的洪流震撼着整个中华大地。宏仁医院学科创始人、放射科主任医师郭德文怀着一颗赤子之心，毅然在宏仁医院抗美援朝"志

愿医疗队"的报名表上签上了自己的名字。同年2月，他随第八、九医疗队出发，前往中朝边境鸭绿江边的陆军医院，负责透视检查并对疾病开展诊断工作。

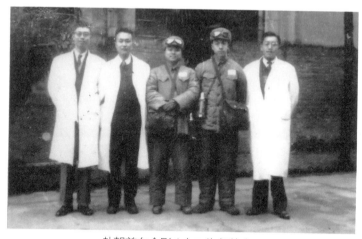

赴朝前夕合影（右二为郭德文）

郭德文携带了一台检查用的X光机器，由于防护设备很差，还随身带了一套铅衣。在当时恶劣的气候环境与医疗条件下，郭德文带领着3名年轻的解放军战士，常常连续工作十几小时，有时甚至几天几夜不能休息。为了

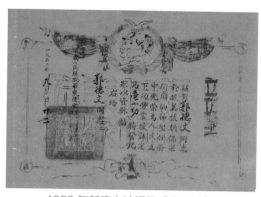

1952年郭德文被授予"壹小功"

确保病员得到有效救治，几乎每个患者都要进行X光检查，郭德文从早到晚都得穿着厚重的铅衣完成工作。尽管条件艰苦、设备简陋，但丝毫没有影响他的工作热情。1952年9月，郭德文因为杰出的表现被中国人民解放军东后卫第十一陆军医院政治处授予"壹小功"。

转眼间，时光已流逝70余年，参与过这场战役的医护人员这份保家卫国的赤诚之心、这份救死扶伤的责任使命，将会被全体交医人牢牢铭记，并且不断传承弘扬，最终化为交医人为实现中华民族伟大复兴而努力奋斗的强劲动力！

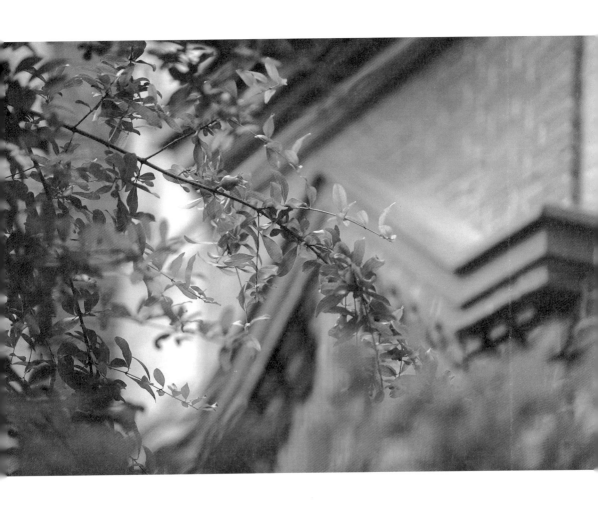

防治血吸虫病，不懈钻研终获胜

20世纪二三十年代，血吸虫病在上海市郊流行，严重影响社会经济发展，威胁人民群众的身体健康。圣约翰大学医学院和震旦大学医学院的师生们积极组建医疗队，参与血吸虫病防治。

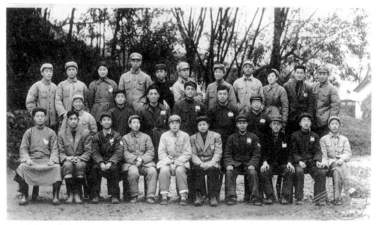

1950年初，圣约翰大学医学院师生参加为军服务防治血吸虫病

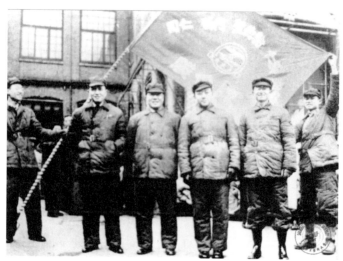

1950年，震旦为军服务工作队化验组欢送孙立信同志留影

从 1953 年潘孺荪教授等被华东军政委员会抽调派往江苏泰州、高邮等地指导诊治血吸虫病开始，上海第二医学院就在党和国家的领导下，数十年如一日，始终站在血防第一线，为保护人民群众健康鞠躬尽瘁。1956 年，为响应党中央"消灭血吸虫病"的号召，上海第二医学院及附属医院先后派出大

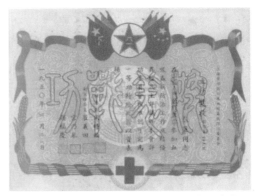

1950 年，丁永宁协助解放军医治血吸虫病
荣立一等功立功证

批医务卫生人员前往青浦、松江等地协助开展查、灭钉螺和查病、治病。同时，学校组织专家、医务人员成立血吸虫病研究专题小组，黄铭新任组长，积极开展血吸虫病研究工作。黄铭新、潘孺荪、江绍基等对血吸虫病发病机理、临床治疗等问题进行了深入研究，从实践中总结新理论、新疗法，取得了一系列研究成果，为当时大规模开展血吸虫病防治作出了重要贡献。

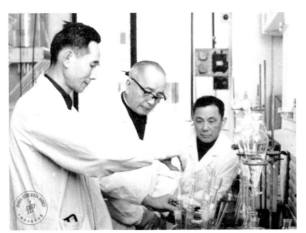

正在研究血吸虫病的教授，从左至右：萧树东、黄铭新、江绍基

1984 年，潘孺荪教授在回想参加血吸虫病防治工作时感慨道：

"我参加血防工作，我的思想意志得到锻炼。若有所成就应当归功于党中央及上海市血防领导小组的指导，归功于全体血防队伍与疫区人民的共同努力及协作。回忆解放初期首次带领千余师生转战于枫泾、泗泾、松

江、亭林之间，治愈了千余血吸虫病患者。当时枫泾疫情严重，十室九空，建有红庙七座，每座标志着一次血吸虫病的大流行。在去松江的沿途，白塔林立，如此虔诚也未能送走'瘟神'。据说当时松江一带，没有一个年龄超过45岁者。青浦鱼米之乡，沿途所见，多为侏儒及鼓腹的晚期患者。所谓'独子村''寡妇村'，遍布疫区农村。我们上海第二医学院血防小组，首先培养农村医生，并开展中西医结合治疗，施行切脾手术。一次途中遇见经切脾治疗治愈后成为一等劳动力的大队长，愿为我们作宣传员，因此工作顺利开展。当时我们以临床为主，上海医学院以预防为主，两者密切配合。中西医结合，内科外科结合，诊断走在治疗的前面。党组织领导我们与农民同甘苦、共患难，使我们与农民心连心，这是我们战胜瘟神的主要力量。"

1985年，为表彰30多年来在我国血吸虫病防治和研究中作出贡献的科技医护人员，中共中央血吸虫病防治领导小组经过评审，决定授予上海第二医学院黄铭新教授、潘孺荪教授和蒋吕品副教授"全国血防先进工作者"光荣称号，并颁发荣誉证书、奖章和奖金。

黄铭新、潘孺荪早在20世纪50年代即从事血防工作，他们不辞辛苦，深入流行区调查和指导预防并专心血防科研。黄铭新教授在血吸虫病侏儒症的防治研究、锑剂并发症的研究和晚期血吸虫病的病理生理研究中取得了突出的成绩，撰写了不少论文和专著。潘孺荪教授在血吸虫病的寄生虫诊断及免疫学诊断方面作出了突出贡献，晚年仍坚持指导血吸虫病的研究和培养研究生。蒋吕品副教授在晚期血吸虫患者食道静脉曲张和脾切除后再出血的治疗上取得了显著的成效，并举办多种学习班，为推广这些成果作出了不懈的努力。

1985年，上海地区宣布消灭了血吸虫病，送走了"瘟神"。为表彰有功人员，中共上海市委血防领导小组办公室决定给上海第二医学院兰锡纯、黄铭新、潘孺荪、江绍基、董方中、邝耀麟、杨宜、蒋吕品等8位正、副教授记功，并颁发荣誉证书、奖章和奖金。

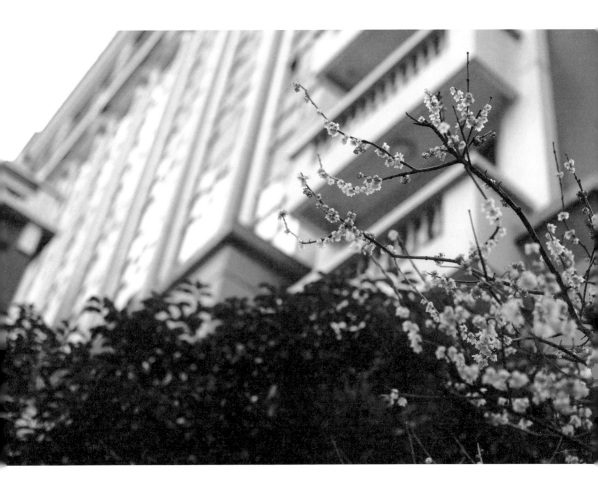

援外医疗，大爱无疆

1958 年 8 月，上海第二医学院首次承担援外医疗任务，派出仁济医院妇产科副主任李文赴蒙古，任蒙中友谊医院妇产科主任。1963 年 4 月，上海第二医学院派出新华医院儿科第二主任齐家仪、广慈医院肺科副主任胡曾吉、基础部生理教研组副主任曹晋康、仁济医院内科医师方智雯参加我国首批援阿（阿尔及利亚）医疗队。因医学院有医学法语人才，所以从那时起就承担了组建援外医疗队的任务，先后承担了阿尔及利亚、索马里、瓦努阿图、加蓬、柬埔寨、老挝、孟加拉国等国的援外任务，目前，医学院承担着向摩洛哥派遣医疗队的任务。1975 年 9 月，上海第一支援摩医疗队由附属仁济医院张柏根任队长的 12 位同志组成。40 余年来，医学院先后派出 430 余人次援摩，派出医疗队人数约占上海派出总数的 30%。

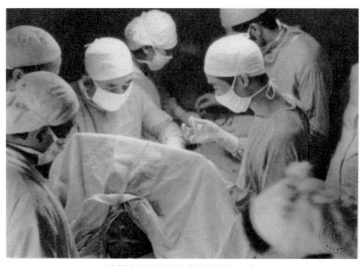

首批援摩医疗队做甲状腺手术

1980 年的一天，在摩洛哥的报纸上登载了一则中国将继续派出医疗队到摩洛哥一些城市的消息。顿时，在塞塔特省各阶层中引起了强烈反应，原因是报道中未提及去塞塔特省。为此，许多人向摩洛哥卫生部反映，中国医务人员医技精湛，作风优良，要求政府与中国联系，能继续为该省派出医疗队。事后，当他们确定塞塔特省也有中国医疗队后，这场波动才平息。

以张伯根、王翔羽为队长的由医学院与附属医院组成的中国第一、第二批医疗队在摩洛哥获得盛誉按期回国后，以上海第二医学院外科副教授、新华医院成人外科副主任安世源为队长的第三批医疗队 13 人又如期到达了塞塔特省的哈桑二世医院。这个以国王名命名的医院设有 199 张床位，医院除有 3 名负责行政、业务、经济的领导外，只有 73 名护士和一些公务人员，没有一名正式医师（摩方医师都开业），医生工作全部落在医疗队肩上。医院设备条件很差，57 张床位的外科男病区，供注射用的针筒只有几副；内科诊断没有心电图机，器械、药品奇缺。医疗队全体同志怀着增进中摩两国人民友谊，为国争光的满腔热情，面临困难不畏惧。两年间，他们在使馆和队党支部正确领导下，出色地完成了援外医疗任务。他们远在海外，团结一致，努力工作，学会用法语、阿拉伯语看病，先后诊治的患者 12 万人次，其中大的外科抢救手术就有 958 例，五官科手术 1651 次，小手术包括针灸埋线手术在内有 2648 人次。他们以精湛的医疗技术，优良的医德作风保证了医疗质量，没有发生过一次医疗事故，取得了摩洛哥各界人民的信任和爱戴。

摩洛哥是个君主立宪制，实行西方议会制的带有宗教色彩的第三世界国家。平民在日常用手抓食，每逢斋月节，一个月内每天只吃晚餐，地处北非，国内干旱缺水。因此季节性疾病、传染病多，交叉感染多，病情来势凶，还有发生的车祸，医疗队抢救经常应接不暇。由于前两批医疗队留下良好印象，第三批医疗队到达塞塔特省后，上门求医的依然络绎不绝，不仅有平民，上层人士也越来越多了，首相亲属、政府部长、学者、专家、企业负责人以及各国驻摩外交人员、大使、领事等。两年中，共计接受了26 个国家的患者治疗，有的来自首都拉巴特，有的来自大商埠卡萨布兰卡。有的坐了汽车，有的乘了直升机赶来治病。有人说，哈桑二世医院成了一所国际医疗机构，像个"小联合国"。有个在摩洛哥各大城市现代化医院都未治愈的、因车祸引起的外伤性骨髓炎的军人前来求医，经医疗队细心治疗 13 个月，终于使痛苦了 10 年之久的患者免除了截肢的不幸，使摩方感到惊异。一个 64 岁的妇女，颈部有个重达 5 公斤多的巨大肿块，已 40 余年，给她劳动和生活带来很大困难，医疗队顺利地给予手术治疗，在当地传为佳话。特别是中国医疗队对平民、穷苦患者的热情关心和照顾，当地居民备加颂扬。有个省长目睹他亲属的难治之症被我医疗队治愈，感慨地说："摩洛哥人民和中国人民不仅是朋友，还是兄弟，摩洛哥人民到处赞扬中国医生。"

在异国大地上，祖传三代的中医师秦亮甫和青年医师傅莉萍一起运用针灸、推拿、拔罐治病，传为美谈，誉为奇迹。两年间，医疗队为包括摩洛哥、法国、西班牙、西德、罗马尼亚、瑞士、奥地利、英国、日本、阿根廷、苏联、美国、匈牙利、埃及、突尼斯等几十个国家的 5.5 万多人次进行了针灸治疗。因为患者多、医生少，针灸门诊不得不发预约券，有的患者要候上二三个月才能轮上扎针。有的求医人就去请求摩洛哥卫生部长签条，给予提前照顾。连卫生部长也对人说他是"中国针灸的信奉者"。

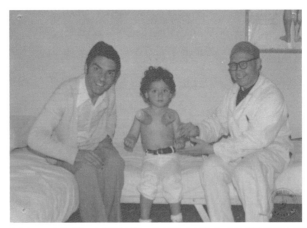

1981 年，上海第二医学院第三援摩医疗队老中医秦亮甫在看诊

当时摩洛哥首相的岳父，76 岁，右心衰竭，又患四肢风湿性关节炎，疼痛难忍，需人搀扶才能行走，经许多医学专家治疗无效，病势日趋严重，经医疗队采用针灸、推拿、拔罐、艾火针综合疗法治疗 5 次，疼痛基本解除，并能单独行走。治疗 7 次后，四肢关节疼痛消失。首相夫人激动地说："摩洛哥人民都说中国医生好，有办法，果然名不虚传，非常感谢你们。"奥地利驻摩大使埃米尔患哮喘已 12 年，终年咳嗽，久治不愈，经针灸和埋

线手术后，哮喘一直未发，大使非常高兴，再三向中国大使提出要答谢。医疗队内规定一概不参加病家的答谢宴会，这次使馆认为盛情难却，同意由医疗队领导安排宋世源、张朝晖和针灸医师秦亮甫、傅莉萍4人参加了奥地利大使在官邸举行的隆重宴会。

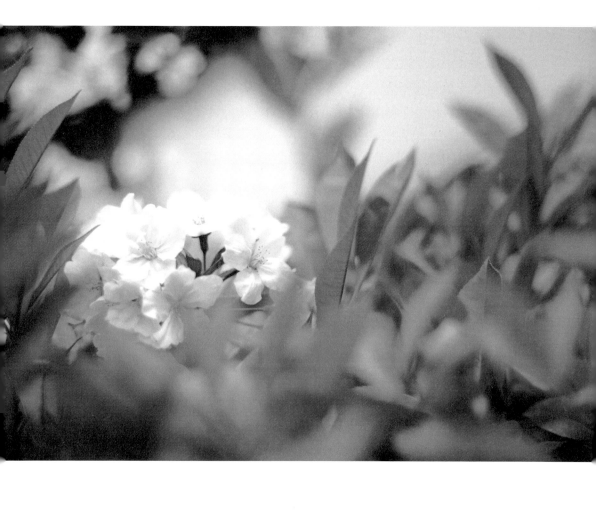

援助建设，是责任更是担当

从 20 世纪 50 年代起，医学院就响应国家号召，奔赴祖国大江南北，开展医疗卫生建设与服务。1958 年，广慈医院派出妇产科副主任姚永葆医师支援山西医学院建设。1964 年 4 月 20 日，医学院派出胡葆箴、朱伯良等 4 人支援福建华侨大学建设。1966 年 2 月 16 日，第一批支援农村卫生建设大会召开，17 名医师去嘉定、松江和宝山县落户。

特别是在 20 世纪 50 年代和 80 年代，在国家教委的统一安排和协调下，上海第二医学院曾经倾尽全力分别援助安徽省和广东省建设了蚌埠医学院和汕头大学医学院。

除此之外，援建了贵州遵义市 417 医院、江苏徐州市大屯煤矿医院、西藏林芝医学院等，虽然宣传报道不多，记载和留存的档案很少，但所有这些丰功伟绩，无不铭记着医学院的无私与奉献，处处镌刻着援建人的牺牲精神与胸怀。

援建蚌埠医学院

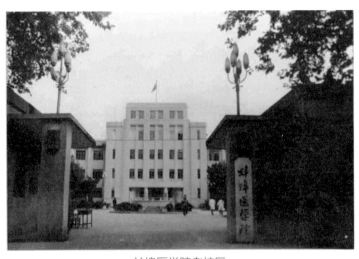

蚌埠医学院老校区

　　1958年7月，为加快安徽省教育卫生事业的发展，国家决定在国民经济第二个五年计划期间，由上海第二医学院对口援建，同时抽调原安徽医学院部分优秀教师，创建安徽蚌埠医学院。同年8月，上海第二医学院抽调朱仁宝教授等10名教师、4名教辅人员组成第一批援建人员，前往蚌埠医学院工作。他们在短时间内，迅速建立起基础学科体系，并且担任了生物学、物理学、解剖学、组织胚胎学、化学、外语、体育、政治等8个教研室中的6个教研室负责人。

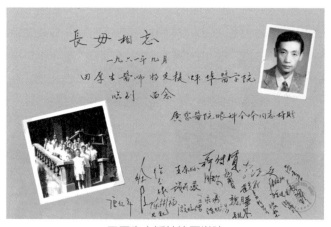

田厚生支援蚌埠医学院

　　到1962年第二个五年计划结束，上海第二医学院共向蚌埠医学院支援输送教师49名、教辅人员8名。医学院及附属广慈医院、新华医院等接收蚌埠医学院派出进修人员60多名，帮助培养师资及代训医务人员。与此同时，上海第二医学院还向蚌埠医学院调拨大量的教材、图书、教学用具、教学仪器、各种设备，甚至课桌椅凳。

　　在上海第二医学院的无私帮助下，援建教师们经过5年时间的艰苦创业，使蚌埠医学院初具规模，基础学科齐整，临床教学步入正轨，教学、临床、科研有序发展。这些成绩的取得，与上海二医学院的大力支援、援建人的不懈努力分不开，他们在蚌埠医学院的历史上，树立起了一座永恒的丰碑。

　　1982年《上海二医报》刊载了上海第二医学院基础部副主任、第一批援建蚌埠医学院教师、蚌埠医学院副院长朱仁宝的回忆：

　　"我对上海第二医学院建院30周年致以热烈的祝贺！30年来上海第

二医学院对祖国的医学教育事业有很多的贡献，支援我们蚌埠医学院的筹建就是其中之一。

　　上海第二医学院是在 1952 年院系调整中诞生的，当时的师资和设备并不充裕，但是在建院 6 年之后的 1958 年就肩负起支援蚌埠医学院的筹建工作。按照卫生部的计划，蚌埠医学院是预定在 1960 年开始建院招生，由于安徽省委的建议，提前了两年。当接到通知的时候，离秋季开学不到 3 个月了，时间非常紧迫。于是就采取逐年配备师资的办法，动员教师来蚌支援。当时教师纷纷报名自愿来蚌支援，一经批准，即携眷来蚌定居。我记得在 1958 年 8 月 30 日晚上我们一年级基础课教师 13 人就从上海出发了。由于蚌埠医学院是接用治淮委员会的原址作为校舍的，只有房屋没有教学设备，所以当时连课桌椅都是从上海运来的，图书仪器等更不用说了，都是由上海第二医学院支援的，这样就保证了蚌埠医学院在 1958 年 9 月按时开学上课。

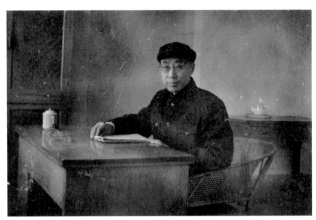

朱仁宝教授在蚌埠医学院工作照片

　　医学院的课程很多，上海第二医学院先后支援我们全套课程的教师和其他技术人员 60 名，同时还有计划地为我们培训了 100 多名青年教师和技术人员。这些同志都是我们现在的骨干力量，是办好我们学校的基础。

　　此外，历年来在教学计划的安排上，教学方法和经验上以及科研资料、仪器、图书等方面都给了我们很多的帮助。1962 年还接收我院第二届 100 多名学生安排在上海第二医学院的各附属医院实习。这对提高我们的教学质量也有很大的促进。回想这一切，我们衷心感谢上海第二医学院对我们的无私援助。

1978 年改革招生制度之后，我院医学专业每年招生都在 300 名以上，毕业实习发生了困难。上海第二医学院想方设法地为我们解决了一部分学生的实习问题，并为我院的研究生举行论文答辩，还经常邀请我院参加各种学术活动，并将新技术新操作（肾脏移植等）带到蚌埠作示范，帮助我院提高教学、医疗和科研水平。

我们在诚挚祝贺上海第二医学院建校 30 周年的同时，殷切希望上海第二医学院继续给予大力的帮助，使蚌埠医学院能赶上国内的先进医学院校而为四化尽一些力量！"

援建汕头大学医学院

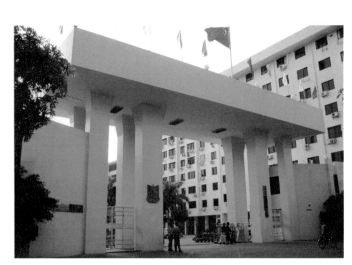

汕头大学医学院

1988 年，为加快推进汕头大学医学院（简称汕大医学院）的建设，国家教委明确提出由上海第二医科大学支援汕头大学医学院及其附属医院的建设。同年 2 月 26 日，上海第二医科大学与汕头大学在广州正式签署协作协议书。

上海第二医科大学对汕头大学的援建共计 10 年，分两个阶段进行。第一个五年计划，主要是提高基础和临床教学质量，筹建汕头大学医学院第一附属医院，并采取多种形式培养师资力量。第二个五年计划，重点转向提高学术水平和人才培养，着重提高研究生的培养质量，提高科研水平和加强重点学科的建设。

10 年中，上海第二医科大学共派遣专家、教师 195 人参加汕大医学院的工作，同时接受汕大医学院各类干部和业务骨干及实习学生到上海第二医科大学学习培训。在教学上，汕大医学院全盘沿用上海第二医科大学的整套教学管理制度和临床教学管理体系，不断加强研究生的教育和培养。在医疗上，协助附属医院的筹建并全面顺利开诊，特别是协助第一附属医院的重点学科建设，开展了 60 多项新技术的应用，最终助其成为三级甲等医院。在科研上，通过援建教师的指导和传教，逐步提高青年教师的科研意识与科研能力，并开展了多项科研协作和实验室建设项目，帮助汕大医学院中标广东省高教局课题，并于 1997 年通过"211 工程"预审。

以下为 1993 年《上海二医报》对上海第二医科大学援汕工作所做的总结报道。

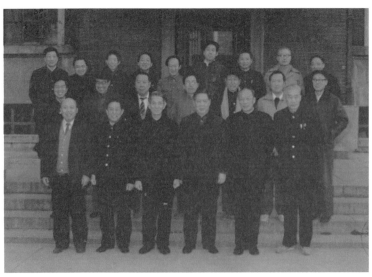

1987 年，上海第二医科大学召开第一次援建汕头大学医学院会议合影

"汕头大学医学院从原先三级办学水平上升为二级，该院第一附属医院荣获广东省文明医院和全国抗灾防病先进集体称号，目前正在为进入三级甲等医院努力。这是在上海第二医科大学五年全方位支援、两校密切合作下取得的成效。为加速汕大医学院人才培养，使教学、医疗、科研及管

理工作质量再有较大幅度的提高，两校新近又签订了为期五年的校际协作协议书。

上海第二医科大学与汕头大学校际协作始于 1988 年 2 月。五年中，在国家教委、上海市和广东省高教局及香港实业家李嘉诚先生的支持、关心下，上海第二医科大学大对汕大医学院进行了医教研全方位支援。先后派出涉及近 40 个科室的 169 人次参加汕大医学院的工作，同时接受汕大医学院 58 名各类干部和业务骨干及 30 名实习学生到上海第二医科大学学习。在教学上，汕大医学院引进上海第二医科大学整套教学管理制度和临床教学管理体系；在医疗上，协助新医院筹建和全面如期顺利开诊，特别是协助其第一附属医院的重点学科建设和开展 60 多项新技术。在科研上，通过言传身教，逐步提高汕大医学院临床青年教师的科研意识和科研能力，并开展了多项科研协作。

1993 年 1 月上旬，两校有关领导在汕头大学召开了五年协作总结会议，并签署了 1993—1998 年的第二个五年校际协作协议书。上海市教卫办主任王生洪出席了会议。第二个五年协作时期，双方将把重点放在科研合作，联合培养研究生，建设重点学科、专业和实验室，开展部分特色项目等方面。"

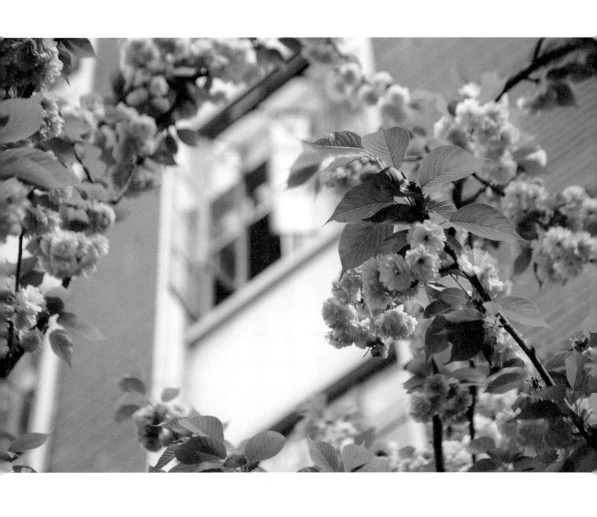

小三线建设，行医大后方

20世纪60年代，国际形势云诡波谲，随着中国周边形势的日趋严峻，中共中央做出了加强战备、调整工业布局、进行三线建设的战略决策。在国家第三个五年计划提出加快三线战略后方基地（西南、西北地区称为大三线）建设的同时，中部及沿海各省区也在各自靠近内地的腹地建立起了自己的小后方，俗称小三线。

从1965年开始，上海在安徽南部的徽州、池州、宣城三个专区和浙江西部临安境内，陆续建成81家全民所有制小三线企事业单位，共有职工5.4万余人，家属1.7万余人，成为全国各省区小三线中门类最全、人员最多、规模最大的一个综合性后方军事工业基地。

上海小三线建设初期，最先进驻的单位员工以及负责基建的建筑工人，他们的医疗卫生服务，由上海的医院以派驻医疗队的形式负责，重症患者转回上海诊治。随着小三线建设的全线铺开，带有流动属性的医疗队已经难以满足日益扩大的实际需求。

为了进一步改善上海后方小三线地区广大职工的医疗条件，1969年上半年，市卫生局、上海第二医学院、东方红医院（现瑞金医院）、工农兵医院（现仁济医院）、上海市第一人民医院共同组成联合考察组，前往安徽省进行实地考察，为建设定点医院选点。不久，后方瑞金医院、后方古田医院、后方长江医院、后方天山医院相继在皖南山区建成开业，且因医术精湛、医德高尚，很快赢得了小三线职工的信赖，同时也为缺医少药的山区群众，带来了健康福音。

以下是邱蔚六院士为皖南小三线建设服务的回忆。

作为一名医务工作者，我在20世纪50年代就开始了为基层医疗服务，为广大的工农群众送医送药。1959年，我带领1960届口腔医学系学生去上海县进行农村巡回医疗，并在实践中摸索教学改革的方向，探讨和改进教学方法，这是我的第一次农村巡回医疗经历。以后又不定期地参加医疗队去农村为农民服务。在多次的医疗队经历中，给我印象最深的要数 20 世纪 70 年代初为皖南小三线建设服务的那段经历。

1970 年 1 月，刚过完春节，领导突然找到我，要我立即起程赴皖南绩溪县万里厂（上海小三线万里锻压厂，编者注）医疗小分队去接替黄宗仁医师的工作。经过一天准备，我就告别妻女，背上行李登上了去芜湖的火车，当时绩溪是不通火车的。1970 年 1 月 15 日当天就抵达芜湖。16 日登上赴绩溪的公共汽车，历经宣城、宁国，晚 6 时左

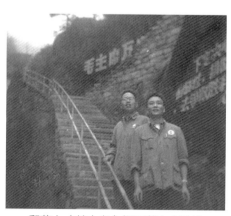

邱蔚六（前立者）摄于黄山立马峰

右到达绩溪。我要找的是上建四公司（上海市第四建筑工程公司，当年负责上海小三线的工程建设，编者注），正好其机施队就在路旁。上建四公司是负责这一片地区工厂建设的。我带着行李找到医务室，恰巧碰到瑞金医院（原广慈医院）内科周行焖医师。我说明来意，目的地是绩溪县以东山沟内筹建的万里厂。当日时间已晚无法进山，晚间也没有任何车辆，只好在机施队暂住一晚，翌日再行进山。我与周医师是同一代人，也很谈得来，他向我介绍了大致的情况，这里派出的医疗队都是二医（上海第二医学院）各附属医院的医务人员，主要是为工程队健康服务。如有需要也要为当地群众，特别是农民服务，因而与以前农村巡回医疗有所不同。上海市卫生局还专门派有领导住在绩溪，以解决一些需要解决的问题和协调事宜。在当晚，周医师还向我说，他已经拉肚子（腹泻）多日，自己诊断可能是感染了"阿米巴"（一种原虫类的微生物）。听后我也未在意，因为他是内科医师，又是党员，要坚守到正式换班期后才能回沪彻查。后来待他回沪一查，竟然是直肠癌晚期伴肝转移，不久便与世长辞。真是令人起敬而又十分遗憾的事。

次晨，搭工地便车直趋目的地——位于北村的万里厂。它是由上海汽动机械厂直接负责支援建设的。绩溪县到万里厂估计在 20 公里左右，厂址

就在群山包围之中，且为实实在在的坳地。公路是新辟出来的，不算太险要。我要去的是上建四公司的404队，有数百号人。404队本身就有医务室和队医，队医姓李，我们都尊称他小李医师。他只有中专学历，平日也就看一些小病，大病都要转出去的。原派驻万里厂的医疗队一共4人。黄宗仁医师的位置就由我替代了。其余三位是：谢德善——医师，来自上海市第九人民医院，我们原本就认识；还有两位是来自新华医院的金大猫——普外医师，倪蕴玉——检验师。这两位以前我没有见过，自然也没有交往，但很快我们都成了好朋友，而且互有昵称：谢医师较胖，我们叫他谢胖；金医师就直接叫他金大（用上海话音）；倪检验师平日叫她倪先生，有时背着她则称"倪老太"；他们叫我"老邱"，当然是否还有其他昵称，我不得而知了。我们相处十分友好和谐，拿现在的话来说，我们是一个优秀的集体团队。

此外还不得不提到另外一位普外科医师——张培华。他也是上海市第九人民医院派出的，但不在万里，而是在旌德县的另一个医疗队。张医师是安徽人，老家就在屯溪，对皖南的风土人情十分熟悉，虽然不在我们编内，也应该算是我们这集体中的一员吧！

我们医疗队定期也要参加劳动。我的第一次劳动就是去砼工队。当时尚年轻，不到40岁，背一个50公斤重的水泥袋还勉强可以完成运输任务（送到搅拌机中去）。这种劳动在当时叫"接受再教育"。

起初，医务室的任务主要是看看常见病，包括头疼脑热、伤风感冒之类。一些稍微重大的病都需要转诊，可以去屯溪专区医院，也可以送回上海。

既是工程建设，外伤总是免不了的，最常见的是软组织损伤（擦伤、裂伤）的处理。由于在山区，路狭不好走，有时也会出现车祸，严重的，包括骨折在内，都只好转院。一天，一位师傅下肢受伤，胫骨前大片软组织撕脱，虽无骨折，但胫骨暴露，一般也是要转院的。我因为曾经有过整形外科的基础和训练，于是自告奋勇，在局麻下完成了邻近皮瓣转移及供区植皮术，创口在10日后即告痊愈。有了这次经验，我们萌发了建立一个手术室的想法，因为就地医疗可以减少好多转院的麻烦。在404队领导的支持下，我们很快就建立了一个适合队情的简易手术室。因为有木工及水电工，手术室、手术灯也一应俱全。手术器械则是从上海医院送来的。从此我们开展了多种手术，从拔牙、扁桃体摘除，到阑尾炎手术、痔疮手术甚至胃大部切除术等。因为年轻工人多，像阻生牙、扁桃体肿大、阑尾炎等都可以就地解决，而胃大部切除等则多是年纪较大、有胃病史，而且诊断确切的患者，当然这类手术要少一些。我们大家分工合作，例如上三路的病由我主刀，下三路则由金大及张培华两位普外科医师负责。化验由倪先生负责。腰麻对内科医师来说，腰穿做得多了，穿刺非常熟练，多由谢胖医师执行。如行硬膜外麻醉，我们则从旌德把新华医院的麻醉师励云美请过来（她和张培华在一个医疗队）。由于我们能主动开展工作，颇得领导和工人同志的夸奖和重视。

自手术室建立后，也有别的医疗小分队介绍患者过来。我们也经常应邀到他处工程队去会诊，甚至抢救患者。我记得离我们最近的一个医疗队是瑞金医院李经庭医师那里。李医师是眼科专业，有一次碰到一个开放性脑外伤，也是请我们去处理的。说实话，这样的环境，对培养一个多面手是有很大帮助的，自然，对我后来在事业上的发展，特别在处理外科手术方面的好处也是毋庸置疑的。

工地周围的农民也知道404队有一个医务室，除来看病外，有时也来请出诊，我们照去服务不误。山区农民的疾病以呼吸道为主，可能是天气寒冷及长期嗜烟所致，所以慢阻肺（以前称慢性气管炎）最多，其中不少伴有肺心病。巡诊时他们会主动要抗心衰的药物，诸如地高辛之类。也有气急不能平卧者，往往需要氨茶碱及毛地黄帮忙，以治疗心衰。

在皖南医疗队一年半的时间内还有一件至今铭刻在心的事件。1970年7月，应陈万隆同志领导的教改医疗队邀请，我和张培华医师、麻醉师励云美前往他们当时的驻地璜田诊治一个颈部巨大肿瘤患者。

到达目的地后，首先检查患者：邵红纪，女性，40余岁。颈部长瘤进行性肿大已26年。肿瘤大如其头。尚无声音嘶哑、咳呛等症状。全身情况良好。这么大个的甲状腺肿瘤能否在当地的条件下进行手术？安全度如何？把握有多大？这些问题都成了有争议的话题。由于璜田深居山坳之中，进出都不方便，26年病程中患者曾去歙县、杭州看病（均称不能治）。时任负责人力主在当地治疗，而且提出只准成功，不许失败的要求。安全性本身就是相对的。最后确定下来，就在当地进行手术，做好一切意外及抢救措施的准备。备好输血人；尽力改善了手术室的条件。手术由励云美上全麻，我主刀，张培华与严隽鸿（仁济医院的妇产科主任）做助手。这个阵容在上海也是不可能有的。我还是心中有数的，颈部的东西难不倒我，而且肿瘤是良性的可能性很大，也就爽爽快快地表达了愿意担任主刀、力争成功的决心。手术顺利完成，颈部重要组织全部保存，为防术后气管萎陷，还做了气管切开术。术后送去上海的病理检查报告为"甲状腺腺瘤"。当然，在那种条件下做这种手术是要一定勇气的，成功固然好，不成功其后果也可想而知了。

人有悲欢离合，月有阴晴圆缺，皖南小三线医疗队员也会时有更新。1970 年 11 月底，谢德善医师奉命先行回沪，夜 8 时迎风送行。数日后接他来诗一首，如下：

> "万里"惜别夜更冷，披星迎霜八百行；
> 七姑峰下苦与共，有笔难书阶级情。

余复兴而和之：

> 七绝　和谢德善兄
> 胸有朝阳岂惧冷，三线建设皖同行；
> 石京山畔朝夕共，胜过桃园手足情。

短短的一年多中，医疗小分队不但共事，而且建立了深厚的友谊。我在 1971 年五六月份调班回沪。虽然各有各的工作岗位，但仍时有交往，谈及旧日岁月，大家都还留恋。

（邱蔚六　2010 年 4 月完稿于病中）

援建后方瑞金医院

后方瑞金医院，由上海第二医学院附属东方红医院负责援建，是一所为上海后方基地企事业单位和当地人民群众服务的小三线战备医院，于 1970 年 6 月开出门诊，1986 年停诊，历时 16 年。

1969 年 9 月 22 日，东方红医院派出张贵坊、刘祥元、陈庭茂、周全太、李慧芳、黄秋贵、周元坤、刘建杰等 8 位同志，来到皖南山区筹建医院。1970 年 6 月 26 日，39 名医务人员在工作和生活环境十分艰苦、医疗设备条件十分简陋的情况下，开出门诊，开始为小三线职工和当地人民群众诊治疾病。1971 年 10 月 1 日，医院正式开出住院病房。至 1974 年底，床位扩充至 240 张。

建院初期，设备简陋、资源匮乏、经费有限，但皖南山区有丰富的中草药资源，全体员工统一认识，不畏艰辛，充分利用当地的天然药源，大力开展中草药工作，坚持走中西医结合道路。

为了响应毛主席关于把医疗卫生工作的重点放到农村去的伟大号召，后方瑞金医院每年都要组织多批医疗队下乡巡回医疗，为当地的农民群众送医送药，为改善和提高山区的医疗卫生条件作出了贡献。

到 1984 年，后方瑞金医院已经成为一所包括内科（及传染科）、外科、妇产科、儿科、口腔科、中医科、眼科、五官科、皮肤科、伤科和骨科等系科的综合性医院，辅助科室有药剂科、放射科、检验科、病理科、理疗科、同位素室、心电图室、脑电图室和中心供应室等。

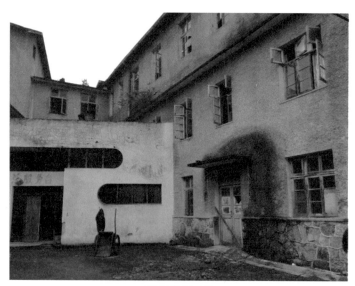

后方瑞金医院

后方瑞金医院主要承担安徽省绩溪、歙县、休宁、黟县、祁门等地区 32 家小三线单位的职工和家属以及医院周边地区人民群众的医疗任务，自建院起至 1984 年底，医院共诊治门诊患者 110 多万人次，收治住院患者超过 3.2 万人次。其中，为当地百姓诊治的人数，常年维持在总诊治人数的 50% 左右。

援建后方古田医院

后方古田医院是上海第二医学院附属仁济医院负责援建、为上海小三线单位和当地人民群众服务的综合性战备医院，于1970年6月26日开业，1986年3月1日停业，历时15年8个月。

1970年6月23日，仁济医院首批支内医务人员一行19人来到皖南山区，在没有病房以及各方面设备条件十分简陋的情况下，争分夺秒于6月26日开出门诊。

1971年10月15日，病房正式收治患者，当时有病床104张。以后随着医疗事业的发展，又扩建了传染隔离病房。1973年8月24日，上海市卫生局批准后方古田医院病床位134张。至此，后方古田医院已建成一所科目比较完整、设备比较齐全、具有较高技术力量的综合性医院，开设门诊部和住院部，设有普外、胸外、脑外、泌尿外科、伤骨科、麻醉科、内科（含神经内科）、中医科、妇产科、儿科、五官科、眼科、口腔科、皮肤科、传染病科等科室，配备药剂、检验、血库、放射、病理、理疗、超声波、心电图、脑电图、药房、制剂等各种辅助科室。

后方古田医院主要承担上海30多家小三线企事业单位的劳保，同时担负邻近三四个县部分人民群众的医疗卫生工作以及江西省个别企业的劳保。

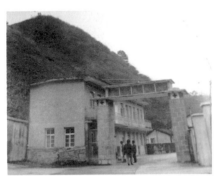

后方古田医院大门

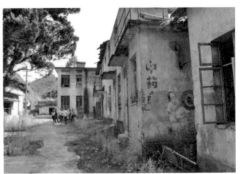

后方古田医院中药房

10多年里，古田医院的医务工作者克服种种困难，发扬救死扶伤的人道主义精神，热情救治患者伤员，排除疑难杂症，多次应对施工塌方、车祸等突发伤亡事件，抢救危重患者。此外，下厂下乡巡回医疗，多病种普查保健，采集中草药，开展肺吸虫、老慢支治疗的科研活动，带教医学院学生，帮助三线企业和当地政府培训医务人员，协助农村搞好"两管五改"等，后方古田医院的员工们付出了大量劳动，为广大小三线职工和皖南人民的健康和卫生事业作出了贡献。

截至1984年底，后方古田医院共收治住院患者2.6万多人次，平均每年2000余人次，门急诊总人数超过67万，平均每年5万余人次。不仅治愈了大量常见病、多发病，而且对一些在上海地区少见的嗜酸性细胞增多症、重症肌无力等疾病也积累了一定的医治经验，赢得了广大小三线企业职工和当地人民群众的好评和信任，在当地百姓的心目中有了崇高的声誉。

1984年6月2日早上7时55分，古田医院突然接报，有一辆上海班车在长潭岭发生重大翻车事故，伤亡惨重，请求紧急救援。

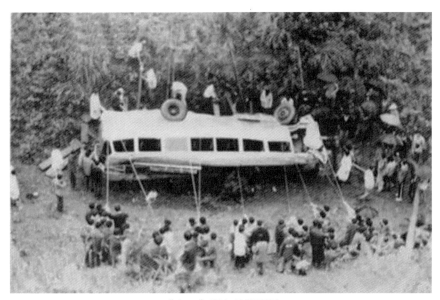

"六二"翻车抢险现场

事故就是命令，时间就是生命。医院党支部当机立断，一方面，派医务科负责人、外科高年资主治医师徐世芬率队火速赶往事故现场；另一方面，组织力量，由外科主治医师、科负责人黄平治带领全科医务人员集中在急诊室，等候伤员到来；内科、妇产、五官、小儿、口腔、放射、病理等各业务科室立即行动，在护理部主任乔心敏同志组织下，专门腾出两间病房

（16 张床位）用作抢救；手术室、药房、库房、供应室准备医疗器械、药品、急救物品；检验科在 260 电讯局的协助下，紧急出车旌德县接来 11 位输血员，组织血源 2800 毫升；后勤部门各科室也都严阵以待，听候指挥；同时请示后方瑞金医院党总支要求派遣外科、麻醉科医生前来增援。全院党员团员干部职工斗志昂扬，急伤员所急，想伤员所想，全院一盘棋，上下一条心，在短短的半小时内，做好了充分的紧急抢救准备工作。

由于班车是翻滚着掉下 30 多米深的山沟，因此现场凌乱凄惨，伤员有的在车内身负重伤不能动弹，有的被抛出车窗摔在近处，有的被抛出后又被压在汽车底下非死即伤，伤亡人员血肉模糊、惨不忍睹。医院先后有 50 多人次，与附近三家后方单位的职工一道参与现场抢救。徐世芬医生经过仔细检查，确认 5 名乘客当场死亡。经过大家努力，其余 10 多名轻重伤员被送上救护车辆。

从 8 时 50 分开始，焦急等候在急诊室的医护人员开始投入紧张的抢救。10 多名伤员很快被陆续送达，有的神志不清，有的严重骨折，有的内脏出血，有的多处挫伤，受伤的父母叨念着同车的孩子，受伤的孩子呼喊着父母，现场气氛紧张凝重，但救治工作有条不紊。护士陈士英忙中不乱，仔细地做着伤员病卡登记，外科顾月明医师镇定如常，一丝不苟地为每个病员进行认真检查，分轻重缓急不同情况，有的立即转入病房救护，有的立即进行摄片检查，有的立即送手术室手术，有的立即分组抢救，有的还指定医生进行严密监护，使每个伤病员都得到及时的处置。在各个抢救点上，医务人员都抱着只要伤病员有百分之一的希望，就要尽百分之百的努力把他们抢救过来的坚强信念，竭尽全力奋战。

按照伤情的轻重缓急，垂危伤员紧急手术，重伤员立即进行输血等抗休克治疗，拍片、检验、化验、输血、手术等等，各科医生各司其职，各部门齐心协力，整个抢救现场呈现紧张繁忙的战斗景象。经过 9 个小时的奋战，除 2 名重伤者因伤势过重抢救无效死亡外，7 名重伤员脱离险境、转危为安，另外 5 名轻伤者也得到妥善处理。

从 6 月 2 日至 10 日，经过 9 天时间的紧张救治，抢救任务基本完成，进入巩固治疗阶段。此次重大翻车事故的抢救工作，医院组织领导得力，医疗处理及时合理，为伤者今后的康复奠定了基础，得到了伤员、家属、当地群众和有关单位的肯定与赞许。

20世纪七八十年代，在安徽省淮北市人民群众中传颂着上海医生蒋惠人、吴肇光奋力抢救为保护国家财产光荣负伤的英勇女性的动人事迹。

1979年4月11日中午12时，淮北市食品厂门市部营业员唐凤云遭到抢劫犯的枪击，她不顾身受重伤，奋勇追赶凶犯，昏倒在大街上，当即被送进淮北市人民医院抢救。

这时，在淮北出差的上海第二医学院附属第三人民医院后方古田医院胸外科副主任蒋惠人闻讯赶到医院，请求为伤员动手术。市人民医院党总支批准了他的要求。

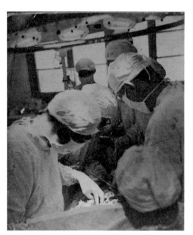

蒋惠人等抢救危重病员

唐凤云胸腹被子弹穿通，造成了严重的血气胸和中毒性休克。蒋惠人医生在市人民医院医生的配合下，为唐凤云修补缝合右肺和膈肌的破裂处止住了血。他们发现肝脏损伤的部位在顶端，缝合较难。蒋惠人和他的助手们及时在现场作出决定，采用明胶海绵压迫止血。手术持续了2小时15分钟。

第二天清晨5时多，蒋医生饭也没顾得上吃，就冒雨步行两里多路从招待所赶到医院。正在这时，唐凤云突然肝脏大量出血，面色苍白，脉搏细弱，呼吸急促，处于休克的危急状态。蒋惠人医生沉着冷静，立刻组织医护人员给唐凤云加压输血，全力抢救。

根据20年临床经验，蒋医生判断，唐凤云的肝脏还可能继续出血，只有进行缝合和大网膜覆盖，才能有效地加以控制。但是，蒋医生和淮北市现有的医务人员都不能完成这样的手术。因此，他向市委提出抓紧时间向外地求援的建议。

淮北市委采纳了蒋医生的意见，于当日上午急电上海市委，请求派中山医院副教授吴肇光速来会诊。在电话里，吴副教授欣然同意。

吴副教授于第二天清晨赶到淮北，不顾一夜旅途的劳累，直奔市人民医院查看伤员，询问治疗情况，并决定给患者动第二次手术。

给唐凤云动这次手术需要大量的 A 型血。可是，医院血库里的 A 型血已经用光了。蒋医生毅然卷起胳膊说："我是 A 型，抽我的！"医务人员都纷纷争着要向伤员献血。全院齐动员，大家想办法，在手术前准备好了足够的 A 型血。

唐凤云因为胸部大损伤，引起严重的肺功能不良，手术后不到一个小时，呼吸和心脏骤停，情况万分危急。这时，30 多个小时没有休息的吴副教授和蒋医生与有关方面的医生一起，及时对唐凤云采取了心脏按摩、通气给氧等措施，使她的呼吸、心跳逐渐恢复正常。为了防止类似情况的意外发生，两位上海医生决定把伤员留在手术室观察治疗。年过半百的两位上海医生一直忙到次日凌晨 3 时多才休息。同志们赞扬他们说："上海的这两位医生真是高度负责的好医生。"

因为工作需要，蒋惠人和吴肇光医生要离开淮北。在离开前夕，他们还先后到医院看望唐凤云同志，并向她的爱人钱广学同志再三嘱咐说："老钱，你以后要注意伤员的营养。"钱广学紧紧地握住蒋惠人的手，感激地说："蒋医生，您为俺们想得可真周到啊！"

经过蒋惠人、吴肇光等医生的精心治疗，唐凤云逐步恢复健康，她曾数次对守护在身边的同志说："党培养的好医生让我获得了第二次生命，这种情谊，俺一辈子也忘不了！"

援建后方长江医院

后方长江医院由上海市第一人民医院负责援建，是一所为上海小三线

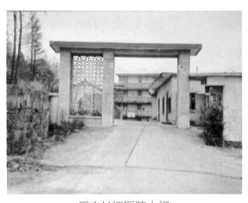

后方长江医院大门

单位职工及周边人民群众服务的战备医院。院址设在安徽省贵池县梅街山区，主要承担贵池地区周围包括八五钢厂、火炬电器厂、永红机械厂、五洲电机厂、胜利机械厂、前进机械厂、325 电厂等在内的 10 余家大型单位和当地民众的医疗卫生服务。

　　1969 年末，上海市第一人民医院派出了革委会副主任、人事科长、护理部主任等人员参加医院筹建。到 1971 年，后方长江医院共有医务人员 164 人，设有内科、外科、皮肤科、妇产科、五官科、医技等 13 个科室，拥有病床 156 张，配备 200 毫安 X 光机 2 台、脑电图机 1 台和心电图超声诊断仪等先进医疗设备。

　　后方长江医院开业不久，就赢得了上海小三线企业职工和家属的信赖，更获得了当地干部群众的热烈欢迎，名扬皖南山区。临近的周边省市，也有大量群众慕名前来求医问诊。与此同时，后方长江医院对于当地医院的协助会诊求助，也是有求必应。医院还曾举办各种培训班，专门培训地方医院医技人员。在毛主席"把医疗卫生工作的重点放到农村去"的号召下，后方长江医院定期组织医疗队到农村蹲点驻扎，为缺医少药的偏远山村送去温暖，得到当地政府和农民群众的交口称赞。

　　后方长江医院在服务皖南的 10 多年时间里，大大提升了当地的医疗卫生水平，有力地改善了当地的就医条件，为改变山区面貌作出了自己的贡献。

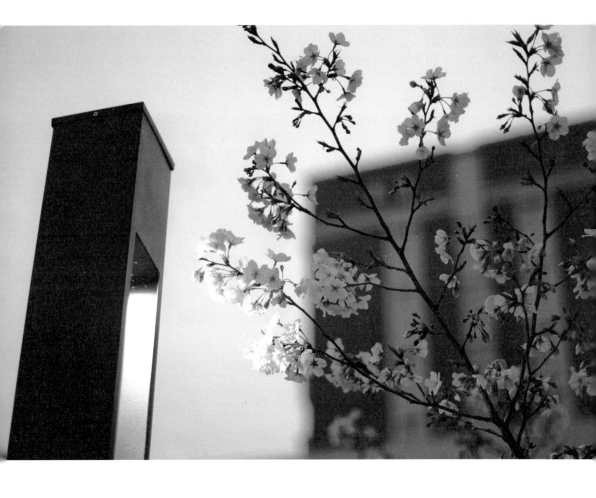

对口支援，践行医者仁心

自 20 世纪 70 年代起，医学院曾先后派出管理干部、医务工作者对口支援西藏、新疆、贵州等地。自 1998 年 9 月起，医学院选派优秀青年参加赴滇扶贫，共 13 批次。自 2010 年新一轮援疆工作启动以来，医学院通过"组团式"医疗援助模式，积极落实健康扶贫政策与精准扶贫方略。

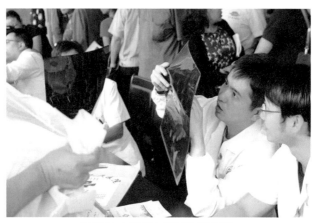

医学院志愿者在当地医院义诊

援 疆

医学院系统从 1997 年起开始援疆工作，至今已有 10 批援疆干部奔赴阿克苏地区和喀什地区等地对口支援。20 多年来，医学院克服种种困难，充分利用人才优势、技术优势和资源优势，积极扶持和推动新疆医疗卫生事业的发展，服务保障各族群众，为新疆地区医疗水平的不断提升和当地人民奔小康做出了贡献。

近年来，上海交通大学医学院心系喀什地区第二人民医院（简称喀什二院），每年分批、分次派出不同学科、不同岗位的高素质专业人才，不仅为其加强学科建设，从无到有地建立了新生儿科、肾内科、血透室、中医科等科室，更创新性地开展了人才梯队的培养，常态化组织参加国家级师资培训及各职能管理人员的专题培训，此外，注重改进和优化喀什二院管理体系，提升医院精细化管理和服务水平，同时加强软硬件设施的投入。2014年底，喀什二院成功地从一家普通的专科医院蜕变为三级甲等医院，门诊满意率达到98%。

援疆医疗队在喀什打造的"一核多层多圈"的组团式援疆格局，不断使医疗资源下沉，造福广大南疆群众。医学院系统专家组赴喀什义诊，急救专家为喀什地区医疗卫生业务骨干进行急救技能培训，附属医院规培二院的年轻医生，参与新疆克拉玛依市中心医院建设等，都是普惠当地百姓的有力举措。同时，率先在对口四县实施公共卫生"三降一提高"（降低传染病发病率，降低孕产妇死亡率，降低婴幼儿死亡率，提高人均寿命期望值）项目，初步建立了以喀什二院为龙头，带动辐射对口四县医疗卫生机构能力提升的南疆新型医疗联合体，有效推动了基层卫生事业的发展。

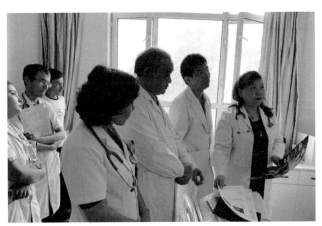

医学院儿科专家在喀什二院病房参与病例讨论

眼下，医学院援疆人正以坚定的信念、扎实的业绩，为加快喀什地区医疗卫生事业的发展，构筑南疆医学高地而奋发图强、砥砺前行。

这两年，喀什二院在新疆"蹿红"。

9个月升格"三甲"，一战成名；随后，在国际权威科技文献检索工具SCI上，该院论文得了6.17分，成为南疆医学界历史上的最高分；紧接着，申报难度不小的自治区自然科学基金，喀什二院一口气拿下了14项；另外，喀什正在实现大病不出地区。喀什二院的医生们也火了，同样开学术会议，原本自觉默默坐角落的他们，如今被簇拥至前排。

这些巨变，与一位上海男人有关。他叫吴韬，时而暖男风格，时而雷厉风行。他是第八批上海援疆医疗队总领队，上海医疗"组团式援疆"经验的执行者。他带着喀什二院从薄弱"二甲"向内涵精细扎实的南疆医学高地迈进中。

年春节刚过，新华医院副院长吴韬匆匆赴喀什，不同以往上海援疆干部多做副手惯例，这回，喀什二院院长和法人代表由他一肩挑，首项任务是"创三"：争创三级甲等医院。

此前调研情况不乐观："软硬件水平堪忧，医技人员非常短缺，职工状态非常涣散。"可掐指一算，除了2014年可评审，此后2年只有复评。这意味着"创三"本年内志在必得，否则耽误3年。

但医院上下，一边观望"白面书生吴院长能干出啥名堂"，一边仍慢条斯理。吴韬每周开院务会，紧盯综合病房大楼进度，连续3周"蜗速"后，他决心"摊牌"："刻不容缓，若仍不能遵守节点，我请另一位副院长监督进度。"会议一结束，当事人拂袖离场。旁人一阵议论，一把手难道真要干实事？

大楼封顶，问题又来。各科主任们抱怨楼层布局种种不合理，院领导则坚持既定规划不能改。僵局误事，吴韬索性召集分歧各方拿着图纸现场办公，问题充分暴露，当场定修改方案。

其他千头万绪齐头并进。医院拆危楼建停车场、行政楼与病房搬迁、职工食堂改建，医院环境整治只用了80天！大楼竣工前，设备购置、科室建设同步进行。新生儿科、肾病科等4科室是新建的，CT等3科室被重组为影像中心。肾病科一步登天：3月预备，9月开科，从无设备、无人手、无专业技术，到一举打破腹膜透析技术瓶颈，诊疗水平引领全疆甚至媲美上海三甲医院！党委副书记张新苗看呆了：上海男人的速度与激情，不服不行！

跟着吴韬，大伙一改夏季午睡习惯，有人晚上睡办公室，总务科长马利累得靠抽烟提神坐地督战。评审前的国庆长假，大家集体要求"十一不休，听候安排"。2014 年底，当评审团给喀什二院打出当年自治区 6 家"创三"医院中最高分时，吴韬和职工们一起，眼中迸出了泪花。

但"创三"只是上坡，上坡后切不能减速。喀什二院又相继开出痛风、胸痛等 50 多个专病门诊，大量填补了南疆乃至全疆空白。还有电子病历、容灾机房、南疆首个医院微信公众号、患者 App、远程会诊等"智慧"医院建设。短短两年，喀什二院信息化水平迅速看齐甚至超过发达地区医院。吴韬太明白了，越是地广人稀欠发达地区，信息化越要抓紧，因为它直接关系到南疆各族百姓，可让他们少走几十里、几百里就医路，节约看病成本，为救命争取宝贵的时间。

（节选自 2016 年 6 月 20 日《解放日报》）

援　藏

医学院从 20 世纪 70 年代起开始援藏工作，至今已有 9 批援藏干部奔赴日喀则等地区对口支援西藏。多年来，上海交通大学医学院高度重视对口支援工作，充分利用自身的人才优势和技术优势，把上海的优质医疗资源辐射到日喀则地区，造福于西藏人民。援藏人员视日喀则为第二故乡，与日喀则人民同呼吸、共命运，以饱满的精神状态、扎实的工作作风和良好的工作业绩，树立起了援藏医疗专家的良好形象，得到了社会各界的一致好评。

尤其是 2015 年以来，医学院不断探索"组团式"医疗援藏工作的新思路、新方法、新途径，精心选派各附属医院重点科室骨干力量充实到援藏队伍中。专家们带去了医学院系统捐赠的物资、器械、书籍和资金，带去了上海的医疗技术和管理经验，与日喀则人民医院联合创办院士工作站、教育实践基地、医联体等。在多方努力下，雪域高原诞生了第一例红细胞单采治疗高原红细胞增多症，第一例腹腔镜肝包虫病切除术……

他们无私地分享着自己的经验，把最新的技术和理念带到了日喀则，他们通过"以院包科"的形式，利用优势学科与日喀则市人民医院共同打造重点学科群，全面提升了人民医院的技术力量、服务质量和可持续发展能力。2018 年 1 月，日喀则人民医院顺利通过三级甲等医院评审，其科研能力、管理水平以及人才培养等方面，都走在了自治区的前面，一座现代化的崭新医院矗立在了雪域高原。

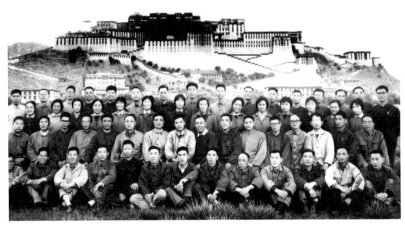

1973 年医学院首批援藏队员留影

多年来，上海交通大学医学院及其所属各单位派出的一批批援藏干部，努力克服干燥、寒冷、缺氧等各种困难，在医疗、科研、教学、管理等各个方面倾情投入、慷慨奉献。为帮扶藏区尽快奔向小康社会，他们用实际行动践行着医者誓言，完美诠释了援藏人的初心和使命。

"有的人在你的生命里出现，就是给你上一堂课，然后急匆匆地转身离开，我相信，坚哥，这一别，带给我们的不仅只有悲痛。"虽然不幸离世，上海市第九批援藏干部人才、附属儿童医院心内科主治医师赵坚永远活在所有儿医人的心里。

坚忍不拔、技艺精湛的"赵医生"

赵坚是在 2019 年 7 月 30 日因病抢救无效不幸逝世的，年仅 38 岁。赵坚同志逝世后，上海市委、市政府主要领导高度重视，市领导多次看望并亲切慰问赵坚同志家属。

赵坚技艺精湛、医德高尚，他牢记医者初心，以解除患者的痛苦为己任，不计较个人得失。他总是默默付出，任劳任怨。他在日常工作中勤奋不懈，努力钻研儿内科专业知识体系，理论与实践相结合，精通心内科各种疾病的临床表现及诊治方案，掌握了先天性心脏病的导管介入治疗，熟悉心律失常的心内电生理及射频消融治疗。他累计完成了数百例的心导管手术，常常手术一做就是一整天，一直背着沉重的铅衣，但从未听他叫过一声苦，喊过一声累。我们跟他说"辛苦了，坚哥"。他总是笑笑摆摆手道："还好，还好！"他从不愿麻烦别人，也不会让别人替他担心。直到后来从他母亲处获悉，回到家中他常累得直不起腰，抱不动孩子。他还不断学习本专业相关技术，如心电生理诊疗、心脏影像学诊断等，坚持"精益求精，一丝不苟"的原则，在工作中不断丰富自己的临床经验，他总是尽他所能为患儿能早日康复积极努力，因为他总是说："作为一名医生没有比看到自己的患者逐渐康复，最终痊愈出院更加开心欣慰的事了。"

赵坚同志除了繁忙的临床工作，同时还承担着教学的重任。他是心内科教学干事，负责本科生、规培医师、进修医师的临床带教，获得过各级各类师资培训证书。教学查房、小讲课和教学病例讨论，他总是非常仔细地准备临床材料、认真备课，深入浅出地完成授课，并耐心地解答年轻医师提出的问题。对查房诊疗中的要点难点进行 PBL 教学，使年轻医师在短暂的轮转期间汲取更多的临床诊治重要知识。赵坚总是能形象生动地讲述相对枯燥的基础理论知识，使学生能更方便地理解教学内容，掌握教学要点，深得学生们的喜爱。

赵坚同志在学术科研领域积极要求上进，师从小儿心内科专家黄敏主任医师，于 2016 年 10 月取得上海交通大学医学院儿科学硕士学位。后参与多项上海市科委及卫健委科研项目，发表中文论文 2 篇，参与发表 SCI 论文 2 篇，病例报道 1 篇，多次参加全国及地区各类儿科会议，并做大会发言及壁报交流。

坚持不懈、温暖人心的"赵老师"

赵坚是一个充满阳光的人，他是同事和学生们口中的"暖男"，也是憨厚可亲的"赵老师"。有学生回忆说："从没见他对谁生过气，我们规培生的任何问题他都耐心解答。他就像一个小太阳，一直温暖身边的人。"无论是在行色匆匆的会诊路上，擦肩而过的电梯里，车水马龙的急诊间，滴滴报警的监护室里，还是在不断上演生死时速的导管室里，在同事们的心目中，他永远都是那个镇定自信，本分勤恳，可以给别人带来温暖的好人。

暑假是心内科一年中最繁忙的时节，全国各地的先心患儿来到医院求治，其中不乏来自偏远地区、家境贫寒的孩子。赵坚看在眼里急在心里，总能看到他在六楼和十楼病房之间来回穿梭的身影，为的是给贫困的手术儿童申请救助基金。赵坚同志生前曾协助全国各地贫困患儿申报"爱佑基金"超过百例。从收集贫困儿童的家庭信息，帮助填写基金申请材料，整理诊疗相关病历资料，到上交材料等待审核通过，通常要等待数日时间，总能听到赵坚念叨"希望快点给他审核通过"。其间，电话、微信一刻不停地联系，为的就是尽早让贫困家庭的先心患儿得到救助，为此赵坚收到过许多表扬信以及锦旗。

坚定不移、信念执着的"赵大哥"

赵坚一直积极参与医疗援助工作。2018年3月，作为上海市儿童医院第四批援滇医疗队的主要成员，赵坚克服家庭困难，来到云南省镇雄县人民医院对口帮扶。当年8月，他还参加了为期一周的上海医疗专家团赴青海果洛巡回医疗活动，从西南边陲直接奔赴千里之外的果洛。为当地藏族先天性心脏病患儿提供先心病筛查。在他的帮助下，数十名先心病患儿赴儿童医院接受了先心介入或手术纠治。

2019年5月，赵坚同志主动报名参加上海市第九批援藏医疗队。赵坚同志作为一家之主，下有3岁的一对双胞胎子女，上有年过七旬且体弱多病的双方父母，他舍小家为大家，克服了巨大的家庭困难。出发前，面对院领导、同事的关心和祝福，他坚定地表示："我一定不辱使命，圆满地完成援藏任务！"来到日喀则，赵坚同志一边适应当地环境，一边投入紧张的工作中。7月19日，入藏第四天，他就与其他援藏干部一起深入当地"建档立卡"贫困家庭，为3岁的先心病患儿诊治。日喀则市人民医院依托上海市儿童医院建设新生儿救治中心，开展新生儿筛查，危急重症治疗和新生儿转运等项目，并且建立相应的标准和制度。赵坚同志在完成交接工作的同时，马上开始着手撰写新一年的科室工作计划。正当他踌躇满志，准备用妙手丹心继续为雪域高原的藏族同胞造福的时候，不幸的是，残酷无情的病魔却永远关上了他继续实现人生壮志的大门。

无论是在浦江之滨还是彩云之南，无论是三江之源，还是世界屋脊，他从未忘记自己作为一名共产党员的初心，也始终牢记自己作为一名医生的使命。"暖男"赵坚的一生虽然短暂，却把毕生精力都献给了为孩子健康服务这一"阳光下最有爱心的事业"，他用生命谱写了对党的事业的无限忠诚和对雪域高原的无私贡献。

（2019 年 8 月《解放日报》）

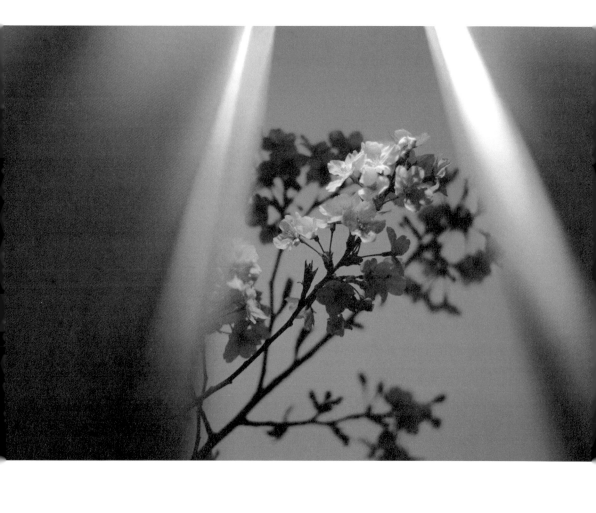

抗震救灾，众志成城

"到灾情最重的地区去，到伤员最多的地方去，到最困难的地方去"，交医人在灾难面前团结一致，毫不退缩，他们心系灾区群众安危，心系受伤受灾的人民群众，以大无畏的精神，奔向抗震救灾第一线。无论是抗洪抢险，还是地震救灾，在国家和人民需要的时候，总有交医人冲锋在前的身影。

洪水无情，人有情。每一次面对灾难，交医人始终冲在最前面。1955年7月13日，上海第二医学院积极组织救灾医疗队，前往安徽芜湖灾区参加抗洪救灾医疗工作。1998年夏，百年不遇的特大洪水肆虐我国长江、嫩江及松花江等地区，全校师生医护员工心系灾区，捐款累计达150万元。各附属医院迅速组成医疗队，飞赴第一线救灾防病。其中，附属瑞金医院医疗队捐助近20万元医疗物品，治疗灾民7000余人次；附属仁济医院医疗队共诊治患者5404人次，卫生宣教辐射24 350人次。

唐山大地震已经过去40多年了，回首在唐山抗震救灾的峥嵘岁月，这段经历令上海第二医学院系统的医疗队员们终生难忘，不仅使他们在艰苦环境中的治病救人的能力得到快速提高，更使他们仁爱、无私、奉献的职业精神得到了无限升华。

1976年7月28日，一场里氏7.8级的大地震，让百年的工业城市瞬间夷为废墟，24万人遇难，16万人重伤，死亡的气息笼罩了整个唐山。这一刻，与死神抢夺生命的行动迅速在神州大地展开，上海积极组建医疗队，并先后派出3500余人。其中，上海第二医学院及其附属医院，共派出4批1200余人赴唐山抗震救灾，约占整个上海医疗队总人数的三分之一。

7月28日，上海市召开抗震救灾的紧急会议，在上海市委的领导与部署之下，上海第二医学院及各附属单位积极响应，第一批医疗队是由各单位党委直接选拔组建的，短短几个小时就组建了抗震救灾医疗队。

根据上海市的安排部署，上海第二医学院系统（包括院本部、附属瑞金医院、附属仁济医院、附属新华医院和附属第九人民医院）作为一个医疗中队参加抗震救灾，其间共派出三批医疗队：第一批医疗队127人，由刘远高担任党总支书记，孙克武担任队长；第二批医疗队103人，由李春郊担任丰润抗震医院总支书记兼队长；第三批医疗队93人，由朱济中担任党总支书记，魏原樾担任队长。

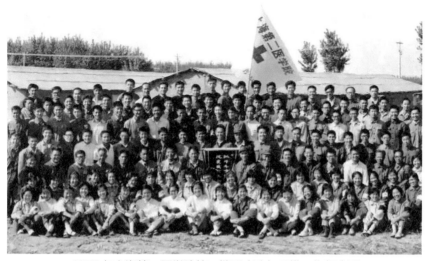

1976年上海第二医学院第一批医疗队与后勤工作组合影

全国赴唐山医疗队到达灾区后，根据灾情轻重统一部署，分为三线展开工作：一线实施现场救护，二线负责伤员急救、分检、中转和护送，三线负责收容治疗。连续奔波三天的医疗队员们来不及安顿和休息，快速地建立起了临时医疗救援点，并立即投入救治伤员的工作。

自古以来，大灾之后必有大疫。为了防止重大疫情的暴发，在抢救工作基本完成后，医疗队开始把工作重点转到防疫消毒、控制传染病工作上。在全体医护人员的努力下，唐山无论是城市还是农村都没有暴发大规模的瘟疫。

随着全国各地大量医疗救援队陆续进入唐山，第一阶段抢救任务基本完成。为了进一步推进抗震救灾工作，重建整个唐山的医疗卫生体系，上海第二医学院又于1976年8月4日派出由后卫组、防疫站等建组和瑞金、古田、长江三所医院共140人组成的后方医疗队赴遵化县和路南区进行救援，三所抗震医院于 1976 年组建，到 1978 年第三批医疗队主体撤回上海，历时近两年，顺利完成任务。1978 年 3 月，第三批医疗队成功地将各抗震医院移交给唐山，返回上海。至此，上海第二医学院赴唐山抗震救灾工作圆满结束。

为使重伤员得到较好的治疗和照顾，同时也减轻灾区的医疗负担，上海第二医学院除在唐山临时组建抗震医院外，还根据中央统一安排，在上海接收、治疗从唐山转移来的伤病员。

上海第二医学院救援唐山，从第一批医疗队出发到最后一批医疗队于 1978 年 3 月 18 日主体撤回上海，历经近两年的时间。其间，上海第二医学院医疗队秉持着"博极医源，精勤不倦"和"治病救人，救死扶伤"的精神，为灾区伤病员的救治与医疗卫生事业作出了重大贡献。

2008 年 5 月 12 日，四川汶川发生里氏 8.0 级大地震，上海交通大学医学院立即成立了抗震救灾领导小组，第一时间向市政府、市卫生局发出请战书。医学院系统先后派出 132 名医疗队员深入灾区救治伤员，各附属医院共接收来沪伤员 140 多名，占来沪伤员总数的三分之一，并先后募捐 681 万元，缴纳特殊党费 114 万元。

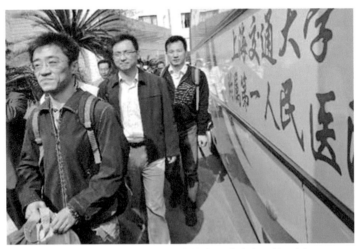

2008 年附属第一人民医院救灾医疗队启程赴四川

2013 年 4 月 20 日，四川省雅安市芦山县发生里氏 7.0 级大地震。附属第九人民医院、附属第六人民医院接到国家卫生计生委的任务，派出龚伟华、干耀恺等多名骨科医生，组成上海骨科专家组，赶赴地震灾区参加伤员的救治工作。

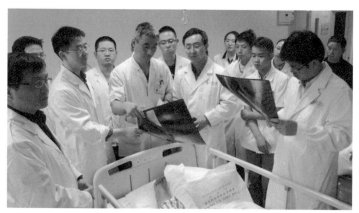

2013 年交医系统专家组参加四川雅安抗震救灾

短短 5 天，上海医疗专家组就为 30 余位骨折伤员施行了手术，最大限度地保留了伤员的肢体功能。

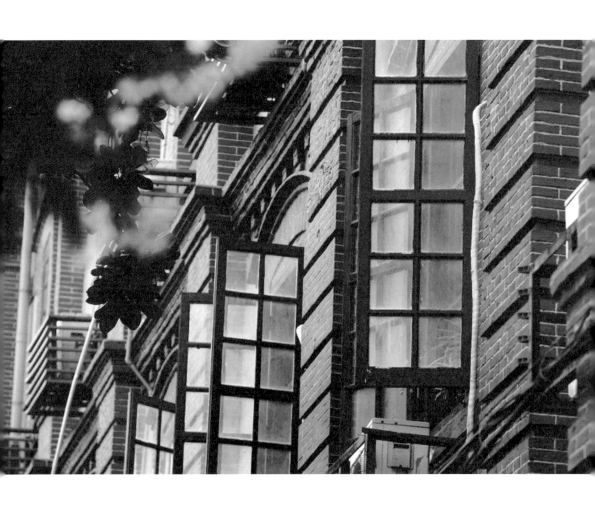

抗击疫情，白衣逆行

抗击"非典"疫情

2003 年，"非典"疫情蔓延，上海第二医科大学 6 家附属医院中有 5 家被定为"防非"监测点，其中附属上海儿童医学中心、附属新华医院被列为定点医院。附属瑞金医院确诊 2 例"非典"患者，及时转送有关治疗医院，院内实现"零感染"。为抗击"非典"，各附属医院对发热可疑患者入院采取应急机制，积极研制"封闭式吸痰系统"、"非典"专家远程会诊系统，推出"非典"咨询热线。同时上海第二医科大学成立防治"非典"工作领导小组，制定防治"非典"应急预案，建立"非典"监测日报表，精心部署，主动做好"非典"防治工作。学校还积极发挥学科特点和优势，聚集张雁云、刘晶星、朱平、易静等 21 名专家，展开科研攻关，并着手"非典"对卫生系统中长期影响的研究，为政府决策提供依据。

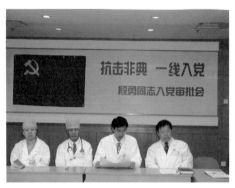

抗击"非典"一线入党

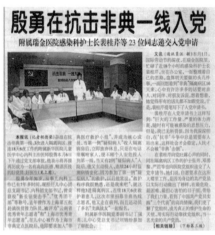

抗击"非典"一线入党，
23 位同志递交入党申请书
（《上海二医报》2003 年第 738 期）

抗击新冠肺炎疫情

新冠肺炎疫情是中华人民共和国成立以来，在我国发生的传播速度最快、感染范围最广、防控难度最大的一次重大突发公共卫生事件。疫情发生后，以习近平同志为核心的党中央高度重视、迅速部署，提出了"坚定信心、同舟共济、科学防治、精准施策"的总方针，明确了坚决打赢疫情防控阻击战的总目标。在这次疫情防控阻击战中，仅用 10 天时间就修建了武汉火神山、雷神山医院，两座医院拔地而起，创造奇迹，展现了中国速度。全国共派出 346 支医疗队、4.26 万名医务人员紧急驰援湖北抗疫最前线，展现了中国力量。统筹生产调配全国资源，第一时间有效解决疫情防控资源短缺问题，展现了中国效率，充分体现了中国特色社会主义制度的优越性。

在这场没有硝烟的战斗中，上海交通大学医学院坚持以大局为重、以全局为先，广大医务人员主动请缨奔赴前线，全心全意治病救人，展示了高尚医德和精湛医术，展示了学院精神和医疗水平，展示了为人民健康和医学事业奋斗的初心和使命，做到了国有难，召必应，战必胜！

闻令而动，"一夜成军"奔赴武汉前线

2020 年 1 月 24 日，除夕夜，接到驰援武汉的命令后，上海交通大学医学院先后派出了 8 批共 569 名医务人员奔赴武汉疫情防控第一线，此外，还派出了 182 名医务人员援助上海市公共卫生临床中心的疫情救治工作。动员令发出后，上海交通大学医学院医务人员主动请战，踊跃报名，3 个多小时就组建好医疗队。

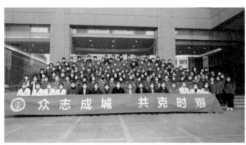
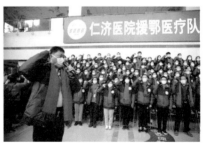

附属瑞金医院援鄂医疗队出征前誓师　　附属仁济医院援鄂医疗队出征仪式大会

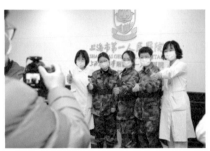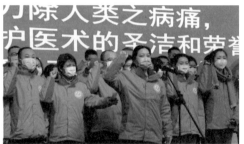

附属第一人民医院援鄂医疗队出征现场　　　附属第六人民医院援鄂医疗队出征现场

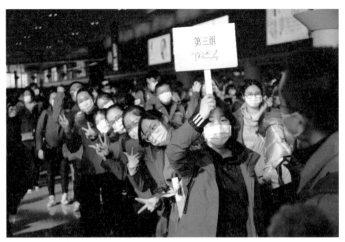

上海交医系统援鄂医疗队在机场集合，准备前往武汉

　　附属瑞金医院呼吸监护室护士沈虹是上海首批援鄂医疗队队员，她说："2006 年在入学的时候，马德秀书记给我们上第一课时，就说'选择交大就是选择了责任'，现在就是需要我承担责任的时候了。"

　　附属瑞金医院薛恺医生，主动报名参加上海市第六批援鄂医疗队，医院考虑到他妻子将于 2 月生产，没有同意他的申请，公布的 135 人名单中没有他。但是出征的时候，薛恺提着行李出现了，他成了第 136 人，大家称他为"+1"。2 月 24 日晚，他的女儿出生，他给女儿起了一个很有纪念意义的小名叫"加一"。

　　出生于 1997 年的附属仁济医院护士李依，在得知选拔医疗队员驰援武汉的消息后，第一时间报名参战，她说："虽然我是一名新护士，但我也是一名共产党员，更是一名湖北人，请让我为家乡尽一分力。"以他们为代表的上海交通大学医学院年轻一代有理想，有冲劲，有担当，他们与战友们在抗疫前线众志成城，协同攻坚，凝聚成了强大的交医力量，为打赢武汉、上海两地的疫情防控阻击战作出了上海交通大学医学院的担当、作为和贡献。

逆向而行，不顾安危救治危重患者

上海交通大学医学院援鄂医疗队全部战斗在武汉抗疫的重要战场，分别驻扎在武汉金银潭医院、武汉三院和雷神山医院救治新冠肺炎患者，其中大部分是重症和危重症患者。他们不畏艰险，勇于拼搏，善于钻研，发挥整体学科优势，强化多学科联合诊治，制订精准治疗方案，提高了重症和危重症患者治愈率、降低了病亡率，充分显示了上海交通大学医学院雄厚的学科实力和精湛的医疗技术。

为了充实危重症救治力量，上级抽调实力雄厚的 5 家医院重症医学科组成"五大天团"，其中有来自上海交通大学医学院系统的附属瑞金医院瞿洪平团队、附属仁济医院皋源团队、附属第一人民医院俞康龙团队、附属第六人民医院李颖川等重症医学专家组成的重症医疗救治团队，他们与多位来自其他医院的专家形成多学科协作，争分夺秒救治患者，与死神打拉锯战。

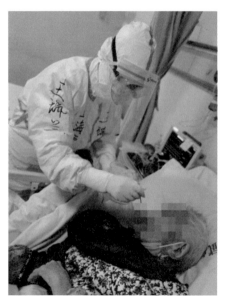

农工党党员、上海市第三批援鄂医疗队队员、附属第一人民医院急诊危重病科主任王瑞兰给武汉重症患者喂饭，该患者经过治疗，作为年龄最大的新冠肺炎患者出院，刷新了当地医院的纪录

附属第一人民医院呼吸科学科带头人周新教授具有防控 SARS 和 H7N9 的丰富经验，2020 年，已 66 岁的他在除夕夜作为上海首批援鄂医疗队医师组组长奔赴武汉，是医疗队中年龄最大的队员。初到金银潭医院，面对新环境、新病种，他不仅负责制订患者治疗方案，还身先士卒，为危重病患进行气管插管，将众多患者从生死线中抢救回来。

2020 年 3 月 22 日凯旋的上海市第三批援鄂医疗队，领队是附属瑞金医院副院长陈尔真，他是参加过抗击"非典"和抗震救灾的医疗救护"老兵"，他们将救治重点放在建立预警体系、精准施策方面，共收治患者 332 人，其中重症和危重症 237 人，治愈率高达 83.7%。

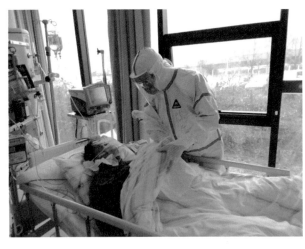

上海市第三批援鄂医疗队领队、附属瑞金医院副院长陈尔真在武汉市第三医院为患者治疗

迎难而上，党旗飘扬映照初心使命

上海交通大学医学院援鄂医疗队在前线加强基层党组织建设，让党旗在抗疫一线高高飘扬，成立了临时党总支和党支部，发挥政治核心和战斗堡垒作用。在派出的医务人员中，中共党员占 46%，他们以"越是艰险越向前"的战斗姿态冲锋在一线、坚守在一线、奋战在一线，充分展现了新时代共产党员的精神风貌。上海交通大学医学院党委首批授予 25 名同志"新冠肺炎疫情防控工作优秀共产党员"称号，营造了学习先进、争当先锋的氛围。在党旗的感召下，在榜样的激励下，128 位同志在疫情防控一线递交入党申请书，共有 27 名同志"火线入党"，这也是党组织对他们在关键时刻能够冲锋在前、攻坚克难的充分肯定。

在以习近平同志为核心的党中央坚强领导下，中国疫情防控形势积极向好，但是国际疫情防控形势复杂严峻。上海交通大学医学院积极响应党的号召，建设人类卫生健康共同体，开展疫情科研攻关，加强国际交流合作，以多种方式贡献"交医"智慧、输出"交医"方案，分享"交医"经验。上海交通大学医学院党委书记江帆研究建立"家庭—学校—社会—政府"多维度儿童身心健康支持体系，成果发表在《柳叶刀》上；公共卫生学院副院长蔡泳基于传染病动力学 SEIR 模型对疫情发展趋势进行评估预测，为科学防控提供前瞻参考，研究成果刊登于《细胞发现》期刊。同时，上海交通大学医学院及附属医院积极向意大利、法国提供疫情防控物资和防控经验。

2020 年 3 月 23 日，上海交通大学医学院举办了"中意新型冠状病毒肺炎学术研讨云会议"；3 月 26 日，举办了中法新型冠状肺炎线上研讨会，通过网络连接，上海交通大学医学院多名专家将救治新冠肺炎患者经验传授给意大利和法国同行。同时，还与"一带一路"沿线国家开展合作，传授中国经验，携手抗击全球疫情。

随着国内防疫形势不断好转，上海医疗队的英雄们完成援鄂任务返沪，向援鄂英雄们说一声："欢迎回家，感谢你们用实际行动展现了交医人的使命担当，为交医学子树立了光辉榜样，向你们学习致敬！"

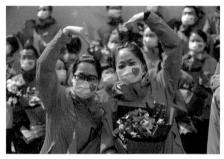 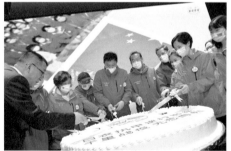

2020 年 4 月 20 号，附属第一人民医院医疗队员解除隔离回家　　2020 年 4 月 20 日，附属仁济医院医疗队员解除隔离回家

上海交通大学医学院青年一代在关键时刻挺身而出、担当奉献，充分展现了新时代中国青年的精神风貌，由衷地为他们点赞！

附属瑞金医院

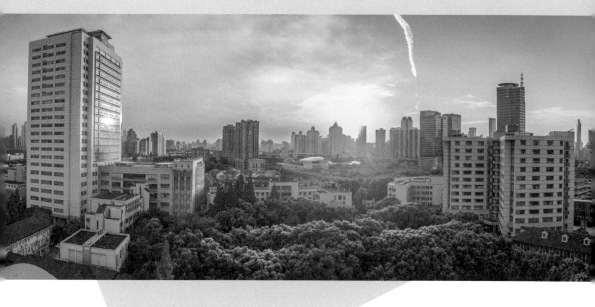

每一个人民需要的时刻，都有我们的身影

回眸历史，从广慈到瑞金，115 年的风云岁月里，瑞金人始终秉持"广博慈爱，追求卓越"的医院精神，把家国情怀融入不懈的奋斗中，以兼济天下之心勇担社会责任、挽回无数生命。从抗美援朝，到唐山大地震、汶川地震；从抗洪第一线到祖国边陲的扶医疗贫第一线；从"非典"、H1N1流感、禽流感，到 2020 年抗击新冠病毒……瑞金人用跨越了大半个世纪的一次次出征，书写着真正的"医者之书"，也谱就了一家医院对一座城市、一个国家以及这个国家的人民最深沉的爱意。

1907 年，瑞金医院的前身"广慈医院"在上海成立，秉持"广为慈善之心、更求完善之念"，始终以优质医疗服务护佑着上海人民的生命健康。20 世纪 30 年代，由于战争的影响，传染疾病十分猖獗，当时的广慈医院为遏制霍乱、天花、白喉、伤寒等疾病的传播作出巨大努力。中华人民共和国成立后，上海市又经历了甲肝、脑炎、SARS、H1N1 等传染病的考验，在中国共产党领导下的瑞金医院，一次次交出了令人满意的答卷。2020 年，为抗击新冠肺炎疫情，医院先后派出包括两名副院长在内的 197 名医务工作者驰援湖北武汉和上海公卫中心，出色践行救死扶伤的医者使命，成为上海唯一获得全国抗疫先进集体称号的综合性医院。在祖国和人民最需要的时候挺身而出，一直都是瑞金医院历史的重要部分。

逆行守护，是刻在骨子里的烙印

"武汉这座城市睡着了，睡得很沉，我们来了，就是为了唤醒她。"

2020 年除夕夜，极具临床经验的 ICU"老将"、中华医学会重症医学分会候任会长、瑞金医院重症医学科主任陈德昌随上海首批援鄂医疗队奔赴武汉，驻扎在收治危重症患者的金银潭医院。自此，瑞金医院先后派出 197 名医护人员驰援湖北武汉和上海公卫中心，出色完成抗疫任务。

2020 年 1 月 28 日，瑞金医院副院长陈尔真作为领队，与医疗组长、瑞

金医院呼吸科副主任李庆云教授率领 40 家医院组成的上海第三批医疗队，奋战在武汉三院光谷院区。据陈尔真介绍，武汉重症病例更高，炎症因子风暴更常见，救治难度大，因此，医疗队积极建立炎症因子风暴预警体系，积极评估，提前识别，早期干预；康复治疗关口也前移到了重症监护室，由康复科医师全面评估，并根据患者实际情况制订个体化的运动康复处方。患者心理状态对治疗效果有很大的影响，因此，对有焦虑、抑郁、失眠等问题的住院患者及其家属、一线医护人员也加强关注，及时安排心理干预和疏导。此外，为了提高取样质量，同时更好地保护医护人员，李庆云依托医院后方力量，牵头完成了两项为保护医务人员在诊疗操作时降低感染风险的发明专利——"气溶胶传播范围与轨迹的可视化系统"和"可局部照明并有效避免飞沫传播的咽拭子"。经过 66 天战斗，这支混编战队圆满完成零感染、打胜仗的任务，显示出了令人瞩目的战斗力。医疗队与武汉同道并肩作战，结下了深厚情谊，瑞金医院也与武汉三院签订姐妹医院协议，将在今后展开更多的合作。

2020 年 2 月 9 日，瑞金医院第四批援鄂医疗队集结出发。

如何在开展救治工作、提升救治效率的同时，保证队员的斗志？这批整建制医疗队不仅有传染科、呼吸科和重症医学医务工作者，而且加入了呼吸治疗师，又抽调肾脏、心脏、血液和内分泌科的医护人员；为防治可能出现的创伤，还补充了烧伤科医护；为了实现零感染，保护每名队员，还设置了院感专家；同时，医院还配备了心理科医生和强有力的领导班子——这批医疗队由副院长胡伟国担任领队，由内分泌与代谢病科支部书记、长江学者毕宇芳教授担任总支副书记，他们在同济医院光谷院区与来自全国的 17 支医疗队一起开展救治工作。在武汉奋战的 50 天里，瑞金医院第四批医疗队共收治 90 名新冠重症、危重症患者，其中 81 名患者的新冠病情得以治愈，治愈率达 90%；死亡 1 人，死亡率为 1.11%。队员们齐心协力，不仅治愈了武汉 103 岁的最高龄新冠肺炎患者，还为出院患者颁发"抗疫大学毕业证"、给病房贴上温馨治愈的插画，这些暖心的举动点亮了灰暗的病房，给了大家战胜疫情的勇气。

新冠病毒究竟是如何致病、演变乃至致人死亡的？为找到答案，瑞金医院病理科主任王朝夫率领的 6 人病理小分队冒着极高的风险日夜奋战，共进行了 19 例大体尸检及 19 例穿刺尸检，协助建立了全世界首个新冠肺炎病理样本库，也是当时数量最多、病理数据最齐全的新冠肺炎病理样本库；及时发现了新冠肺炎病毒对全身各脏器影响的病理改变，揭示了导致新冠肺炎患者死亡的主要原因，为新冠肺炎患者的治疗提供了有力的病理支持。由于每次穿脱防护服都需要在紫外线灯下进行，队员们胜利归来时，每个人都被"晒"黑了不少。

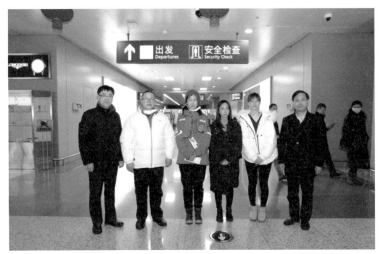

上海市第一批援鄂医疗队出征，陈德昌（左二）、沈虹（左三）

其实，在更早之前，瑞金医院的专家就针对新冠病毒开始了科学研究，是最早开始进行科研攻关的医院之一。2020 年 1 月中旬，感染科张欣欣教授、呼吸科周敏教授就赴武汉帮助金银潭医院分析总结了 99 例新冠肺炎的流行病学和临床特征，揭示了疾病的规律，该结果在线发表在《柳叶刀》上。

2020 年 2 月初，瑞金医院派往上海公卫中心的毛恩强教授率先提出新冠患者有可能发生"炎症因子风暴"，此后上海第一批援鄂医疗队队员、瑞金医院重症医学科陈德昌教授对此进行了详尽的描述，并提出预先评估、提前诊治的方案，随后张欣欣、陈尔真等研究分析血浆疗法和单抗疗法治疗的有效性，而病理科王朝夫也从病因学方面阐述了炎症因子理论，对"抗击炎症因子风暴"从病因到临床进行系统性的分析，并提出了有效应对策略。

中华医学会呼吸病学分会主任委员瞿介明带领团队，牵头启动硫酸羟氯喹和阿比多尔两项多中心临床研究，积极寻找可用药物；陈赛娟等前瞻性地开展了病原学全基因组测序；王卫庆等进行了人群易感性研究；前线医务人员陈德昌等在出色完成大量繁重医疗救治工作的同时积极总结分析，完成了论文《新冠感染的预防、控制与挑战》。在国外疫情加重之时，瑞金医院还参与了国际专家视频连线座谈会，分享中国经验，贡献中国智慧。

各种治疗方法逐步形成共识。越来越多的患者出院，点点微光，汇聚成抗疫胜利的曙光。这是一场多环节、多学科，医患一体的战争。除武汉之外，瑞金医院在上级部门的指示下，还派出两个核酸检测小组支援北京和新疆。从前期的诊断治疗，到后期的康复，从守护医护的院感工作，到对患者的人文关怀，每一个瑞金人都战斗在岗位上，挥洒着汗水，贡献着自己的智慧。

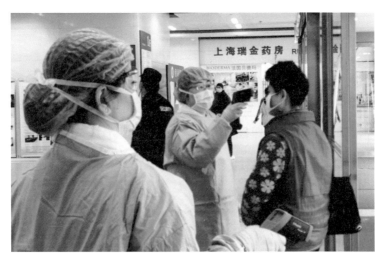

抗疫期间的瑞金医院门诊

瑞金医院不仅与武汉人民并肩作战，为阻止疫情蔓延出力，更是作为上海防疫的最前线，与同道们打了一场漂亮的阻击战。2020 年 1 月，瑞金医院一夜之间就在发热门急诊里建成了新的 CT 室，在除夕夜就投入了使用。在上海，瑞金医院最早实现了发热门诊的挂号、检验、检查、取药、治疗、留观"六不出"闭环管理，并成为上海发热门诊标准化建设的模板。随着能级提升，瑞金医院发热门急诊多个"最早""首例"逐一涌现：这里是上海最早开展核酸快速检测项目的医院，最快 1 小时出报告，极大提高了筛查效率；筛出上海首例无明确流行病学接触史的新冠患者，为筑牢疫情防线作出重要贡献；率先将远程问诊机器人、送药机器人等 AI 信息化技术投入发热门急诊使用。

2020 年 5 月，发热门诊的"上海方案"获国务院应对新型冠状病毒肺炎疫情联防联控机制医疗救治组推荐，向全国推广学习，而上海最早的升级版发热门诊"样板间"，就是由瑞金医院建立起来的；6 月，瑞金医院的门诊已恢复到往日水平，如何在满足患者诊疗之需的同时做好疫情防控？其实，看不见的"防疫线"贯穿整座医院：门急诊预检初筛—门急诊医生堵漏—发热门诊筛查—专家组把关，这四道防线，就是瑞金医院的"底线"，也是全面恢复诊疗、守护人民安康的"底线"。这道坚固的疫情防线，也受到了国务院联防联控指挥部上海督导组表扬。

与疫情作战，从来都是瑞金医院历史的一部分。

《上海通志》显示，1926 年、1932 年、1939 年，天花流行猖獗。1930—1942 年，伤寒每隔 2～3 年流行一次，累计发病 15 190 例，死亡近万人。1938—1940 年，霍乱、天花、白喉、伤寒、猩红热、疟疾、痢疾相继流行，麻疹、回归热、狂犬病、斑疹伤寒等同时散在发生。这个时期，由于战争的影响，沪上市民生活不便，疾病传播十分猖獗，各类传染病此起彼伏。

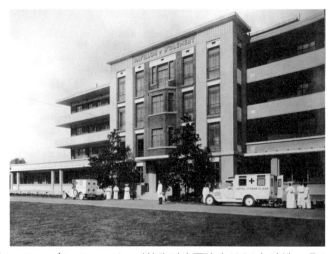

隔离病房（Pavillon d'Isolement），对外称时疫医院（1931 年建造，现 36 号楼位置）

为应对这一局面，1930 年，建筑面积 3575 平方米的隔离病房楼竣工，当时也被称为"时疫医院"，这是上海同类建筑中配置最全面的一幢大楼。

其设计专供传染病患者住院隔离，特别增设了消毒房、焚化炉、病房消毒器、手术室、药房、中西配餐室等房间，是一个自成体系的独立病区。"时疫医院"专收传染病患者，共有 80 张床位，向左右患者开放，其中 16 张床位专供儿童使用。

　　对当时的内科医生来说，传染病防治是重要工作之一。1934 年春，医院大内科奠基人邝安堃在一次查房时，发现病房中有不少原因不明的氮质血症患者，轻者自愈，重者死亡。第二年，又住进一批类似患者。1936 年，邝安堃在国际上首次提出了回归热的一种特殊临床类型——氮质血症型，相关论文发表后，还被法国权威的内科学专著引用。当时，伤寒患者很多且没有特效治疗方法，邝安堃从免疫学机理出发，尝试用极小量伤寒疫苗治疗患者，获得了良好效果。

　　1937 年 8 月 13 日，淞沪会战爆发。当时人满为患、卫生条件恶劣的法租界成了霍乱病毒的"登陆"平台。为防止交叉感染，医院隔离病房辟出了专门区域收治霍乱患者。

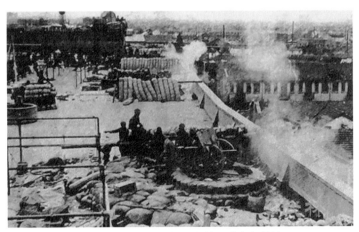

1937 年淞沪战爆发，广慈医院参与救治

　　1938 年 7 月，霍乱疫情形势愈发严峻，病房特别抽调了 2 名中国医生负责夜班救治。由于救援措施得当，大量患者康复出院。此外，医务人员还深入各级行政机构、工厂、学校、商业场所和难民营等人员集中的区域进行霍乱疫苗预防性接种，在高峰期每天注射接种量超过 2 万人，有效地控制住了霍乱疫情。从 1938 年 7 月初到 8 月中旬这段时间里，医院隔离病

房共收治患者 1115 例，其中 106 例死亡，治愈率超 90%。霍乱、天花、白喉、伤寒等这些严重危害当时老百姓生命健康的疾病，在医院的隔离病房中，得到了有效控制，医院因此获得奖章，可以说，当时这里承载了民众的希望。

1950 年，上海发生天花大流行，由于隔离病房容纳度不够，因此医院在 2、3 号病房大楼一层增设天花病房，大量收治天花患者。另外，医院还在隔离病房大楼的西侧处，新建了一幢三层楼的楼房以备急需。同时，医护人员积极上街宣传防疫知识，并下里弄为居民打防疫针，因此受到上海市卫生局表彰。

1988 年上半年，上海发生甲肝大流行，瑞金医院全力以赴承担收治甲肝患者的重任，传染科最高峰时住院患者 160 人，全年住院患者 1516 人（1987 年仅为 884 人），病床使用率达 118.94%；除此之外，医院还抽调传染科高年资医师在外开设肝炎病房，总共近 400 张床位。1991 年 7 月至 9 月，上海又发生病毒性脑炎流行，瑞金医院全力收治症状较重的患者，并抽调感染科医师支援设置在产科和骨科地下室的脑炎临时病房。在脑炎患者的治疗中，医院创新性采用自行研制的八角莲注射液治疗，取得了较好的疗效。

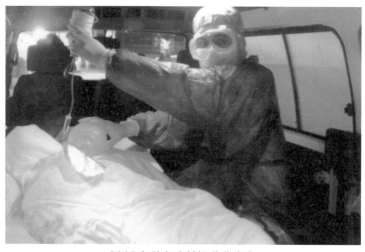

2003 年陈尔真转运非典患者

2003 年，SARS 暴发，瑞金人勇于担当，站在上海抗击 SARS 的最前线。时任瑞金医院急诊科副主任的陈尔真接到任务，转运一名 SARS 重症患者到上海时在传染病总院接受进一步治疗，这是上海确诊的第一例 SARS 患者；急诊科将儿科改为发热诊室，2003 年 4 月 20 日，科室开辟出了 SARS 专用急诊诊疗区。不仅如此，瑞金医院呼吸科、感染科都全力参与到了抗击 SARS 的队伍之中。呼吸科邓伟吾教授任上海市 SARS 专家组副组长，黄绍光任上海市 SARS 会诊专家，指导上海地区 SARS 防控工作，常常是一通电话，就会赶到需要他们的地方。最终，大家以必胜的意志圆满完成了抗击 SARS 的任务，医院在这次大考中多次获得各级各类集体和个人荣誉。

2009 年，从年初的禽流感到年中的甲型（H1N1）流感，瑞金医院的发热门急诊 24 小时运作，承担了大量的传染病诊疗工作。医院感染科辟出四病区为专用病区收治 12 例重症甲流患者，无一例死亡，医护人员零感染。呼吸科医师分别任上海市、卢湾区及瑞金医院专家组成员，积极参与甲流患者的甄别和抢救，黄绍光和杨昆参与上海市第一例重症 H1N1 甲流患者的救治。RICU 作为全院重症 H1N1 甲流患者主要收治病区，负压病房收治 15 例重症甲流患者。

2020 年，新冠疫情来袭，瑞金医院作为上海唯一当选全国抗疫先进集体的三甲综合医院，与同道们打了一场漂亮的阻击战。广博慈爱、追求卓越，前辈的精神薪火相传，每当危急时刻来临，担当、前行、坚守、拼尽全力是瑞金人无悔的选择。

直面灾难，瑞金人勇往直前

在瑞金医院，有一群前辈经历过真正的战场。在国家召唤、人民需要之时，他们不畏牺牲，用生命践行着医者的誓言，守护着人民的健康。"一·二八"事变、淞沪会战、抗美援朝医疗队……都有瑞金人的身影；1954 年淮河决堤，1976 年唐山地震，1998 年长江洪水，2008 年汶川地震……无论灾难发生在何地，瑞金人都第一时间勇往直前！

20 世纪三四十年代，医院在风雨飘摇的年代坚守医者初心，总是尽最大的努力救治伤员。1932 年，"一·二八"事变后，作为震旦大学医学院组建的第二十八后方伤兵医院的一部分，医院积极救治伤员、饮食医药完全免费。1937 年，"八一三"事变，淞沪会战爆发第二天，2 颗炸弹落在大世界附近，医院收治 100 多名伤员，大部分得以救治。在震旦大学医学院大礼堂设战地医院,震旦大学医科外科学教授、广慈医院外科主任徐宝彝担任院长。1950年,国民党空军"二六"轰炸,打浦桥地段50余人送医院急救,医院外科奠基人傅培彬教授带领众多医护人员全力抢救。

1951年7月,广慈医院组织第二批赴朝志愿医疗手术队,派出眼科聂传贤担任大队长,以及外科史济湘、林言箴,内科龚兰生、陈家伦等20余名医务人员中多人立功。后来的中国工程院院士、攻克了急性早幼粒细胞白血病的血液学专家王振义,在1953年4月,报名参加上海市第五批抗美援朝志愿医疗队,因在患者咳出的血液中找到肺吸虫卵帮助整个部队及时治愈了大批患病的战士而被中国人民解放军东北军区司令部授予二等功。瑞金医院原副院长高恪在抢救中国人民志愿军伤员战斗的第一线奋斗过。因为表现突出,获得了"抗美援朝保家卫国功劳证"等荣誉。

直面战争,瑞金人毫不胆怯;灾难救援,更是展现出舍我其谁的担当。

1954年,淮河决堤,瑞金医院组成69人的救灾医疗队在凤台和淮南市为灾民防病治病。

1976年7月28日,河北省唐山市发生7.8级地震。国有难,召必应,瑞金医院当时即派出30人医疗队赶赴灾区参加救灾。灾后一年,由医院外科、内科、肺科、伤骨科、儿外科、传染科、妇科、麻醉科等科室的医护人员共计19人出发,帮助当地进行灾后重建。据瑞金医院原工会主席单友根回忆,第一批医疗队由当时的常务副院长带队医院中坚力量,当天就乘飞机赶赴唐山;因为是当夜组队,有些人连家都没回;由于物资有限,队员们每天吃着白菜、粉丝做的"抗震汤"。唐山大地震的伤员救治工作非短期内可以"消化"。此后又先后派出2批队员驻扎在唐山市下辖的丰润县,投入伤员救治、防疫等保障当地重建的公共卫生工作中。1978年3月下旬,医疗队在支援唐山抗震救灾9个月后回到上海。"在我的人生记忆里,唐山是非常特殊的存在,是很好的教育激励,一方有难,八方支援的精神,团结一致的战斗,一切为了患者,为了患者的一切,我们克服着种种困难。后来很多年,每当累的时候我就想想唐山,一对比就发现没有困难不能克服。"单友根说。

1998年,长江暴发特大洪水灾害,瑞金医院派出朱正纲率领8人组成的抗洪救灾防疫医疗队,作为全国仅有10支中国青年志愿者抗洪防病医疗队，他们奔赴湖南灾区开展为期三周的医疗工作，获集体三等功，并受到时任国务院副总理李岚清的慰问。

2008年5月12日，四川省阿坝藏族羌族自治州汶川县发生里氏8.0级地震，瑞金医院积极作出响应——从5月15日到29日，来自瑞金医院急诊抢救室、急诊ICU、肺科ICU、肾脏科、临床微生物科、肿瘤放化疗科的10位医护人员，分4批赶赴汶川地震灾区开展医疗救援。瑞金医院陈尔真等6人随上海医疗队在震后第4天抵达德阳汉旺，奋战在野外帐篷医院。一周后，陈尔真转战华西医院ICU，分管6张病床，成为在川救援最久的医生之一。"陈叔叔，我可以认你当爸爸吗？"地震发生后，北川中学的16岁少女段志秀接受了左腿截肢手术，因病情恶化，她被转到华西ICU病房，

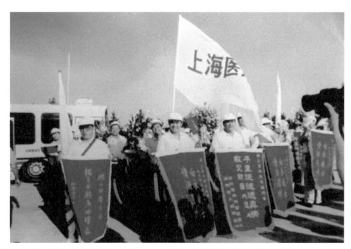

1998年长江发生全流域特大洪水，瑞金医院派出医疗队赴湖南参与抗洪救灾

遇到了陈尔真。当时的段志秀气管被切开，存在严重的呼吸衰竭、肾功能衰竭，经治疗虽病情有所控制，但因气管被切开不能说话。陈尔真就在白大褂兜内放着白纸，靠写字来和秀秀"说话"。陈尔真说，秀秀比自己的女儿小一岁。如今10年过去，秀秀已经成了兰州大学的一名研究生。

同时，医院第一时间将医院急诊科四楼改为"抗震救灾爱心病房"，收治了27位地震灾区伤员及家属，经过精心治疗，所有伤员平安出院，受到灾区人民和上级的肯定。此外，医院还向全院职工发出了捐款的倡议，并积极响应中组部号召，组织党员交纳特殊党费，先后向红十字会、慈善

基金会捐款共计 200 余万元（含特殊党费 412 144 元）。2008 年 6 月，医院获得"抗震救灾重建家园工人先锋号"荣誉称号；2009 年，医院抗震救灾"爱心病房"护理组获全国卫生系统护理专业"巾帼文明岗"先进集体。

2008 年 6 月起，医院积极响应上级部门号召，专门组队参加上海对口都江堰灾后重建工作，重点负责对都江堰人民医院的重建，先后共派出 7 个批次 38 人次赴川援建，历时两年，帮助都江堰人民医院顺利通过国家卫生部三级乙等验收。

对于参与救灾、援建的瑞金人来说，这份经历是生命里的独特记忆，是克服困难的岁月，也是飞速成长的岁月。对于年轻一代，这些事迹则在他们的心中埋下了一颗种子，时机一到，这颗种子便破土而出，以昂扬的姿态，迎接新的使命和挑战。

医疗扶贫，让优质资源惠及更多百姓

医院积极履行对贫困落后地区的医疗援助责任，尽己之力让医疗资源惠及更多百姓。从 1949 年的血防医疗队，到 1960 年援建蚌埠医学院，再到 1969 年起建设安徽后方瑞金医院……1998 年起，医院连续 24 年接力医疗扶贫多个云南偏远山区；1997 年前，先后派出 14 名援疆干部、10 名援藏干部、一名援黔干部，分别对口支援新疆阿克苏、喀什地区，西藏日喀则地区以及贵州遵义；除援老挝外，医院自 1963 年起承担援助非洲医疗服务，从 1975 年至 2020 年，46 年间，先后派出 38 批共计 163 人次赴摩洛哥进行医疗援助……瑞金人胸怀大爱，将自己的专业与志愿者精神相融合，在各类社会活动中发挥着医者独特的能量。

"借问瘟君欲何往，纸船明烛照天烧。"中华人民共和国成立之初，全国开始了轰轰烈烈的消灭血吸虫病的运动。1949 年 12 月，华东卫生部号召医务人员为解放军防治血吸虫病，瑞金医院组织一支由 40 多人参加的血防医疗队，在眼科聂传贤带领下到第三野战军某部为指战员开展血吸虫病治疗工作，经过 4 个多月紧张工作完成治疗任务。

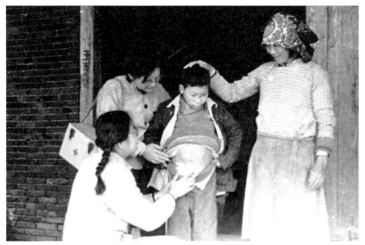

1958 年医院组织医疗队赴江苏省昆山县防治血吸虫病

　　此后，医院还派出医务人员，到松江、青浦等县参加血吸虫病防治工作。1964 年，医院专门派出外科切脾手术队，由董方中、蒋吕品带队在松江等地为晚期血吸虫病门静脉高压患者进行手术治疗。多年来蒋吕品经常抽时间下乡指导手术，治疗一大批血吸虫患者，受到卫生部表彰。两年之后，松江地区的血吸虫病基本上得到了控制，医疗队也得到了公社卫生院和县血防站等单位的好评。在国家的号召下，瑞金人投入到防治血吸虫病的战斗中，为血吸虫病防治史写下了辉煌篇章。

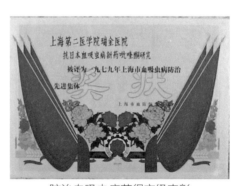

防治血吸虫病获得市级表彰

　　20 世纪 60—80 年代，有着备战背景的小三线建设在中国风起云涌，上海在皖南和浙西建立了 81 家企事业单位，依照 1969 年上海市革命委员会文教组提出的《关于加强后方卫生建设的请示报告》，由瑞金医院（时称"东方红医院"）负责，在安徽绩溪雄路建立后方瑞金医院，服务广大小三线职工。

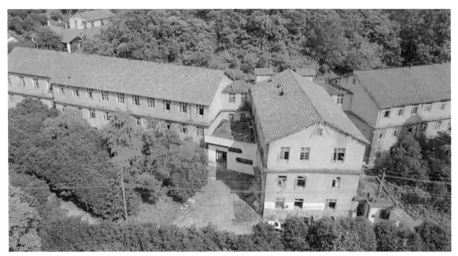

安徽绩溪的后方瑞金医院

1969 年 9 月，上海第二医学院附属东方红医院派出张贵坊、周全太等 8 人来到皖南山区着手筹建新院。院址设于安徽省绩溪县临溪公社雄路大队蛤蟆坑，设床位 240 张，定编人员 390 人，是一所平战结合的综合性备战医院，平时为小三线工人和当地群众服务，战时负担起接收前线伤员的任务，医院暂定名为"安徽东方红医院"。1970 年 6 月，39 名医务人员正式开出门诊，开始为小三线工人和当地群众诊治疾病。同年 11 月 29 日，《文汇报》以"扎根山区炼红心，救死扶伤为人民"为题，报道医务人员在山区艰苦创业的情况。1971 年 10 月 1 日正式开出病房，至 1974 年底，240 张床位全部开出。医院自建院至 1984 年底，共诊治门急诊患者 110 万多人次，收治住院患者 32 500 多人次。瑞金医院先后派出 4 批 163 人支援后方瑞金医院的建设，其中医师 57 人，护士 68 人，并在当地开办内、外、妇、儿、眼、放射、检验、中医等专科进修班，进行各科专业讲座 45 次，培训当地医务人员和赤脚医生 221 人，为高中学生任医学专科教学任务。1985 年，国务院办公厅批发关于上海小三线进行调整的指示，小三线工厂陆续迁走，大批职工调沪。1986 年年底，后方医院全部移交安徽省当地使用。在 20 多年的小三线建设中，后方瑞金医院服务了上海广大小三线职工和当地百姓，他们的奉献和开拓精神也给后来者留下了宝贵财富。

从后方瑞金医院，还走出了一位世界卫生组织副总干事——胡庆澧。

筹建之初，作为工作人员里唯一的医生，胡庆澧和上海市规划设计院的同事一起搞土建，这份宝贵的经历也让他终身受用。为了解不同科室的具体要求，胡庆澧去门诊、急诊等各科室听取了意见，还多次到 20 公里外的后方设计院联系工作。整整两年时间，后方瑞金医院终于一步步建起。1978 年，胡庆澧刚到世界卫生组织，作为西太平洋地区办事处妇幼卫生地区顾问开展工作时，被派往韩国，审查当地正在筹建的妇幼保健站图纸。保健站和诊疗所比较相似，水、电等图纸都看过后，胡庆澧一一帮助他们分析了优缺点，他们惊讶于一个儿科医生竟然会看工程的图纸！这位来自中国的专家，带着宝贵的特殊经历走出国门，在世界卫生组织的舞台上帮助了更多人。

自 20 世纪 60 年代以来，根据中央及上海市关于对口支援工作的部署，医院积极组建及委派医护人员和医疗团队，承担各项社会医疗援助任务，将优质的医疗人才和医疗资源源源不断地输送到祖国和人民需要的地方，为援建地留下了许多支"能打仗、带不走的医疗队"，让更多患者得到了更好的诊疗服务。

1960 年 4 月，上海第二医学院承担援建蚌埠医学院的重任。瑞金医院皮肤科高玉祥、儿外科杨永康、眼科田厚生等一批资深医师以及妇产科、耳鼻喉科、传染病科、普外科、胸外科等一批主治医师前往蚌埠医学院创立科室并成为学科带头人。1962 年 3 月 18 日，为做好市区医疗机构支援郊县农村卫生事业建设的工作，上海市市级医院与郊县医院医疗业务挂钩。根据上海市卫生局的安排，瑞金医院与松江县人民医院挂钩，主要挂钩专业为儿科和神经科。至 1975 年 6 月 26 日，瑞金医院共派出 38 批下乡巡回医疗队，2113 人次，分赴市郊松江农村、安徽、云南山区以及西藏高原，输送 50 名医务人员支援兄弟省市的卫生队伍建设。

在祖国的边陲也留下了许许多多瑞金人的身影，他们将青春挥洒在祖国的大地上，也成为脱贫攻坚历史长河中一朵朵闪亮的浪花，他们带去的不仅是高超的医疗技术，更是先进的管理理念。

1997 年起，上海市委、市政府积极落实中央部署，对口支援新疆阿克苏地区。1998 年 3 月，医院超声诊断科詹维伟作为上海市首批援疆干部，开启为期 22 个月的援疆生活……到 2020 年，共有 16 名瑞金人踏上了援疆之路，将上海先进的医疗技术和管理理念带到了边疆。急诊科杨之涛在

2017 年援疆，得益于瑞金医院与喀什二院签署的"以院包科"协议，在瑞金医院大力支持下，杨之涛牵头完成了急诊流程再造，重新构建急诊模式，明显提升了当地急救水平。此后急诊科陶然君接棒，他明确了急诊分级分区的规范，极大地改善了以往分级诊疗不规范的现象。从瑞金医院血液科高晓东建立西藏地区第一个血液专科以来，朱骏、许彭鹏、郑宇、李啸扬等医生先后援建日喀则市人民医院血液科，并对西藏地区高发的血液疾病进行了 2000 余例的流行病学分析，以更好地为藏区人民服务。其实，早在 1973 年，瑞金医院钱绍昌就参加援藏医疗队。2015 年之后，瑞金医院共有 11 位医生援助西藏日喀则市人民医院，他们分别来自血液科、普外科、呼吸科、病理科、放射科等。2020 年 6 月 3 日，来自上海的 2.5 吨营养性酥油被赠予西藏地区贫血患者，以补充当地患者摄入不足的造血营养成分。此次向西藏捐赠的酥油是历年来上海组团式援藏医疗人才为藏区贫血患者定向研制的成果，瑞金医院在其中发挥了重要作用。

2010 年，瑞金医院派出 13 人作为上海团市委援滇接力扶贫志愿者赴云南偏远山区扶贫。2010 年 3 月 7 日，"上海市医院对口支援云南省县级医院"项目全面启动。在 2010—2012 年间，以半年为周期，瑞金医院向怒江州人民医院派驻医疗队，开展培训讲座、示范查房、继续教育学习等实地指导，同时每年接收怒江州人民医院医护人员来瑞金医院进修，提高其业务水平和服务能力，提升受援医院应对灾害与突发公共卫生事件的能力，使其具备所在自治州医疗中心医疗人员应有的技术水平和业务能力。2013—2016 年，瑞金医院共派出 29 批次 143 人次圆满完成为期三年的援助云南省大理大学附属医院的任务。2016 年 7 月，新一批医疗队员踏上征程，开启了五年扶贫援滇项目，瑞金医院与云南省大理白族自治州剑川县人民医院结成对口帮扶关系，并在 2016—2020 年间每年定期向县级医院派驻医疗队进行驻点帮扶。截至 2020 年，瑞金医院共派出 11 个批次、55 名队员到剑川县人民医院进行帮扶工作，帮助开展了多项新技术新项目，并多次开展义诊下乡活动，随着沪滇医疗帮扶的深入开展，让上海优势医疗资源与剑川医疗机构实现了无缝对接。通过瑞金医院的帮扶，培养了一批技术过硬的本地医疗人才，加快了剑川县健康扶贫进程。此外，医院连续 7 年举办慈善义卖，所有款项均用于帮困扶贫项目，2019 年为云南省剑川县龙营村捐建了一座崭新的医院——广慈卫生室。

对外提供医疗技术援助是中国一项长期的具有战略意义的政治任务，为中国推行和平外交政策做出贡献。瑞金医院援助非洲医疗服务始于1963年3月，由儿科副主任齐家仪、肺科副主任胡曾吉参加赴阿尔及利亚医疗队，这也是中国首次派出的援助非洲国家的医疗队。此后，在上海对口援助非洲摩洛哥的任务中，瑞金人勇挑重担，1975年9月，瑞金医院组建第一支援摩洛哥医疗队，成为代表医院承担援摩任务的开端。此后，医院接力派出38批、共计163人次赴摩洛哥进行医疗援助，援助地点包括摩洛哥王国境内的赛达特、默罕默迪亚、梅克内斯等7个城市，涉及学科包括灼伤整形科、骨科、针灸科、妇产科、麻醉科、普外科、心内科、儿外科、儿内科、感染科、神经内科、耳鼻喉科、核医学科、临床营养科等。为确保医疗质量，队伍中除医护人员外，还随队配备了翻译、技术工人和后勤保障人员，以保证医疗队队员的工作正常开展。2000年，由于在援摩洛哥医疗队的推荐、选拔、管理及家属关心工作中表现突出，瑞金医院被上海市卫生局评为援摩洛哥医疗队先进单位。除援助摩洛哥王国外，2007年12月至2008年4月，瑞金医院派遣感染科医生郭思敏参与援助非洲国家乍得共和国及布隆迪共和国。

甘于付出、勇于奉献，瑞金人不仅胸怀大爱，将高超的医疗技术带往祖国和世界需要的地方，还将自己的专业与志愿者精神相融合，在各类社会活动中发挥着医者独特的能量。

医院积极参加由上海市卫生局、团市委主办的"医苑新星"义诊活动及中国青年志愿者服务日活动；2002年起，每年选派具有博士学历的青年医师参与上级团委主办的"三下乡"博士团暑期社会实践活动；开创上海第二医科大学首家、上海市卫生系统第二家义工服务中心，有注册义工300余人；2005年，全院职工踊跃报名参与"上海市慈善医务义工总队瑞金医院支队"，共有队员250余人；2008年，医院分别派出医师参加为北京奥运会上海赛区提供医疗保健和咨询服务及志愿者服务组织工作。同年7月11日，中国第三次北极科考在上海极地中心码头扬帆启航，来自中、美、日、欧盟国家的100多位科学家开始此次科考行程。瑞金医院普外科丁家增作为队医随国家海洋局"雪龙"号考察船，开展为期3个月的科考医疗保障，这是瑞金医院首次承担极地考察医疗保障任务。此后，泌尿外科孙福康医师受命任随队医生前往南极执行中国第 26 次南极考察任务，任科考医疗保障，在国外停留 190 日。

2009 年，瑞金医院"彩虹家园"志愿者服务平台正式搭建完成，中心拥有完善的组织架构、工作机制和严格的志愿者管理规章制度。以"关心社会弱势群体、关注社会公益事业"为目标，遵循奉献、友爱、互助、进步的志愿者精神，依托"走出去，引进来"的志愿者工作宗旨，为医院青年医务人员及社会爱心人士搭建了服务社会、奉献社会的桥梁。2010 年上海世博会期间，医院组织 500 名职工成立"迎世博"平安志愿者服务队及世博医疗保障组，并承办了"青年文明号与世博同行"上海市卫生系统青年文明号（共青团号）创建工作论坛。4 人荣获 2010 年"上海世博会志愿者工作先进个人"称号；瑞金医院团委获上海交通大学医学院世博志愿者工作优秀组织奖等。

115 年间，风云变幻，从广慈到瑞金，一代代瑞金人不仅是历史变迁的见证者，也是参与者，他们始终将自己和国家的命运相连，让自己的呼吸脉搏与普通百姓的生命健康同频共振，因为"无尽的远方，无数的人们，都与我有关"，后来者也会不负使命，继续书写"广博慈爱、追求卓越"的"医者之书"。

闪光足迹

零感染，打胜仗！瑞金医院整建制医疗队在武汉

2020 年 3 月 31 日，上海市第六批、瑞金医院第四批援鄂医疗队凯旋，在胡伟国副院长的带领下，整建制奔赴武汉的 136 名医疗队员零感染、打胜仗、不辱使命！

瑞金医院自主研发小白机器人在武汉光谷院区率先应用，瑞金肾内科最新的临床科研成果成功应用到了新冠合并肾功能衰竭的患者；队员们提交了 30 多项新冠肺炎医工交叉科技创新项目，开展多项临床研究；在抗疫第一线的老师们为临床医学院的医学生带来了"开学第一课"；瑞金 65 名共产党员彰显的"一个党员一面旗"的风范，感召 18 名瑞金人火线入党；在离病毒最近的气管插管操作中，90 后青年住院医师从容、自信，一次次

成功地将患者从死亡线上拉回来，交出了青年人的优秀答卷。

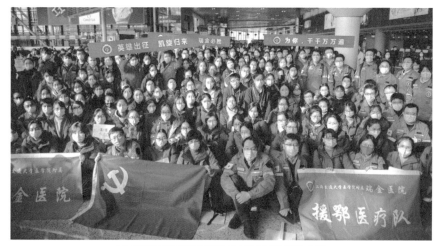

瑞金医院第四批援鄂医疗队机场出发合影

2020年2月9日从上海出发时，瑞金医院第四批医疗队发生了一个小插曲——原本对外公布135人的队伍，出发时却变成了136人。多出的一人是薛恺医生，薛医生妻子临产，医院了解到情况后，劝他不要去武汉。但第二天，薛恺医生自己拉着行李箱到医院报到了。上海市第六批援鄂医疗队136人全部来自瑞金医院，由30名医生、100名护士和6名行政管理人员组成，涵盖重症医学科、呼吸科、感染科、护理等15个专业。

使命，是这支队伍最大动力

武汉疫情进入后半程，2020年3月18日，上海首批回沪的医疗队队员在机场受到了热烈的欢迎，3月22日，又一批近200名医疗队队员回到上海。当返沪的同行们可以到隔离点休息的时刻，仍然还有1000多名上海援鄂医疗队员坚守岗位，瑞金医院医疗队就是其中之一。

"这是我们遇到的第二次挑战。"医疗队领队、瑞金医院副院长胡伟国说。武汉现有的患者，逐步归并到10家定点医院，其中三家是专门收治重症的综合性医院。由于重症患者救治要求高，瑞金医疗队将继续在武汉同济医院光谷院区收治病情最复杂的重患，现在病房里还有40多名危重患者。

任务没有减轻，队员们心里的波动却悄悄地发生。

胡伟国注意到，原本有不少队员空下来就会练瑜伽、打八卦掌、跑步机上跑步，但是这几天驻地宾馆大厅却看不到什么人。可以想象到，其他医疗队回家，一定让一些队员更想家，特别是年轻人。

这天晚上，胡伟国召集全体队员做了新一轮的动员。"为什么我们要留下来？因为前期我们出色地完成了救治任务，说明我们有能力挑最重的担子，这是我们这个队的光荣，也说明了我们瑞金这块金字招牌的含金量。"

除了动员，医疗队启动新一轮的危重症治疗业务学习，把卫健委的指南、最新的治疗方案和临床经验重新复习一遍，每天下午集中学习讨论。"昨天大家讨论得非常激烈，所以他们的心理波动应该是平复了，这两天大厅里锻炼的人也多起来了。"

坚守，多学科协同体现出了优势

新冠病毒侵袭的其实不仅是肺部，重症患者大多存在肺部、肾脏、心脏、消化道等多器官的损害，如果患者本身就有基础疾病或者高龄，救治难度会非常大。"新冠肺炎合并高血压、糖尿病、心脏病在病区算是轻的，我们还遇到了合并白血病，合并严重的帕金森症，合并糖尿病酮症酸中毒的危重患者。"

此时，瑞金医院多学科联合救治能力就体现出了优势。胡伟国做了一个战略安排：医疗队不再有"教授""主任""博导"等头衔，呼吸科和重症医学科的两位医生被任命为医疗小组组长，医疗工作听他们安排。队员们体现出团结和协作，"烧伤科张剑主任已经是一位30年工龄的老医生了，但他说：只要有需要，我来写病史，干住院医生的活也没问题。"

控制住并发症是降低重症新冠肺炎患者病死率的关键。医疗队中有各个学科的专家，多学科整合治疗成为重型患者救治的专业保障。

重症患者中有一部分出现肾功能衰竭，这个危险的疾病很快会夺去患者的生命。2019年，瑞金医院陈楠教授团队在《新英格兰》杂志上发表两篇文章，他们研究的是一种名为罗沙司他的药物。为了救治病区里两位出现肾功能衰竭的新冠肺炎患者，胡伟国向总院求助，将瑞金医院最新的临床研究成果应用到了武汉的患者身上。

"团队里不同专业的医生护士，都能发挥自己的作用。"迄今为止，通过医疗队多学科讨论和后方远程会诊，病区所有重症患者的救治依靠瑞金医院自己的医疗力量得以解决。

温暖，用爱融化疫情的冰霜

武汉最寒冷的季节，援鄂医疗队医护人员在新冠肺炎隔离病房里感受到的冷，比室外更"冷"。"有的患者得病的时间比较长，他对治疗已经没有信心，很冷漠，医生去查房他根本不理你。有些患者绝望到把输液都拔掉，不吃不喝。有更严重的患者，已经出现了精神症状。"

患者的情绪问题成了治疗的障碍，为了改变这个氛围，医疗队决定把温暖和阳光带进病房。年轻的护士们画了很多漫画装点病房的墙面，照顾患者时一声声"爷爷""奶奶"，不吃饭的哄着喂饭，就像哄孩子吃饭一样。

有一次，一位危重患者病情突变，队员打电话给患者的女儿，女儿在电话里嚎啕大哭，因为她母亲刚刚因为感染新冠肺炎去世。她在电话里哀求医生救救她父亲，她不想成为孤儿。胡伟国说，年轻医生和护士们听了电话都流泪了，一个个鲜活的生命和家庭，让大家的责任感愈发强烈。

医护人员用一个个动作、一句句话，融化了"冰川"。甚至，患者们不再叫她们"小护士"，而是亲昵地改称"小仙女"。

2020年2月19日，医疗队负责的病区走出第一位出院患者，李先生（化名）从援鄂医疗队员手中接过一张特别的毕业证书，上面写着："感谢您为抗击疫情做出的贡献。"胡伟国是毕业证的设计者，他说，给患者颁发一张毕业证，希望患者勇敢面对生活，也借此鼓励更多人。

医疗队的温暖，也以巧思和行动温暖了彼此——严格的防护措施会带来"副作用"，即面部的压伤。如何避免压痕的出现，减轻压痕损伤？他们设计了一种特殊的面膜，这层膜上带有硫酸镁和冰片等保护皮肤的物质。面膜兼顾了黏合性和密封性，既保护了脸部皮肤，又不影响防护服的防护效果，这个产品目前已经申请了专利。

为患者取样时防护用的面罩。医生为患者取咽拭子样本时，患者难免恶心难受，这时候咳嗽或者喷嚏产生的气溶胶，有造成医护人员感染的风险。因此医护人员发明了患者使用的面罩，安装单向阀门，这样医生能面向患者轻松取样，又可以避免气溶胶的喷射。

欣慰，我们的事业后继有人

麻醉科的缪晟昊和谭永昶，两人都是90后，同一年进入瑞金医院，并肩作战5年。到武汉后，他们加入了武汉同济医院光谷院区插管小分队，这个麻醉团队由全国各地医疗队麻醉医生和当地麻醉医生混编，由于技术过硬，他们两个所在的小分队，是专门解决难题的"插管冲锋队"。

插管其实是感染风险最高的操作，也是考验医生技术水平的关键时刻，几乎不给医生失败的机会。凭借精湛的技术和出色的心态，两名年轻的队员在医院里成为大家仰慕的"老法师"。

缪晟昊说，他的秘诀是"九口气"，第一口气做什么，第二口气做什么……到第九口气一定插管成功。胡伟国说，年轻麻醉医生表现出的技术水平和应变能力，是他们自身努力的结果，也体现出瑞金医院的教学和训练有自己独到的地方，"我放心了，我们的事业后继有人"。

瑞金医院两名麻醉医生，完成了医院里插管患者中一半的插管任务，最多的时候一天要完成6个插管，工作量是整个插管小分队里最多的。而且他们使用的用药方案被证明最为有效，于是大家都开始使用瑞金插管用药方案。

胡伟国说，正如一位年轻护士所言，他们也许如今还是一只萤火虫，但团结在一起的萤火虫一样能照亮前路。瑞金医院第四批医疗队来到武汉，和全国的同道一起兑现了诺言——他们来了，唤醒了武汉。

（黄祺）

尽百分百的努力，做坚守上海的逆行者

毛恩强，上海交通大学医学院附属瑞金医院急诊科主任。2020年2月2日起，毛恩强作为上海新冠肺炎救治高级别专家组成员，入驻上海市公共卫生临床中心（简称上海公卫中心），其间作为主要作者之一执笔了《2019版：上海市冠状病毒病综合救治专家共识》。

2020年2月1日晚上8时左右，接到老友张文宏的电话，说上海新冠肺炎救治高级别专家组成立了，我是五人之一。我告诉他，家里人完全支持，

马上收拾好行李整装待发。我爱人是检验科的医务人员，去上海公卫中心支援不需要商量，这本身就是我们作为医务人员的职责所在和信念坚守。

生死前线，职责所在

第二天上午 8 时，我驾车来到上海公卫中心报到，开始了长期"驻扎"公卫中心的生活。当时国内的疫情防控形势并不乐观，上海是拥有 2400 万人口的超大型城市，一旦发生似武汉的险情将非常危险，"上海我们肯定要保住。"我内心默念。

我在上海公卫中心呆了 70 多天，没有回过家，吃住都在那里。后来境外输入的患者不是特别多了，我就像"走读生"一样，从开始的每周去三天，到后来每周去一天。到 2020 年 8 月患者相对增多，所以又每周去三天。

在上海公卫中心，开始时非常辛苦。当时长期住院的患者保持在 200 多个，每天我们 5 个人从早上 8 时就要开始对着大屏幕，把每位患者的诊断、病史、体格检查、化验、影像、治疗一个一个地"过关"，一般要到中午 12 时 30 分才结束。下午 4 时，我们又要把重点患者再过一遍，包括特重症、重症和普通型的患者情况，一一查看。

由于是新发疾病，大家都是摸着石头过河，要用大量时间来观察患者的临床表现与检验结果，以确认治疗方案是否合适、有效。因此我们经常要工作到凌晨两三时。

2020 年 2 月到 3 月中旬这段时间，我们几乎是 24 小时连轴转，患者情况不稳定时随时要去会诊，半夜里都要到指挥中心大屏幕前去查看，还要与前方的专家组进行沟通讨论，相当辛苦。尤其是对重症患者，我们发现了很多不符合以往这类重患者的特点，可以说"颠覆了我们以往的很多认知"。只有尽快掌握这个疾病的规律，才能有的放矢地治疗。

制定共识，同心抗疫

去了不到一个星期，对于普通型患者的治疗我们已形成规范、达成共识。2020 年 2 月中下旬时，对于危重症患者的发病规律也基本掌控，并且已经初步形成了一套非常合理且行之有效的治疗方案。为了保证医疗的同质性，我们希望把这些经验传播给全国其他同道，这项工作最终由申康医院发展中心王兴鹏主任提出，以我和张文宏教授为核心起草制定。

那时临床工作很重，我经常是晚饭之后开始写，连续一个星期每天都写到凌晨两三点。我在专家共识里负责的部分主要是多脏器功能保护，这是基于我以往救治急诊危重症患者经验的基础，并结合了新冠肺炎的特点。

我们工作的时间强度远远超越了平常。在上海的指挥中心，无论是普通型还是重症，所有患者的治疗方案都需要专家组来拍板，为整个上海市的救治水平负责。

我们之所以能将重症率降低到更低水平，就是在上海共识的基础上，做到了个体化关心每个患者的具体情况。例如，一位境外输入的患者，32岁、体重110千克，考虑到他的基础疾病，极有可能变成重症，于是我让我的博士研究生赵冰重点管理，根据患者具体情况和疾病进展进行每个医疗决策，后来他没有转变成重症，25天后就顺利出院了。

在这场疫情中我接触了很多患者，也遇到了很多战友，大家非常认真地去完成自己的本职工作，用上海话讲就是"不捣糨糊"，都尽到了百分之一百的努力。

以技治病，以爱救人

作为医生，随着年龄和工作时间的增长，看到那么多患者在生死之间挣扎或者离开，心理承受能力反而是下降的：如果没能救过来某个患者，会感觉非常难受。患者离去会触及心灵深处某些东西，触及对生命的敬畏。

在与死神"抢人"的这场争夺中，我们对所有患者都尽力地关爱，无论他能不能救过来——这是很关键的。就像我在急诊科碰到的患者，很多都是情况非常复杂的，有的已没有了救治空间，但我们仍要安慰他们、尽最大努力去帮助他们。

我觉得对待患者，应当把关爱更多地传递给他们。尽管做医生很忙，我们没有太多时间和患者交流，但还是要找机会把我们的爱和感受传递给他们。虽然我每天工作很忙，但还是会抽出时间到病房去和他们打一个招呼、说一句话，躺在床上的患者就会感觉非常开心，会感受到医生很关爱他们。这样的一件小事可能对患者病情的恢复都有莫大的好处。

"偶尔治愈、时常帮助、总是安慰"，这三句话的内涵应当体现在我们的实际工作中，尤其是我们急诊和危重病科的医生身上。我们一定要争取一切可能的机会，把我们的爱传递给患者，这是我作为医生越来越深刻的体会。当疾病到达了不可逆的阶段，我们并没有精准的办法来判断它，所以只能尽最大的努力来救助。我常和科室医生说一句话：有一线希望，就要做到一百分的努力。

（毛恩强口述，李子昀、沈凯、李卓津整理）

上海市第三批援鄂医疗队148名队员来自上海40家医院
领队陈尔真靠什么统一军心？

陈尔真，瑞金医院副院长，长期奋战在国家公共卫生事业最前线。2020年，他带领上海市第三批援鄂医疗队冲在武汉抗疫最前线，医疗队累计收治患者332人，累计收治（危）重症患者237人，累计治愈出院总人数278人，总治愈率：84%。其中治愈（危）重症患者154人，（危）重症患者治愈率达65%。武汉年龄最大的103岁患病老人也在他的病区得以治愈。陈尔真带领医疗队在艰苦环境下，以"零感染、打胜仗"完成了对祖国的庄严承诺。

陈尔真是上海第三批援鄂医疗队的领队，医疗队2020年1月28日晚间到达武汉，入驻武汉第三医院（以下简称三院）光谷院区，接管这所医院的所有危重症患者。

开始情况很糟糕，30日第一天交班，就有4位患者去世。陈尔真一问原因，原来是医院氧气站供应压力不足，患者吸不上氧气。正常情况下，三院光谷院区需要吸氧的患者不多，医院原有供氧系统能够满足需求。但是，新冠肺炎疫情一到，形势顿时严峻起来，大量患者需要吸氧治疗，医院的供氧能力就跟不上了。

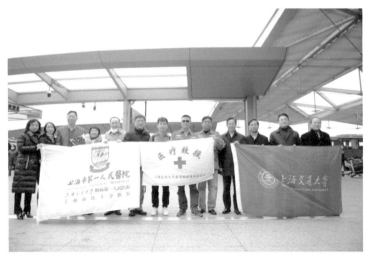

陈尔真（左八）带领上海第三批援鄂医疗队机场出发

但武汉各大定点医院都遇到了同样的问题，一时无法解决。但人命关天啊，陈尔真想，必须马上解决，他带领队员们先用氧气钢瓶救急，除了医院里 8 个钢瓶的存货，还在多方努力下，将钢瓶增加到 50 个。

第一口气算是喘过来了。陈尔真没有将就，积极沟通，要求三院改造供氧系统。恰好有位新华社记者来采访，陈尔真请她务必向上反映问题。一份关于氧气站扩容的内参在 2 月 2 日递交上去。批示很快返回来，氧气站立刻建。三天三夜不停工，2 月 6 日，两个直径五六米的大氧气罐在医院大楼外搭建起来，供氧问题解决了。

不能让队员带着顾虑上战场

设想这样一位将领：在一个陌生的战场上，面对一群闻所未闻的敌人，而自己率领的是一群从各部队集结而来、自己也不熟悉的兵。更糟糕的是，军械、粮草的供给也没及时跟上。

没有比这更糟的战局了，而陈尔真刚来到武汉时，面对的就是这样的局面。但他很镇定，抵达武汉当晚，到酒店收拾停当，已是凌晨 12 时半。陈尔真一声令下，集中各部门负责人开会，当场把 148 人分成医疗组、护理组、后勤组、质控组、检验组、院感组、心理疏导组、宣传组 8 个小组，并任命各小组组长，还建立了医疗队管理制度和队员守则。

不能让队员带着顾虑上战场。陈尔真一面向上海大后方求援,一面动用自己的社会关系,为医疗队募集食品、生活用品、防护物资。很快,口罩、水果、方便面、取暖器来了……甚至一架直升机专程从上海飞到武汉,为他们送来急需的防护服。

陈尔真率领的上海第三批援鄂医疗队是一支混合编队,队员来自上海40家医院。他们虽说是战友,但此前并不相识,对陈尔真这个领队也所知甚少,医疗队队员们将领队的沉着、干练看在眼里,对他的个人经历也产生了兴趣,队员翁超"百度"了陈尔真,不经意看到了一篇关于陈尔真和他母亲的故事。2014年,陈尔真的母亲进入癌症末期。他知道,母亲最后的日子会与疼痛相伴。他与兄弟姐妹商量后,选择了姑息治疗,仅做镇痛和基本护理。最后,母亲平静离世。陈尔真说:"我们医生,过去一味地强调治疗,现在,我们应该多想一想,怎么让得绝症的患者在人生最后时刻有尊严而无痛苦地离开。"

翁超说:"在武汉和陈院长共事的日子里,看到了他做事的魄力、救世的情怀。这些业界'大佬'身上,有很多值得人学习的东西。"

要是倒下一个,就是满盘皆输

一天换班的时候,三院的一位年轻护士在走廊里拿着一副护目镜发愣。这是她第一次进ICU,临到上阵,一紧张,早先学的防护服、护目镜穿戴方法都忘了。

这时,一位医生走过来,用带有上海口音的普通话,指导这位护士:护目镜的上沿要压住防护服的帽子,不要漏气;两颊这里,帽子再拽一拽,挡住皮肤;感觉一下护目镜的松紧,太松会滑落,太紧戴久了会压得鼻梁痛……

帮护士调整好护目镜和防护服,这位医生围着她转了一圈,查看一遍才离开。护士悄悄问身边一位同事,刚才这位医生是谁?此时,她才得知,这位神情严肃的医生就是上海医疗队领队陈尔真。

陈尔真把防止医院感染看作头等大事。为此,医疗队设立了院感组,专门负责设计院感流程、监督医务人员安全防护。医疗队接管三院病房前,他曾让队员挨个在他面前穿脱防护服。他说:"我们的队伍决不可因为感染而减员,只要有一个队员倒下,就是全盘皆输。"

在医疗队里，和陈尔真接触最多的要数联络员施伟雄。这次来武汉，施伟雄很多时间在陈尔真身边协调、处理问题。陈尔真在酒店房间里为他安排了一张办公桌，两人相邻工作。施伟雄每晚工作到11时多离开时，看到陈尔真坐在办公桌前。等第二天一早7时多，再走进陈尔真房间，看到他还是同样的姿势坐在桌前，好像一夜都未曾离开过座位。

有一天下班时，恰巧下雨。施伟雄和陈尔真共撑一把伞，从医院步行去班车站台。伞太小，遮不住两个大男人，陈尔真亲切地搂住施伟雄的肩膀，一同疾步往前。施伟雄说，陈尔真和他父亲年纪相仿，那一刻他心头一热，默默地将对陈院长的称呼改成了陈伯伯。

战局在往有利的方向变化

队员们需要什么，就想方设法解决什么。不光是工作上，即便是私事，陈尔真也全力去帮。一天，一位队员找到陈尔真，小心翼翼地提出了孩子读书的问题。她是普陀区利群医院的一名护士，在沪工作了22年，符合上海市居住证办理条件，但是因为一些技术和流程问题，居住证一直没拿到。若再办不下来，她的孩子今年中考后，将不得不回老家读高中。

陈尔真一听，二话不说，当场找人与上海市卫生人才交流中心协调。事情后来解决了。陈尔真说："我怎么进去跟队员打成一片？给他们解决后顾之忧，这也是我必须要去做的事情。"

赢得了部属、赢得了盟友、赢得了大后方的保障，战局逐渐往有利的方向变化。

武汉患者中普通型患者发展到重症，尤其是危重症的大部分都出现了炎症因子风暴现象。医疗队从一开始就特别注重建设炎症因子风暴预警体系，积极评估，提前识别，早期干预。另外，很多新冠病毒感染患者在不同病期存在不同程度的活动后气促、运动能力和耐力的下降，有不少重症患者由于多器官功能受损，也会出现各种机体功能下降，因此医疗队又提出"尽早康复"的理念，将康复治疗关口前移到重症监护室的危重症患者，并制订个体化的运动康复处方，帮助患者尽早回归社会。武汉封城，家人也可能患病甚至离去，这对患者造成了极大的心理创伤。陈尔真带领医疗队一开始就成立了心理危机干预小组，护理人员也主动肩负起心理疏导的任务，她们陪在患者身旁的时间最长，犹如亲人一样照顾着患者，对患者的心理也起到了抚慰作用。

一天，他去19楼病房查房，碰到了一对即将出院的老夫妇。老先生92岁，老太太83岁。巧合的是，老太太还是上海人，16岁时只身来到武汉，自此生活在这里。60多年过去了，老太太依然能说一口上海话。

老两口都是新冠肺炎轻症患者，但因为年事已高，所以安排在了上海医疗队的重症病房。他们痊愈出院前夕，碰到了陈尔真。他乡遇同乡，老太太开心极了，她对陈尔真和上海医务人员赞不绝口，她用上海话说："竖一个大拇指不够，要两个大拇指。"

2020年2月28日，是医疗队来武汉满月的日子。那天，陈尔真噙着眼泪对148名队员说："等我们回到上海，我要做个医疗队的纪念册，等我将来老年痴呆了翻一翻。"队员们也都有个心愿：等疫情结束，请陈领队在每个人的援鄂证书上签个名，以后只要拿起证书，就会想起陈领队。

（宰飞）

"保住最前线，整个城市才可以安心"
瑞金医院瞿洪平教授在市公卫中心入党

"我相信若干年后，我们回忆起这段经历，会庆幸自己见证了这一切，并参与了这一切。"从医30年，专注重症医学领域25年，上海交通大学医学院附属瑞金医院重症医学科主任瞿洪平教授，于3月18日在上海市公共卫生临床中心入党。

自2020年2月11日作为专家入驻上海公卫中心，他在这里战斗了67个日夜。在A3楼里他率领医护队员，直面抗击新冠肺炎病毒。"以前我也很自律，对自己算要求很高，但这次疫情让我的观念发生了改变。如此短时间内、波及范围如此大的公共卫生突发事件，对政府是极大的考验，我相信当我成为一名党员后，我会做得更到位。"入党仪式上，他动情说道。

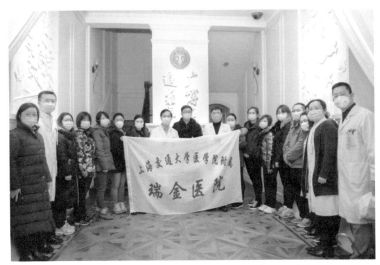

附属瑞金医院瞿洪平带领团队前往上海公卫中心

重症医学，既要"冲刺"也要"熬"

外人看来最难啃的硬骨头，瞿洪平却情有独钟。"重症医学是个新兴学科，它不像许多其他学科有几十年甚至上百年历史，它是一个专门救治危重患者的新型学科。"瞿洪平曾多次参加如汶川地震等重大灾害救援，干了这一行，仿佛与节假日作别，无论春节还是长假，回忆起来几乎都是在医院里度过的。瞿洪平淡淡说道："其实家里人早就习惯了这样的我。"是兴趣和信念，支撑着他渡过25年没有节假日的岁月。

重症医学的救治，需要结合爆发力与耐力，更需要医生冷静的判断。"当患者情况急转直下时，需要你立刻做出快速果断的判断，一旦方向反了，可能再也没有回头路。"瞿洪平告诉记者，重症医学与其他学科有着很大不同，上来先要"冲刺"控制大局；同时还需要耐力，一些患者需要等待、慢慢"熬"，熬到生命有了转机。

这一切珍贵经验，在此次新冠肺炎治疗中发挥了极大作用。他带领团队，成功救治了多名危重患者，看着患者脱离人工肺ECMO，整个治疗专家组及团队都非常欣慰。回忆初到上海公卫中心那些"灰色"的日子，他感慨，刚来就感受到，这次抗疫与以往的每一次都不同。过去的救灾，没有这么多感染防护问题，这次病毒传染防护是最大考验。在场所有专家心知肚明：一旦发生传染，一整幢楼都要隔离，医护人员的储备，都将受到极大挑战，"我们是上海的堡垒，我们是上海的最前线，保住这里，整个城市才可以安心！"

这是从未遇到过的"战斗"，需要打起两百分精神

重症医学经验丰富如瞿洪平，对新冠肺炎的治疗，仍要打起两百分精神，只因这是一场"从未遇到过的战斗"。这不是一般的病房，在上海公卫中心负压舱内，不做任何工作，只要穿一身防护服上去，躯体就会不适和出汗，每个行动、每个判断的视角都会受到影响，诊疗精准度也容易发生偏移。瞿洪平说："这是非常特殊的'战场'，诊疗操作与日常完全不一样，每次进舱一般规定连续工作不超过8小时，以此最大化确保医护人员与患者的安全以及医疗工作的质量。"

不一样的战场，更能考验团队协作和单兵作战能力。新型冠状病毒感染诡异和多变，常常无法预测，医生既要治"怪病"又要严格做好自身防护。医护人员每次进舱一般需要10~15分钟进行防护装备，并需要分批进入。负压舱内，有些诊疗设备应用受到明显限制。医生连最常应用的听诊器都没法用了，听听肺部、腹部，观察病情……一系列常规操作在新冠肺炎面前很难施展。特别是在重危症患者病情急剧恶化，无法短时间召集援助团队入舱时，需要舱内医护人员提前预判和快速应对，以挽救患者生命。为此，瞿洪平组建"巡查小分队"，轮流安排部分医生舱内24小时不间断观察患者，每次交接都要细致规范到位。部分医生舱外协助临床工作，一旦需要，随时准备进舱援助。这种里应外合的诊疗模式可以最大限度适应特殊工作环境，提高危重症患者救治效率。

70岁的武汉人徐先生3月11日顺利康复出院，历经近一个月救治，老先生从危重症直至出院，他写了满满两页感谢信给瞿洪平教授团队，"你们以勇敢的牺牲精神，极其卓越的医疗技术，把我从死神手里抢了回来。这种大恩大德是我怎么感谢都不过分的……"重症监护病房里见惯生死的瞿洪平，依旧会被每名患者的痊愈康复激励着、感动着：生命的挫折，可以磨炼人的意志，生命之光也能点燃希望。"患者的起死回生，这真的是对我们团队莫大的激励！"

心怀执着信念，"新党员"讲述 30 年医者价值观

瞿洪平团队医护人员定期换班,但他是铁打的"带头人",对此他解释道:"患者的病情复杂,诊疗方案我比较熟悉,人换来换去,不利于诊疗连续性。"新冠病毒虽来势汹汹,但在人类历史上,这绝不是头一遭遇到的挑战。瞿洪平总是这样对队员说,"1918—1920 年世界也曾遭遇大疫,百年一疫,我们是历史的见证者,也可以是改写者。"有着老师的身体力行、谆谆教诲,他的团队协作十分棒,工作效率很高,因为大家都坚信:今日耕耘,明日必将有收获。

"两个月艰难却充实的日子,其实挺好的。"瞿洪平分享了自己从医 30 年的价值观:"无论曾经患者伤医骂医,还是今后患者崇医敬医,其实都不会影响我从事这份救死扶伤职业的责任与使命。医护人员特殊的社会担当,决定了我心怀这一信念,并实践在工作之中。"

(顾泳 《上观新闻》2021 年 4 月 2 日)

家书手记

2013 年 4 月至 2014 年 8 月,瑞金医院感染科谢敬东赴新疆援建乌鲁木齐生产建设兵团医院,一年半的援建工作,让他收获了不一样的人生经历,也为当地留下了带不走的财富。

2014 年春节感悟

岁月总是匆匆、太匆匆,不经意之间,2014 年悄然来临。43 年间,这是我 43 年来第一个孤身在外度过的新年,颇有些孤单。我已经在新疆待了 9 个月,不由感慨时光飞逝。回眸间,许多场景仿佛就在昨天。2014 年 3 月 29 日,医院举行欢送援疆干部会议,上海交通大学医学院党委、医院领导出席会议并讲话,我妻子也在会上对我援疆提出了殷切期望,那些场景历历在目,清晰如昨;作为一个援疆干部,初识兵团的震撼与感动,面对援疆工作的信心与激情,那感觉常忆常新,触手可及。是因为忘我工作让时间变快,还是视兵团为家令岁月如梭?

站在这岁尾年初,我百感交集。今年的援疆之路,走得异常艰辛,我

和家人为此的付出远远超出我当初的设想。岁末，-15℃的乌鲁木齐透着丝丝寒意，但此时此刻，我的内心却透着暖意，因为我心里在勾勒着一幅美丽的图景。

4月，我刚到兵团医院，印象最深的是欢迎会上兵团医院领导对我的期望——给兵团医院留下一份带不走的财富！兵团医院没有感染科，肝病患者都收住在我工作的消化内科，与消化疾病患者不分家。刚开始，我面临的困境便是缺医少药，必要的化验不开展……经过几个月环境的熟悉，我便制定了我援疆最终要达成的目标——建立独立的肝病科，这不就是带给兵团医院最好的财富吗？

岁末的这几天，我心情复杂，有高兴，有担忧，但更多的是期待。高兴的是兵团医院新病房大楼落成，科室近日已入住新楼，医院也已同意我的规划，正式开始营运独立的肝病科，辛苦的耕耘终于有了收获。3个月前，我刚经历了妻子重病的打击，一度情绪低迷，万念俱灰，但还是顽强地走过来了，带着更饱满的精神投入肝病科的规划、创建中。当梦想成真之时，怎能不激动？担忧的是，兵团医院患者不多，新兴的科室发展注定比较艰难。但我对2014年却留有更多的期待，这么艰苦的岁月都挺了过来，还有什么能难倒我？

来新疆后，援友们经常汇聚在一起探讨援疆的感悟。在这里，我们有三个收获：远离了熟悉的平台，来到了新的岗位，结交了新朋友，拓宽了视野，锻炼了能力，丰富了阅历，积累了经验，增长了才干，磨炼了意志，对兵团及兵团医疗事业有了深入的了解，这是第一个收获；尽管这边工作很忙，但也能抽时间经常和援友们一起活动，因而结下了深厚友谊，这是第二个收获；虽然和瑞金物理距离远了，仍不忘记时常打个电话，相互交流、鼓励，大家反而更加理解和支持我的工作，这是第三个收获。

离2014年的新年钟声只有4个多小时了，专家门诊结束后，我仍不愿离开，便漫步走向病房，看望近日收治的一位肝衰竭患者。这名患者凝血酶原时间37秒，病情之重堪比瑞金的危重患者，尽管身边没有熟悉的瑞金团队，对于危重患者需要我一人负责方案的制订，肩上担子沉重，我依然充满信心。晚8时了，当询问得知患者今日精神、胃纳都明显好转时，我不禁露出会心的微笑。大半年的辛苦，在年尾终于有了圆满的结局，借用瑞金医院党委副书记俞郁萍的话：奉献一直是我们的主旋律！

（谢敬东）

这是上海市第六批、瑞金医院第四批援鄂医疗队的几位护士的"疫线日记"，她们和瑞金的同事整建制奔赴武汉，共同奋战在一线，抽时间记录了自己抗疫期间的心路历程。

来自瑞金姑娘的疫线传真

盼望着，盼望着，春天的脚步近了！

盼望着，盼望着，东风来了，春天的脚步近了。一切都像刚睡醒的样子，欣欣然睁开了眼……儿时读着朱自清先生的《春》，字里行间流露出对春的渴望与向往，总觉得难以理解。春生夏长，秋收冬藏，从来就是自然规律，年复一年，如约而至。

转眼来到武汉已是第三个礼拜，记得上一条朋友圈中与大家分享的还是那场大雪，那个在风雪中飘摇的武汉同济光谷院区，那辆风雨无阻每天准时准点带我们"回家"的72路公交车。从未感觉冬天会如此寒冷，从未如此期盼春天的到来。

今天是个难得的好天气，仿佛预示着会有好事发生。经过两周的磨合，我渐渐习惯了进舱之后的工作节奏，每一次小心翼翼地转身，用力呼吸着N95过滤后稀薄的空气。今天与我们共同进舱的，是胡院长、陶主任和薛医生。和往常一样，所有的治疗井然有序地进行着，不同的是，今天将有5名患者从这里"毕业"，回到社区继续观察。我有幸为他们记下人生中最难忘的一次"毕业典礼"，胡院长将一张毕业证书隆重地交到他们手中，感谢他们为抗击疫情做出的贡献，祝福他们早日恢复健康。有时，生活也需要仪式感，即使条件有限，即使身处困境，我们也要相互扶持，共克时艰。他们的"毕业"对于身旁的病友来说是一种激励，对我们来说又何尝不是一剂良药——所有的辛苦都是值得的，所有的坚持都有回报！

面对"毕业"，每个人的反应不太一样——有的是欣喜若狂："太好了！我终于可以回家了！"有的是难以置信："真的好了吗？肺没有问题了吗？"有的是忧心忡忡："回社区会不会没人管我？药吃完了怎么办？"……但有一种心情是相同的，那就是感恩之心——"上海的护士真是太好了，每天帮我们倒开水、送饭，特别有耐心！""院长，你们的医生护士真的特别好！特别感激你们来到武汉！""护士小姐姐每天都很辛苦，穿成这样肯定很难受，还要照顾我们！"……尽管生活不易，但心中很甜，你们的肯定就是我们最大的动力！"说星星很亮的人，是因为你们没有看到过护士的眼睛。"——多么真挚的感谢，多么深情的告白！

面对患者的担忧，胡院长耐心解释了后续的安排，包括与社区对接，出院随访等事宜，"放心，我们会对你们负责到底的！"一句简单的话，像是一颗定心丸，消除了患者的疑虑与不安。是啊！这场战役，夺走的不仅仅是生命，还有信任，但现在我们又重建了这种信任。有时去治愈，常常去帮助，总是去安慰。我们的职责不仅仅是治病救人，更多的时候是心灵的慰藉，让患者重拾信心，重新找回生的勇气和希望！

这是一个没有硝烟的战场，这是一个熟睡的城市。人的一生匆匆几十载，也许大部分人一辈子也不会有这样的经历。或许有人说我们不幸，病毒太可怕，人类太脆弱，我们太危险……但生在和平年代的我们有幸与国家与人民并肩作战，何尝不是一段难忘的经历！

听，春天的脚步近了……

心近了，春近了

打开日历，2020 年 2 月 19 日，今日雨水，窗外蓝天白云。

来武汉的第十天，在团队领导的带领管理和支撑保障下，我们病房的工作已进入平稳运行的轨道，收治的患者也一天天地熟络起来。虽然他们看不到我们真实模样，但通过语言和动作，他们开始渐渐认识了不同的我们。在治疗的间隔，和患者之间的交流互动也越来越多，曾经弥漫在病房中对病毒肆虐的恐惧，渐渐地被我们和患者间越来越浓的亲情所冲淡，我们的心情逐渐轻盈，而他们的心情更加充满希望。

我们的病房中有一对母女，她们全家都被确诊新冠肺炎，母女二人被送到这里治疗，其他家人被分散在其他医院。虽然我们把母女二人安排在隔壁病床，但是她们对自己病情担忧恐惧，对其他家人担忧和牵挂，导致心情都十分低迷，除了治疗，极少和我们医护人员有互动，吃得很少，成天闭着眼睛好像在睡觉。

　　每次走到她们的病床前，哪怕她们闭着眼睛，我都会轻声为她们加油鼓劲，我希望我的每一次的加油鼓励可以是一贴心药，可以稍稍抚慰她们时刻备受煎熬的内心。今天，我又来到了那对母女的病床前，依然用亲切轻松的口吻和她们说："你们加油哦，好好配合我们治疗，这样你们健康平安地出院，就能和家人团圆了。"没想到我话音刚落，女儿就用有些虚弱的语气回应我说："我们一定好好治疗，尽快恢复健康，这样你们也能早日回上海与家人团聚了，谢谢你们。"刹那之间，击中了我内心最柔软的地方，让我一下子湿了双眼。回家，那是我们共同的期待啊。都想家，魂牵梦萦，都想回家，切切盼望！怕模糊了护目镜，我强忍住眼泪，紧紧地拉着她的手，感觉到我们彼此心手相连，连起来的是一条同样的生命的路径，回家的路径。

　　回到住处，静下心来，脑海中不由自主又闪现出这一幕，禁不住感慨唏嘘，突然之间，相隔千里素不相识的两个人会面对面心手相牵。世事难料，千里奔赴是因为脆弱的生命亟待呵护。经历过生死，更懂得生命的美好，经历过离别，更会深知思念的厚重。通往家的路有无数条，思念是最漫长最煎熬的那一条。好想家呀，默默地已泪流满面……

　　日子已到雨水。"雨水洗春容，平田已见龙。祭鱼盈浦屿，归雁迥山峰。云色轻还重，风光淡又浓。向春入二月，花色影重重。"等待着……春雨落，春莺啭，春风和，万物生。春天更近了，回家的路也近了……

上阵父女兵

　　来武汉已经一周多了，今天下夜班出舱回来，我回驻地"狠狠"睡了一天。晚上照常先给妈妈打电话，报平安的同时也问了问爸爸今天的情况，惊喜的是爸爸的身影也出现在视频中。爸爸是基层公务员，因为这一次的疫情他也是万千基层一线中的一员。

　　回想起半个月前，嫂子悄悄发信息告诉我，爸爸接触了确诊病例，现在在居家隔离中。作为一名医护人员，我深知这次疫情的严重程度和传播强度……想打电话回家，按了几次都输错了号码，我才发现我整个人都在颤抖。嫂子又发信息来说，爸爸说了不让告诉我，怕我担心。眼泪再也没忍住，瞬间夺眶而出。

手忙脚乱地嘱咐嫂子给家里彻底打扫消毒，翻找各种保健品、维生素……等情绪平稳之后，才给爸爸打了第一个电话。像他说的那样，装作什么都不知道的样子。挂了电话，我跑遍附近的药店，想买口罩和增强免疫力的药寄回家……之前也一直在为武汉的疫情揪心，但真的等到一个人蹲在路边哭的时候，我才真正对新冠肺炎患者及家属那种害怕、担忧和无能为力感同身受。

很庆幸自己是学医的，也很庆幸自己年前第一时间就已经报名去武汉支援。我只希望能为抗疫力所能及地做点什么。我相信老家也会有很多和我一样的医护人员在竭尽所能。

在焦虑中熬到今天隔离期结束，太幸运了，爸爸顺利解除隔离，喜极而泣后我调侃老爸：在家养老半个月感觉怎么样，开心吗？老爸的回答是同事们都太忙了，他现在只想隔离结束就回去上班。爸，我懂您现在的心情，也会像您支持我来武汉的决定一样支持您。

写下这些的时候，我还是忍不住会为我们经过的这些阴霾流泪，但是随着政府部门的强力管控，全国各地医护同仁的驰援，现存确诊病例已经越来越少，治愈病例越来越多。我相信离疫情结束，我回家的时间已经越来越近了。老爸，上阵父女兵，我们一起加油吧！

每一句"谢谢"都带着生命的重托

2020 年 2 月 13 日，经过三天三夜的忙碌奋战，迎来今天第一缕晨曦，瑞金"战地病区"已进入有序的运行状态。在这个没有硝烟的战场上，瑞金医院全体队员和武汉人民同舟共济，医护协作、医患同心，凝心聚力与病魔搏斗。我们收治的重症患者需要每小时观察心电监护，每四小时监测体温，同时根据医嘱进行相关的治疗。除了监测、治疗，清洁消毒、生活护理、心理疏导也是我们的日常工作之一。每次每班入舱四小时，分分秒秒如绷紧的弦，一刻都不敢放松。我们为患者每做一件事情，都会得到他们真诚的谢意，有的患者实在气喘说不出话，用眼神、动作来表达他们的感激。深深感到每一句"谢谢"都带着生命的重托，激励我们更坚定、更用心、更努力地陪伴他们一起和病魔抗争。

　　"大事难事看担当，顺境逆境看胸襟"，从晓宁护士长身上我就看到了担当。收治重症患者的第一夜她忙碌彻夜，每天早晨 6:45 第一趟出发的班车上，她千叮万嘱所有的护士必须做好防护，注意安全。一向果敢干练的护士长开始变得"婆婆妈妈"，我们在钦佩她的同时，也从她那里收获了一份被爱护的温暖。

　　为了方便穿防护服，更好地做好防护措施。美女帅哥们将一头秀发剪的剪，剃的剃。美女们的秀发经过修剪，竟平添了一点摇滚的范儿。帅哥更有创意，后脑勺自带标识，这可不是爱车如痴，而是他们战胜病毒的宣言。剪发时有位护士妹妹说"哎呀，我要结婚了，头发剃成这样怎么办？"边上的另一位姐妹说"到时你就是最时髦最漂亮最独特的新娘，自带光环"，谈笑间秀发翩然落地。谁说他们不美不帅，为了救死扶伤愿意牺牲自己的美，这种胸襟比任何的美更美，而这样的人更值得深爱。在王晓宁护士长的带领下，我们在艰难中勇于担当，在逆境中依然达观。

（陈远、施莺莺、刘黎丽、钱文静）

附属仁济医院

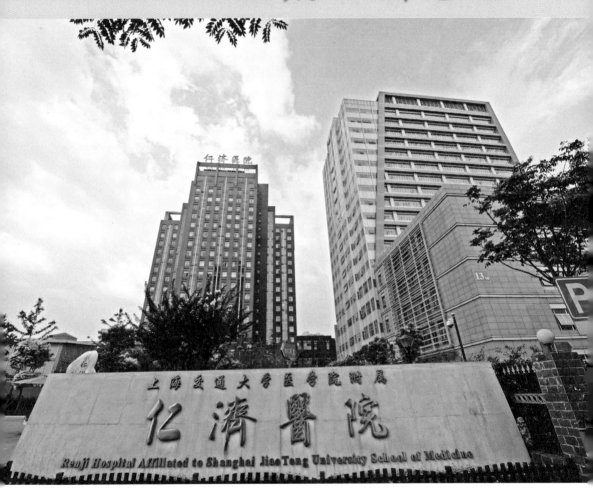

仁爱之心施天下，济世之术泽万家

上海交通大学医学院附属仁济医院始建于 1844 年，是上海第一家西医医院，为中国现代医学的发展做出了卓著的贡献。建院 178 年来，一代代仁济医务工作者始终秉承"仁术济世"院训精神和"仁爱之心施天下，济世之术泽万家"的理念，把精湛的医疗技术带到祖国各地，用仁心仁术造福八方百姓，守护着这片美丽的土地。

仁济人的足迹，始终追随祖国的需要

中华人民共和国成立初期，中国的医疗水平相对落后，预期人均寿命只有 40 岁。特别是边远地区的百姓，饱受贫穷、饥饿、疾病困扰。早在当时，仁济医院的广大医护人员就积极响应国家号召，调出大批骨干医护人员支援国家建设和缺医少药的边远地区和农村，给当地百姓送去健康和希望。

抗美援朝，仁济医务人员鼎力支持

1950 年 10 月，中国人民志愿军赴朝作战，拉开了抗美援朝战争的序幕。在抗美援朝战争中，志愿军得到了解放军全军和全国人民的全力支持，其中，就有包括全体仁济医院职工在内的上海医务界职工的鼎力支持和帮助。

1950 年 12 月，仁济医院举行抗美援朝委员会成立大会，黄家驷医师报告了自己参加赴朝服务的思想情况，及在上海医学院、中山医院、市红十字会组织医疗队的经过。仁济医院外科医师沈其昌当即表示了参加医疗队的决心。时任圣约翰大学医学院院长的倪葆春鼓励大家赴朝服务。全院医务工作者积极展开捐献运动，仁济护校的护生有的甚至以献血来表达爱国热忱。

1951 年 2 月，圣约翰大学医学院校友们在宏仁医院举行抗美援朝扩大会议，到会的有圣约翰大学医学院院长倪葆春、宏仁医院院长王以敬、仁济医院院长陈邦宪、校友会主席曹裕丰及校友、同学等近百人。会上当场表示决心要参加医疗队的有曹裕丰、陈邦宪等。

1951年4月，中国人民抗美援朝总会，组织中国人民赴朝慰问团，前往朝鲜慰问中国人民志愿军和朝鲜军民。仁济医院放射科医师魏敦和就是该慰问团中的成员。

陈邦典曾在1945—1950年担任仁济医院院长。抗美援朝期间，陈邦典担任上海市医务工作者抗美援朝委员会委员，组织发动上海医务人员捐献"白求恩号"飞机1架、"医工号"飞机2架，用以支援前线战士。1951年12月，陈邦典作为赴朝慰问团团长，代表上海市医务界去朝鲜慰问伤病员和志愿医疗手术队全体成员。1952年，其弟陈邦宪也参加了上海市第三批抗美援朝志愿医疗手术队，任第十大队队长。当时在宏仁医院内科工作的江绍基，于1952年2月到长春，同年6月到8月，他进入朝鲜，积极救治受伤军民，与指战员们结下了深厚的友谊。

转眼间，时光已流逝70余年。当年许多参与过这场战役的仁济医护人员，如今已不在人世。但他们这份保家卫国的赤诚之心、这份救死扶伤的责任使命，将会被全体仁济人牢牢铭记，并且不断传承弘扬。

郊区、矿区、山区——仁济医者的足迹遍布神州大地

1956年，为了响应国家支援内地建设的号召，我国著名泌尿外科专家、曾任仁济医院院长的陈邦典毅然前往安徽，任安徽医学院副院长兼附属医院泌尿科主任，将上海医学教育和临床医疗先进经验带到当地，帮助当地培养了一大批优秀的医学人才。因为工作出色，陈邦典被推选为安徽省人大代表及省政协常务委员。1958年，上海第二医学院承担支援安徽省创办蚌埠医学院的任务，仁济医院抽调外科副主任张铭、内科主治医师李克勤、妇产科主治医师谢荣成、放射科主治医师吴腾飞等4名高年资医师前往蚌埠医学院，分别担任相应科室的临床科主任。后又调内科副主任陆正伟支援安徽省立医院，任内科主任，陆正伟之后担任该院院长。

20世纪60年代初，为支持国防建设，仁济医院外科副主任姚川文被调到大西南一矿区负责矿区总医院的建设。1964年，为贯彻中央"关于把医疗卫生工作重点放到农村去"的指示，仁济医院除组织大批医疗队到农

村开展巡回医疗外，还抽调一批业务骨干下放郊县，其中内科主治医师杨耀荪调奉贤人民医院任副院长，放射科马克立、内科吴祚君、神经科金嘉翔、眼科李海生、妇产科刘德勤等作为"种子"分别调到嘉定、宝山、金山去"落户"。其中，吴祚君于1964年被分配担任安亭卫生院院长，马克立于20世纪80年代初被提拔为嘉定县副县长，分管文教卫生工作，李海生成为闻名宝山的眼科专家。

1969年，上海第二医学院成立一支"教学革命小分队"，深入安徽山区开展医疗支援服务。仁济医院普外科医师张柏根作为小分队成员与学院的教师和附属医院的其他临床医师们来到安徽歙县璜田公社，为当地人民送医送药。在下乡的过程中，张柏根作为"教学革命小分队"里唯一的外科医生，在完全没有手术条件的情况下，为一名巨大甲状腺肿瘤，气管有软化、塌陷现象的妇女成功完成切除手术。他还与一起下乡的妇产科医生配合，帮助一名前置胎盘、突发大出血的产妇顺利分娩。张柏根后来还担任了首批援助摩洛哥医疗队队长，把中国的医疗技术和中国人民的深情厚谊带到了非洲，造福了当地百姓。

建设后方古田医院，为皖南百姓送去健康和希望

1969年10月底，仁济医院党总支书记陈一诚等4人赴安徽省宁国县负责筹建后方古田医院。该院于1970年6月26日开业，1986年3月1日停业，历时15年8个月。

据不完全统计，仁济医院曾先后有89名医务员工支援小三线建设，几乎都是各科室、各专业的骨干。他们把上海技术、上海经验无私地传授给当地医护人员，带出了一支医术精湛、医德高尚的当地医疗队伍。他们用青春和汗水谱写的奉献之歌，至今还被当地百姓所铭记着。

曾经在古田有一位年轻妇女，因为罹患盆腔结核，始终无法生育。来自仁济医院妇产科的汤希伟医师恰好当时在后方古田医院支援，得知这一情况后，悉心治疗该患者，最终不仅治好了她的病，更帮助她顺利诞下一女，圆了她的母亲梦。她的女儿长大后也学了医，最终成了仁济医院心内科的一名医师，成就一段佳话。

支援摩洛哥，把爱播撒到非洲大地

1975—1977年，中国政府向摩洛哥派出首批医疗队，支援当地医疗工作。队长名叫张柏根，来自仁济医院外科。

初到非洲大地，张柏根震惊于当地的贫困。医疗条件的落后，医护人员的匮乏，百姓科学素养的缺失……这些都给他的工作带来了极大的阻碍。但张柏根在那里所展现出的仁济医生"一专多能"的本事不仅赢得了当地人的尊敬和信任，也让其他国家的医疗队员一致竖起了大拇指。

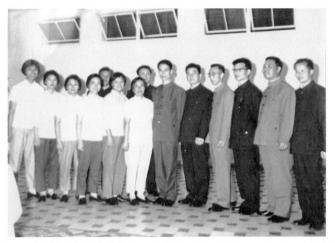

1975年，张柏根（右六）作为中华人民共和国首批援助摩洛哥医疗队队长，支援摩洛哥医疗卫生工作两年。图为张柏根与队员们在中国驻摩洛哥大使馆留影

张柏根所支援的医院里来了一名孕妇，她的腹中有个大月龄死胎，而且胎死腹中已经多天，整个人的状况很差。当地医生束手无策，向中国医疗队求援。当时队里有妇产科医生，并且提出了很好的引产方案，但是，到准备实施的时候，突然发现医院里没有相应的器械。眼看再拖下去就要危及孕妇的生命了，妇产科医生赶紧召集大家研究治疗方案。正当大家七嘴八舌却始终拿不出一个可行的方案时，张柏根突然想到，教科书上关于大月份引产的章节曾经说过，引产成功与否的关键在于找到胎儿的脖子。在张柏根的帮助下，妇产科医生很快便想出了另一种引产方案，使患者脱离了生命危险。1977年4月19日，摩洛哥国王哈桑二世赞扬了第一批援摩医疗队在塞塔特医疗点的出色工作与高度的纪律性。

　　1979—1981 年，医院中医科秦亮甫、内科郑义、儿科卫健成为第三批援摩医疗队成员。摩洛哥首相 76 岁的岳父患有右心衰、痛风、类风湿关节炎等多种疾病，已无法站立行走，请秦亮甫为他做针灸。在 7 次针灸、推拿、拔罐等综合治疗后，老人病情明显好转，不但能自行行走，甚至能完成上楼梯的动作。

　　1991—1993 年，医院五官科徐秀玲、麻醉科姚建玲作为第九批医疗队队员援助摩洛哥。医疗队 14 名队员无条件地承担起了萨达特省哈桑二世医院 75% ~ 80% 的医疗工作，急诊值班几乎全由中国医师担任，五官科、骨科等处于天天值班状态。五官科一人兼治口腔、眼、皮肤科等常见病，除完成约 11 500 人次门急诊外，还创造条件开展扁桃体、鼻息肉摘除等常见病手术，并在无食管镜、气管镜等设备条件下，为患者取出咽喉及上端食管、气管内各种异物，及时解决患者痛苦，并多次协助外科等手术科室完成一些较高难度手术。1992 年 12 月，该队抵摩两个月后，外科与麻醉科配合首次在该院成功为一位肝脏肿瘤的患者施行肝右叶部分切除术，后又为 9 例患者施行肝叶切除手术，均获成功。1993 年 6 月，外科与麻醉科密切合作，又成功地为一名患慢性结核性脓胸伴严重肺不张的儿童患者做了开胸"胸膜纤维即剥离肺复张术"。1993 年 9 月，成功地在该院首次为一肺肿瘤患者施行肺叶切除术。1993 年 5 月至 6 月，连续抢救 5 名周围大血管断裂伴严重出血性休克的患者，如肱动脉断裂、腋动脉断裂和颈内静脉破裂等，这些患者送来医院时病情均非常危重。值班的外科、骨科、五官科及麻醉科医师等密切合作，果断地进行就地抢救，用极简陋的医疗器械为患者做血管、神经和肌肉吻合术，及时挽救了患者的生命，保全了患者的肢体。一例左腋动脉、腋静脉和神经完全断裂伴局部组织严重损伤的患者来院时因出血过多已处于重度休克状态，中国医师及时采取止血、抗休克等措施，花近 4 个小时进行血管神经的游离、吻合和创面的处理，患者最终转危为安。

　　1997 年 6 月 30 日 20 时 30 分，医院首批援摩洛哥布阿法医疗队抵达菲吉克省布阿法市。7 月 1 日近中午，妇产科医师马庆良即为一个羊水Ⅲ度混浊的产妇进行剖宫产，历时 2 个小时，母子平安，手术成功。在援摩期间，队员们及时抢救治疗了许多患者。当地一位干部因车祸致右肩胛骨多处骨折，骨科医师马涛想方设法进行积极的治疗，最终患者愈合康复；

眼科医师田维龙成功抢救一名因被拳击致晶状体脱出的年轻女性，使其免受失明的痛苦。

2009 年 10 月，医院派出 7 名医护人员参加援助摩洛哥医疗队，其中医生 5 名、护士 2 名，驻梅克内斯医疗点。2010 年，北部临近地中海的小城纳祖尔发生一起严重的液化气罐爆炸事故，一户人家的三兄弟同时受重伤，转到梅克内斯进一步救治。经检查，患者的烧伤面积达 40% ～ 52% 不等，均为深二度到三度烧伤，并处于不同程度的休克状态。队员们为患者制订有针对性的治疗方案。经过近两个月的精心治疗，患者病情日趋好转，具备接受手术的条件。在充分的术前准备后，普外科刘骅、陈建军医生为三名患者先后进行了大面积植皮手术，均获成功。经过术后精心护理治疗，患者先后痊愈出院。2010 年 4 月 1 日下午，普外科医生刘骅和骨科医生信维伟为一个电击伤患者做"骨筋膜室综合征"切开术。2010 年，骨科医生信维伟、普外科医生刘骅、翻译孟俊和麻醉医生陈少谊齐心协力救治一名被枪击伤的患者。在经过 3 个多小时的抢救之后，患者的病情得到了有效的控制。

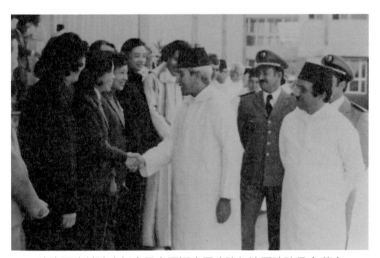

摩洛哥塞特达省长会见中国援摩医疗队仁济医院队员金瑾瑜

2017—2019 年，仁济医院再次派出 5 名医务工作者启程前往摩洛哥，支援梅克内斯省穆罕默德五世医院。支援期间，医疗队员先后承担了当地多个重大节日庆典的现场医疗保障工作，他们克服了人手不足、条件简陋、设备落后等种种困难，以精湛的医术和高度的责任心圆满完成了各项保障任务，获得当地政府和百姓的一致赞誉。此外，医疗队还肩负着当地华人华侨和中国游客的医疗保障任务，他们不辱使命，不负重托，为海外侨胞的生命健康提供了有力保障。

救灾抗疫，仁济人始终无畏前行

鏖战血吸虫，仁济人冲锋在前

1985年8月29日，上海市正式宣布全面消灭血吸虫病。同年12月10日，中共上海市委、市政府召开上海市消灭血吸虫病庆功表彰大会。包括仁济医院黄铭新、兰锡纯、江绍基、邝耀麟等在内的大批医务工作者、科技人员均因在血吸虫病防治（简称"血防"）工作中的突出贡献被记大功。历时30多年的上海"血防"工作，不仅是一场艰苦卓绝的防疫、抗灾史，更是广大上海医护工作者不断钻研，开拓创新的过程。其中，仁济医院医护人员承担了大量临床和科研工作，为这场战役的最终胜利奠定了重要基础。

1956年起，全国开展了大范围消灭血吸虫病的工作。大批"血防"医疗队长期活跃于村舍、田间。仁济医院的医生、护士曾先后参加昆山、青浦、奉贤等郊县的"血防"工作。其中在青浦县，自1951年第一批医务人员组成的卫生工作队进驻，到20世纪80年代总共有3000多人次医务人员陆续来到该县帮助查螺灭螺、查病治病，而仁济医院的医生、护士正是其中最重要的一支队伍。

仁济医院内科主任黄铭新自1955年起任全国血吸虫病研究委员会副主任委员兼临床组组长。1956年起，黄铭新、江绍基等就作为血防指导专家每周都工作在郊区血防第一线。在黄铭新、江绍基医生家里，常常半夜会响起来自上海郊县的求救电话。1958年的某个半夜，黄铭新突然接到青浦县一个紧急长途电话，要求派人抢救一个阿-斯综合征患者。值班医生向黄铭新汇报情况后，虽已是半夜，他还是立即赶赴现场参与指导，直至患者脱离危险才回家。

在疫区，黄铭新、江绍基等医务人员发现很多侏儒症患者，他们身材矮小，发育不全。在进一步实地调查后，他们在实验室重点研究探讨了该病的机理，证明这种侏儒症是因为血吸虫病影响垂体前叶功能导致的。而经过治疗，这些患者大多能重新生长发育，并且治疗越早效果越好。最后，他们提出了血吸虫病性侏儒症这一疾病的概念并阐明了其机理。在他们的倡议下，对这些患者进行优先治疗，很多侏儒症患者由此重新发育生长，获得劳动能力。

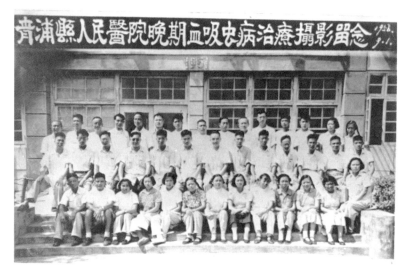

建国初期，血吸虫病疫情在上海郊区和江浙一带肆虐。1956 年 9 月 1 日，江绍基（二排右二）赴青浦县参加血吸虫病防治工作。他与黄铭新等共同解决了锑剂治疗血吸虫病引发阿 – 斯综合征的难题，为"血防"战役的胜利立下汗马功劳

在实践中，黄铭新、江绍基、潘孺荪等总结并提出急性血吸虫病综合征的标准。在实践中，江绍基还率先采用乙结肠镜观察和研究血吸虫病的结肠病变，有针对性地提出防治方法。

在当时，锑剂是唯一能够有效治疗血吸虫病的药物。然而在大规模治疗中，医生们经常发现一些猝死病例。这在国外的教科书中并无明确记载，国内医学专家对此也并无认识。后经过中国学者的反复研究，逐渐明确这是由于锑剂中毒诱发的心室纤颤，最终导致阿 – 斯综合征直至患者死亡。接连不断的猝死病例引起广大"血防"医务人员的关注，更是给广大接受锑剂治疗的农民病员带来巨大心理负担，很多患者因此而拒绝接受这种当时唯一证明有效的药物治疗手段。

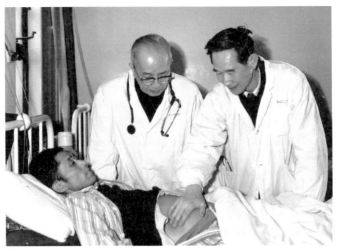

黄铭新与萧树东在为血吸虫病患者做检查

依据国外的经验，这种锑剂中毒引起的心脏骤停是由于心肌毒性引起的，因为这种心肌损伤的不可逆性而无法有效治疗。黄铭新并没有轻言放弃，1955年9月，他和潘孺荪、江绍基、俞国瑞等结合已有经验和临床观察结果，提出使用大剂量阿托品的治疗方案，并在几个患者的抢救中获得良好的效果。1956—1960年，他们又进一步阐述了动物实验机理。上述的研究结果经新华社第一时间报道后，引起不小的轰动。

当时，尚在仁济医院内科工作的徐家裕在青浦"血防"工作中，首次应用超大剂量的阿托品抢救3个锑剂中毒的患者，一个48岁的女性经过4天的抢救脱离生命危险，为此徐家裕还受到当时上海市长陈毅的嘉奖。从此，黄铭新等专家向全国推荐以大剂量阿托品治疗锑剂中毒所致的心脏骤停，并在临床上被广泛应用。在他们的倡议下，全国血防工作组曾以大剂量阿托品治疗锑剂心脏中毒作为常规，使死亡率从50%下降到10%，挽救了大量血吸虫病患者的生命。

为更科学、更全面地介绍血吸虫病的治疗知识，也为将临床研究成果更好地与全国的医疗同仁分享，黄铭新、潘孺荪、江绍基等通过大量的疫区实地走访调查以及临床经验总结，在1957年7月编写了《血吸虫及血吸虫病》一书，由人民卫生出版社出版。这是中国学者应用自己的临床实践经验，全面介绍有关血吸虫病诊治知识的第一本参考书。

对于那些尚处早中期的血吸虫病患者，锑剂治疗确实起到了较为明显的效果。但是对于那些已处疾病晚期、伴有诸多并发症的患者来说，锑剂治疗效果并不理想。据统计，仅青浦县，当时血吸虫病确诊患者就有 15 万人，其中，晚期患者超过 6000 例，而全市血吸虫病总计感染人数超过 75 万，其中，晚期病例数量巨大。当时，因为缺乏有效的治疗手段，很多血吸虫肝硬化晚期患者或因大量腹水感染、肝功能衰竭死亡，或因为肝硬化门脉高压大出血死亡，死亡率很高。

对此，仁济医院内、外科进行了大量的临床研究，以寻找更为有效的治疗手段，提高患者生存率，改善晚期患者的生存质量。通过对大量病例的细致观察研究，他们提出晚期血吸虫肝硬化与一般肝硬化的不同点，并重点开展了中西医结合的方法治疗血吸虫病肝硬化晚期腹水的研究。

仁济医院外科主任兰锡纯在 1952 年就已经在国内首创脾肾静脉吻合术治疗血吸虫肝硬化门脉高压，但是，这种手术方法在实施时较为复杂，更关键的是当时费用较高（大约 400 元）。于是，兰锡纯等一直在千方百计寻找一种更加优化的手术方法来挽救更多的晚期血吸虫病患者。1958 年，他在青浦县人民医院实施首例脾脏切除后大网膜固定术获成功。之后，他便开始亲自下乡对手术进行统筹安排，对当地医护人员进行全面细致的技术指导。考虑到当地患者的经济状况，兰锡纯充分利用患者术中的脾血，从而减少输血，最终减少患者手术费用。当时的一个统计数据显示，采用这种方法的患者，治疗平均费用可降低至 57.38 元。短短三个月的培训，已经使青浦当地卫生干部掌握此项技术，并在此之后又辗转昆山开展同样的工作。

1958 年 10 月，由江绍基、徐家裕主编的《晚期血吸虫病的治疗》一书由上海科技卫生出版社出版。该书针对晚期血吸虫病的定义、临床类型和治疗原则，特别是关于锑剂治疗、中医治疗和外科治疗作全面的阐述。其中，兰锡纯总结两年的切脾手术情况，158 例手术无一死亡，并且部分患者恢复劳动能力。

丰润抗震医院，见证了仁济人所参与的举国救援

1976 年 7 月 28 日凌晨，唐山地区发生里氏 7.8 级大地震，给唐山和整

个京津唐地区造成了重大损失。地震发生后，党中央、国务院高度重视，马上指挥布置抗震救援工作。7月28日下午6时，上海市接到卫生部的通知，要求上海组织医疗队赶赴唐山进行救援。7月29日，地震发生的第二天，仁济医院即组织了第一批抗震救灾医疗队，共30名医护人员。他们分成两个救援小队，奔赴唐山丰润县开展救援。他们冒着余震的危险，克服医疗条件简陋、药品器械不足的困难，与解放军官兵一起，在废墟中搜救幸存者，在简陋的芦苇棚里开展抢救，千方百计挽救伤者的生命。

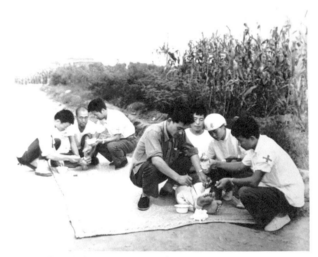

仁济医院唐山抗震救灾医疗队队员在路边救护伤员

当时，医疗队接诊的伤员中，有很多人因为在地震中腰椎被压断，下半身瘫痪导致尿潴留，肚子鼓胀如气球，痛苦不堪。医疗队当时带去的近千根导尿管在一个晚上就被全部用完，但这显然远远不能满足实际医疗需求。队员们只能因地制宜，把电线里面的铜芯抽掉，然后经过消毒处理，用其为患者导尿，缓解患者痛苦，挽救患者生命。到达灾区的前三天，全体医疗队员几乎没合过眼，大家都以高强度的精力投入紧张的医疗抢救中。

除了救治伤病员，医疗队还有一项重要的任务就是灾区的消毒防疫。由于当时房屋废墟中到处都是遇难者，而天气异常炎热，尸体很容易腐烂，部队就专门负责把遇难者集中掩埋。队员们则协助做好消毒防疫工作，防止灾后发生传染病疫情。

由于芦苇棚过于简陋，无法满足救治伤病员的需要。当年8月下旬，医疗队接到命令，开始建设丰润抗震医院。到了9月，仁济医院第二批医疗队的19名队员前来换岗的时候，该医院的雏形已基本完成。虽然比起四面透风的临时棚来说，刚建成的医院条件改善了不少，但由于主要建筑材料还是芦苇、茅草、木材等在当地方便获取的材料，队员们的生活和工作条件依然艰苦。唐山到了10月就开始下雪，生火是当时唯一的取暖方法，但非常容易引发火灾。12月10日，抗震医院就发生了一场大火，把整个手术室都烧光了。仁济医院外科医师诸葛立荣也因此被派往北京，重新采购一批手术器械和设备，确保医院的医疗工作能够正常运转。

　　到了第三批医疗队前来换岗的时候，医院的工作重心已经从救治地震伤员改变为对当地百姓的日常医疗工作。队员们用精湛医术帮助当地解决了医疗匮乏和医疗落后的现状，医疗队员们也和唐山人民结下了深厚的友谊。第三批救援队中有一批特殊的人群，他们就是由郑德孚老师带领的1977届三大班的60名实习医生。他们虽尚未成为正式的医生，却仍然满腔热血，将抗震救灾看成肩上的重任，主动要求去灾区的第一线贡献力量。到达灾区后，这批实习医生积极主动地参与到各项医疗工作中，如协助上级医生换药、查房、开医嘱等，发自内心地关怀每一位患者，与患者的关系都非常融洽。

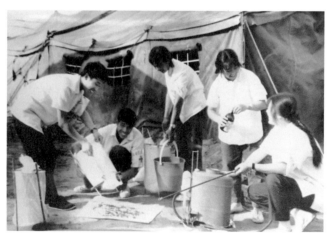

仁济医院唐山抗震救灾医疗队在灾区开展防疫工作

　　在抗震医院大家都十分团结，队员之间有的还擦出了爱情的火花。比如刘锦纷、朱晓平夫妇，那时他们一个是新华医院的医生，一个是仁济医院的护士。他们在抗震期间相识相知，在喜结连理后，将他们的儿子取名为刘震缘，以此纪念这段刻骨铭心的支援经历。

汶川地震救援——天灾无情，仁济有爱

2008 年 5 月 12 日，四川汶川发生里氏 8.0 级地震，这是中华人民共和国成立后发生的破坏性最强、波及范围最广、灾害损失最重、救灾难度最大的一次地震。山崩地裂的灾难不仅让许多人流离失所，更让许多家庭阴阳永隔。当时，仁济医护人员临危受命，派出一支骨干医疗队赶赴救灾一线，挽救了不少危重伤员的生命。"零死亡、零截肢"是仁济医院广大医护人员送给这些地震伤员最珍贵的生命礼物。

2008 年 5 月 14 日下午 2 时，四川成都双流机场，一支由 18 名医疗骨干组成的上海交通大学医学院附属仁济医院抗震救灾医疗队火速抵达。每位队员在衣领下都写下了包括姓名、血型在内的个人信息，并做好了面对一切危难的准备。

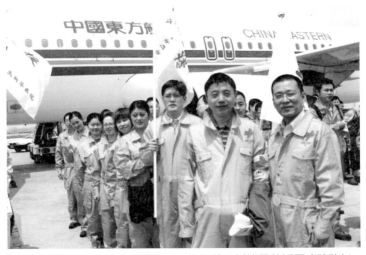

2008 年 5 月，上海市卫生局副局长、赴四川抗震救援医疗队队长
李卫平（前右）与仁济医院医疗队合影

没有一刻停歇。根据四川省卫生厅和上海市卫生局的指挥安排，仁济医疗队被编入四川省人民医院组成的抗灾医疗队，立即组织投入抢救伤员的工作。在医院前广场，这个本来被当作停车场的地方早已成为救援专用

通道。不停呼啸而过的只有120救护车，一个岗亭已成为救援工作总指挥部。

其实，从到达成都的那一刻，队员们就深知这次救援将会异常艰苦。仅四川省人民医院这一家医院，就已经接收了200多个骨科患者，并且该院已有5支医疗队被调往震中地区。而第二天将至少再接收200名骨科患者，在医院仅存的20个骨科医生要想及时处理这400多个患者简直是不可能的。于是，所有来到该院的骨科医生全部集中了起来，医院8个手术室同时向骨科开放，用连夜通宵手术来"消化"当天收治的所有患者。

同时，仁济医疗队和四川省人民医院各科医生组成的多科联合救援队承担起了救治伤员的重任。而这当中，仁济医疗队队员王伟和冯宇作为骨科医生，带着手术室护士苗青、朱玲简单地熟悉环境后，立即组建了骨科手术小组。仅仅抵达成都的第一天晚上，他们就通宵达旦、一刻不停地成功实施了4台手术，第一个48小时内他们共完成了12台复杂骨科手术，诊治患者70余例。

一位来自北川的80多岁老太太让医疗队印象极深。当时，队里的骨科医生冯宇和王伟接到医院通知参加一台截肢手术。来到手术室，患者已接受全身麻醉，等待她的将是一个挽救生命护极其残酷的手术。不过，在两位仁济医生眼中，老太太的双下肢虽然严重受压，有一定的组织损伤和血运障碍，但是经过仔细检查分析后，他们发现下肢的青紫还有可能是因为患者长期的慢支病史导致严重缺氧，而且在呼吸机辅助通气后，青紫已有明显好转。"她这两条腿能保住，老太太的晚年生活应该可以不在轮椅上度过。"两位医生果断地做了判断。果然，在他们几个小时的努力后，老太太最终成功保住了双腿。

2006年，仁济医院自主研发的"突发性重大灾难现场应急救治设施"曾在上海国际工业博览会上大放异彩，受到各方关注。它包含了帐篷手术室、担架屋、应急水处理系统三个部分。这些仁济医院自主发明的救治设备原本是备战2010年世博会的，没想到在汶川地震救灾现场大显神威。2008年5月20日，在震中北川县的山坡上，帐篷手术室第一次投入实战，当天就完成了20台手术，让重伤员在得到转运机会前获得了更好的救治。

第一批医疗队在工作的两周内，共诊治患者1800余人次，其中重症500余人。完成40余台骨科手术，其他外科手术12台，麻醉30余台，手术护士参加手术 60 余台次。

除了整建制的医疗队，仁济医院还有更多的人员参与了此次抗震救灾行动。2008 年 5 月 15 日下午，仁济医院血透护理专家王咏梅赶赴成都，直奔四川省人民医院急诊室 ICU 抢救肾衰竭患者；5 月 16 日，院团委书记龚兴荣作为团市委志愿者前往绵竹支援；5 月 18 日，外科 ICU 医师邓羽霄到达重灾区德阳投入救援；5 月 19 日，肾脏科血液净化中心护士长蒋蓉参加了市卫生局组建的血透医疗队，紧急赶赴灾区。5 月 27 日，由韦民带领的仁济医院第二批医疗队钟贵彬、臧危平、柴建秋、乔跃华、许贻共 6 名医护队员到达四川省人民医院增援，缓解了该院骨科医生人手严重不足的情况。

地震发生后，当时还在北京参加评审工作的著名颅脑创伤专家、仁济医院神经外科主任江基尧接到中国科协和中国医师协会的通知，要求他和其他与会专家在最短时间内编写完成颅脑外伤现场急救和早期诊治手册。在他们连夜奋战下，10 多个小时后，这本手册就编写完成，由专机运到了灾区。后来，为响应中央"科学抗震，科学救灾"的指示，使伤者在现场初期处理完毕转入医院后能及时接受正规治疗，减少因治疗不当而引起的死残，江基尧又在 3 天之内完成了颅脑外伤的后期处理手册。这些手册在救灾一线为各地医疗救援人员提供了准确实用的指导，为伤员的抢救提供了有价值的参考和借鉴。

仁济医疗队员在前线争分夺秒地抢救伤员的生命，而在仁济医院本部，仅仅在地震发生后的一周内，医院党委办公室就收到来自个人和集体的请战书 30 余份。在医院内部举行的两次大型募捐活动共收到善款 90 余万元，爱心接力棒还在不停地往下传递。仁济西院更是开设了"救灾爱心病房"，11 位伤员从四川灾区被运送至上海，并得到精心救治。11 位地震伤员中病情最为危重的是一个年仅 17 岁的羌族少年：极危重挤压综合征（横纹肌溶解综合征），急性肾衰竭，左小腿截肢术后残端感染，双下肢减张切口感染，重度贫血（血色素仅 3.9 克），严重脓毒症，右双踝骨折，右腓总神经损伤，全身重症药物过敏，带状疱疹。生命已是奄奄一息。

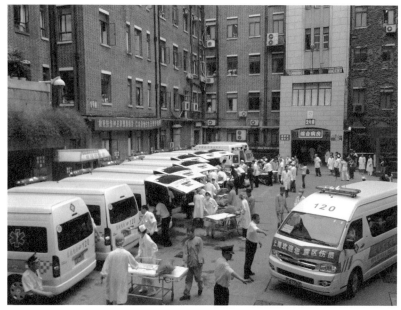

2008 年 5 月，11 名四川汶川特大地震危重伤员被运送至仁济医院西院爱心病房接受治疗。最终所有伤员均康复出院

面对复杂危重的病情，仁济医护人员毫不退却，为了挽救这位少年的生命，多次举行多学科联合讨论，并针对他的情况，先后施行了 3 次清创术加 VSD 引流术和 2 次伤口清创缝合术，从而成功地控制了他的伤口感染。肾脏科更是使用了当时最先进的血透设备和血透技术，让他受伤的肾脏得到充分休息，从而为他肾功能的恢复争取了宝贵的时机。护士们精心地清创换药，悉心地输液护理，耐心地疏导安抚，更让他受创的心灵得到了抚慰。随着病情的好转，少年终于露出笑容，他开始吹起了心爱的羌笛，积极配合治疗，进行康复。他还与格致中学的同学们愉快地交流学习心得，甚至还在医护人员的陪同下，坐着轮椅登上了东方明珠。3 个月后，他在爱心人士的帮助下装上了义肢，到出院时已经可以自如地行走。他在爱心病房的治疗经历和恢复情况，堪称医学上的奇迹。

抗击新冠肺炎——众志成城抗疫情，仁术济世献大爱

2020 年初，新冠肺炎疫情突然暴发。在这场疫情防控阻击战中，全体仁济人用拼搏诠释责任担当，用大爱书写仁术济世，让党旗在抗疫一线高

高飘扬。医院党委先后派出医疗队员 215 人次，支援武汉、北京、新疆和上海市公共卫生临床中心。仁济广大党员和干部职工在抗疫一线担当有为，发挥了党员的先锋模范作用，凸显了组织的战斗力。

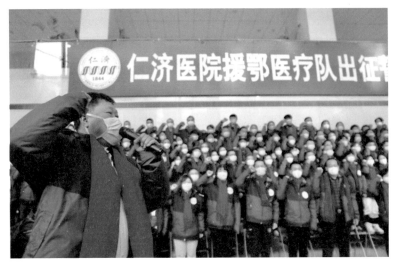

仁济医院援鄂医疗队出征宣誓

在这场疫情防控阻击战中，仁济的白衣战士勇敢逆行，纷纷战斗在抗击疫情的最前线，不顾安危、不计得失，充分体现了仁济的医疗救治水平，彰显了仁济人务实团结的工作作风，诠释了仁术济世的精神。呼吸科医师查琼芳是上海市第一批援鄂医疗队员。她在援鄂期间写下 67 篇日记，用朴实的文字记录了身边许多感人的事迹，体现了全社会众志成城，共克时艰的精神力量。这些日记被整理成《查医生援鄂日记》一书，被翻译成 9 种语言文字出版，将中国抗疫经验和抗疫精神展现给全世界。该书先后入选中宣部办公厅"2020 年主题出版重点出版物选题目录"、2020 年"优秀现实题材文学出版工程"。

在 2020 年 2 月 19 日仁济医院第三批援鄂医疗队出征誓师大会上，上海市第八批援鄂医疗队领队、副院长张继东带领着援鄂队员喊出铿锵有力的誓言，尽全力救治患者，守护人民的生命健康。在他的带领下，医疗队中，共产党员的凝聚力和党支部的战斗堡垒作用在防疫火线上得到了充分体现。队员们切实践行了从医的初心和医者的誓言，出色完成了支援任务。

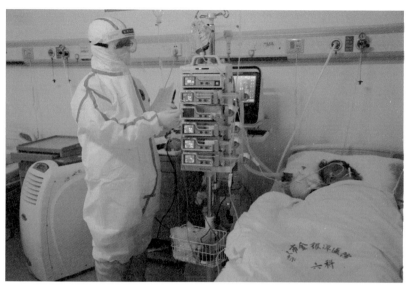

上海市第一批援鄂医疗队队员、仁济医院查琼芳医生支援武汉金银潭医院

他们在危难中挺身而出，不顾个人的安危，挽救了一个个鲜活的生命，用实际行动展现了仁济人的家国情怀。戴倩是一名90后护士，她在2020年1月刚结束为期6个月的援滇任务，还没来得及与家人多团聚几天，就立刻再次投身于这场史无前例的疫情防控阻击战。在这场与病魔的战斗中，像戴倩这样的90后青年医护人员已成为主力，他们以实际行动展现了当代青年人无畏无惧、奋勇当先的精神风貌，用年轻的肩膀扛起了守护生命的重任。

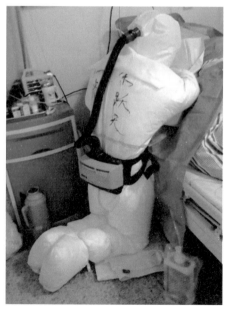

上海市第三批援鄂医疗队队员、
仁济医院余跃天医生支援武汉市第三医院

除了驰援武汉，仁济医护人员在上海抗击疫情战线上也做出了突出的成绩。其中，重症医学科党支部书记、科主任皋源率领的"仁济天团"先后两次出征，在有"上海抗疫堡垒"之称的上海市公共卫生临床中心立

下了赫赫战功。他们敢于迎难而上，用仁心仁术挽救新冠肺炎危重患者的生命，守牢了上海抗疫最前线。

　　新冠肺炎疫情期间，除了多支医疗队支援武汉及上海公卫中心，还有许许多多的仁济人坚守在各个岗位，牢筑医院疫情防控的第一道防线。急诊科和感染科的 200 多名医生护士，没有一人提出休息；急诊党支部有近三分之一的医护人员主动送走爱人孩子，自己勇敢冲上最前线。还有检验科的核酸检测组，在院内核酸检测任务十分繁重的情况下，还先后派出了 2 批次 7 人次的核酸检测支援队，支援北京、新疆防疫工作。仁济医院广大医护人员不顾安危、不计得失地战斗在抗疫最前线，为新冠肺炎疫情防控取得重大战略性成果贡献了坚实力量。

支援西藏，将仁爱播撒到"世界屋脊"

　　关于仁济医院援藏工作的记录，最早可追溯到 20 世纪 70 年代：1977 年 6 月，心内科医师张世华参加西藏医疗队，在西藏八一医院开展为期近 20 个月的援藏工作；1977—1979 年，儿科医师曹兰芳参加上海卫生系统第三批援藏医疗队，奔赴西藏工作两年；1980 年 8 月，内科医师李继强在西藏医学院内科教研室完成一年多的教学任务。这些载入《上海市级专志·仁济医院志》的文字，看似寥寥数语，背后却隐藏了很多难以描述的艰辛和常人难以想象的困难。高原反应、缺氧、语言不通……这些即使是在科学技术高度发展的现在，都是对心理、生理的严峻挑战，在当时条件落后的情况下，援藏医生完全就是本着一颗医者仁心，在"世界屋脊"扎根，用精湛医术服务当地百姓，将上海医护人员的爱播撒在了这片离天空最近的土地上。

　　2010 年 6 月，上海交通大学医学院附属仁济医院门急诊办公室主任的虞涛作为上海市第六批援藏干部，担任西藏日喀则市人民医院副院长，负责为期三年的医疗援建工作。日喀则市人民医院医学影像楼、核磁共振建设项目是上海第六批援藏重点民生工程建设项目。虞涛到任后，积极将上海先进的医院管理理念和方法带到当地，仅用一年时间，就圆满完成了该项目的建设。2011 年，上海市委副书记殷一璀带领的上海市党政代表团考察了该项目，并给予高度评价。虞涛深知，如果人才培养不跟进，即使硬件设施再先进，也无法解决百姓实际就医需求。因此，他特地与仁济医

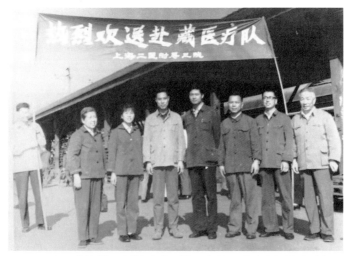

1977 年，上海第二医学院附属第三人民医院（现仁济医院）
派出援藏医疗队支援藏区医疗。左三为儿科曹兰芳

院放射科取得联系，为日喀则当地的两位放射科医生争取到来仁济医院进修学习半年的机会，从而实现了设备装机和使用的无缝对接。2011 年 6 月 18 日，西藏第一台超导核磁共振完成了验收，正式落户日喀则市人民医院。该项目的完成极大提高了日喀则市人民医院的医教研水平，为其创建三级医院打下坚实基础。而虞涛也被评为"优秀援藏干部"、上海市科教党委"创先争优"优秀党员、上海市卫生系统青年管理十杰。他用汗水和心血，为沪藏两地架起了友谊的桥梁。

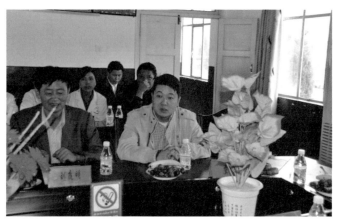

援藏干部虞涛（前排右一）在当地开展调研

2016—2020 年，仁济医院先后派出 7 名援藏医务人员到日喀则市人民医院，他们分别是绩效办路彦钧，泌尿科张进、彭御冰、吴小荣，麻醉科周仁龙、潘志英，呼吸科郑宇。

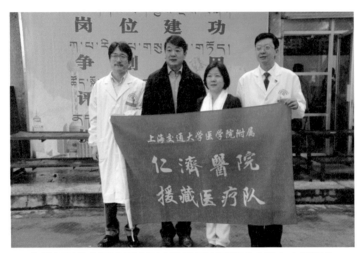

仁济医院院领导及援藏医疗队员帮扶西藏日喀则市人民医院

虽然专业不同，特长不同，但他们都把上海先进的医疗技术和管理经验送到当地，为当地培养了一支"带不走"的骨干医师队伍。当地老百姓的就医条件、就医质量大为改善，一批新技术、新成果陆续应用起来。在他们的不懈努力下，日喀则市人民医院的医疗水平有了质的提升，被评为三级甲等综合性医院。当地医护人员也纷纷表示，上海医护人员的"传经送宝"让他们受益匪浅，以前想都不敢想的新技术、新疗法纷纷在当地蓬勃开展起来。"虽然这里地处偏远地区，但是上海医护人员的到来，让我们时刻与国际医学前沿接轨。业务能力提升了，医疗水平提升了，我们能更好地守护当地百姓的生命健康了。每个医生从医的初心也就如此，感谢上海援藏医生帮助我们提升自我，坚守初心，感受治病救人的快乐和成就感。"当地医护人员感激地表示。

2019 年，虞涛、路彦钧获上海市人力资源和社会保障局"脱贫攻坚专项奖励"记大功荣誉，彭御冰获得嘉奖。这是党和人民对他们援藏工作的最高认可。

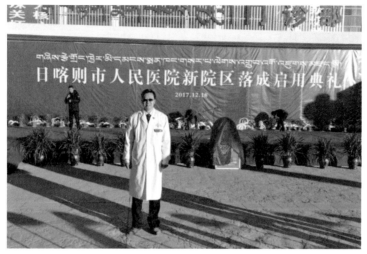

援藏干部路彦钧参加日喀则市人民医院新院区落成典礼

把仁济医院最优势的学科"搬"到新疆去

说到支援新疆的工作，仁济医院原院长李卫平有着无限感慨："我们仁济医院支援新疆，是把最优势的学科全部都'搬'到新疆去，是把最得力的骨干全部都派到新疆去。"李卫平曾是一位援疆干部，他对于新疆这片美丽的土地有着深厚的感情。而也许正是因为如此，仁济医院派出的每一批援疆医护人员，都是来自医院最优势学科的骨干精英，他们完全对标国际学术发展最前沿的标准和要求去开展援建工作，手把手地为当地培养出了一支带不走的专家、骨干队伍。

从零起步，建成新疆消化病学科高地

1998 年 3 月，仁济医院消化科医师戴军赴新疆阿克苏温宿县医院任院长助理兼内科主任。初到新疆，戴军为当地落后的医疗条件所震惊：没有胃肠镜设备，没有受过内镜专业培训的医护人员，没有救治危重患者的能力和条件……戴军立刻行动起来，在当地建立了第一个胃镜检查室，完成 200 例胃镜检查；在当地率先开展 HP（幽门螺杆菌）的检查及治疗，填补了当地空白；每日开展教学查房，先后举办 15 期学习班，手把手带教当地

医护人员；成功抢救百例危重患者，得到当地百姓的交口称赞。从那之后，消化科就与新疆这片美丽的土地结下了深厚情谊。

2012 年 5 月 11 日，是仁济医院消化科主任房静远铭记一生的日子。那一天，他和仁济医院普外科主任曹晖一起，陪同时任上海市副市长沈晓明、仁济医院院长李卫平第一次来到新疆喀什，按照上海市委、市政府及上海市申康医院发展中心的统一部署，援建新疆喀什二院"消化系统疾病诊治中心"，把仁济医院消化病学科的尖端技术带到新疆。他的心愿很简单，就是希望用仁济先进的医疗技术切实帮助当地患者，让他们享受到更好的医疗资源，拥有更好的生活。

从一开始，援建医生们就提出了"加强科室内涵建设，打造南疆消化高地"的援建目标。为推动喀什二院"消化系统疾病诊治中心"的建设，在仁济医院医生们的帮助下，首先将喀什二院的消化内科从大内科独立出来，单独成立了消化病学科。仁济医院所派驻的援疆专家都是在各领域有专长的技术性人才，他们在当地充分发挥了仁济医院消化病学科的学科优势，秉承着上海援疆离不开技术引领的理念，不断开展新技术、新项目，填补了当地的多项技术空白。

在一批批医疗队员的不懈努力下，喀什二院内镜中心先后引进了内镜主机 3 台 (其中新进一台高清宾得 EPK–i7000 胃肠镜主机)，胃镜 12 条，肠镜 6 条 (其中高清内镜 5 条，治疗镜 2 条，十二指肠镜 2 条，放大内镜 1 条)；新增超声微探头系统 2 套，ERBE 电外科工作站 1 套，碳 13/ 碳 14 尿素呼气试验检测仪各 1 台。有了这些先进的医疗设备，医疗队员们在当地先后开展带教了内镜下吻合口狭窄扩张治疗、直肠早癌 ESD 治疗等，这些技术均为喀什地区首次开展。在仁济医院医生的帮助下，当地还先后开展了肝硬化食管静脉曲张破裂出血的内镜下套扎术、消化道息肉内镜下电凝电切术、EMR(内镜下黏膜切除术)、ESD(内镜黏膜下剥离术)、食管支架置入术和狭窄扩张术、内镜下止血术、内镜下 ERCP ＋乳头切开术＋胆总管取石术＋碎石术＋胆汁内、外引流术、NBI 内镜、放大内镜和超声内镜等内镜技术。这些技术的开展不仅为当地消化疾病患者提供了微创、安全而有效的诊疗手段，也奠定了该院消化内科在南疆地区的领先地位。

要打造新疆消化病学科高地，需要内外科同时联动提升。为此，仁济医院除了把消化内科领域的顶尖技术和学科骨干"搬"到新疆，还先后派出普外科、肝脏外科的骨干来到喀什二院。他们把先进的微创手术技术、肝移植技术带到了当地，帮助喀什二院填补消化外科领域的多项技术空白，同时成功申报了多项自治区级重点课题，使该院的消化疾病诊治能力得到全面提升，科研水平有了长足进步。当地医护人员感激地表示："感谢仁济医院的同道，帮助我们从零起步，飞速成长。现在，喀什二院已经成为新疆地区著名的消化疾病诊治中心和学科高地，特别是微创治疗技术和疑难重症处理能力尤其出色。从之前喀什地区患者不得不到 1500 公里外的乌鲁木齐治疗，到现在喀什以外地区的患者也纷纷慕名前来我们这里治疗，这是一个质的飞跃。"

改变观念，不懈守护新疆妇女儿童健康

1999 年 3 月，妇产科李卫平医师来到新疆阿克苏市人民医院开展医疗支援工作。妇产科是仁济医院的传统优势学科，这里曾经培养出郭泉清、潘家骧、肖碧莲、洪素英等一大批优秀的妇产科名医大家。因此，刚到新疆的李卫平，为自己接下来的工作设置了非常高的目标：对标仁济医院，帮助这里的妇产科切实提升医疗技术水平。可是，刚到任的他却被现实泼了一盆冷水。由于医疗条件落后，许多患者生了病只能忍着、拖着，或者被迫到乌鲁木齐或其他大城市求医，但此时往往为时已晚。当地的孕产妇保健和危重孕产妇抢救水平也非常令人担忧，许多孕妇没有"定期产检"的观念，若发现严重并发症被送到医院，根本无力回天。

李卫平决心改变这样的现状。除了在当地引入新技术、新设备、新理念，不断提升医护人员的能力水平和专业素养外，改变当地妇女的传统观念，树立健康保健意识也成为他援疆工作的重点。他与当地医护人员一起深入田间地头，穿越戈壁荒漠，到偏远村落开展义诊和健康宣教工作。一年援疆时间实在太短，李卫平却信心十足，因为他知道，他的努力将会给这里妇女儿童的健康工作带来质的飞跃。

2000 年 3 月，赵爱民医师接过李卫平手中的接力棒，在艰苦的条件下继续为新疆阿克苏地区的妇女儿童健康事业做出不懈努力。赵爱民师承有着"送子观音"美誉的林其德教授，在习惯性流产的诊治上颇有心得。他

的到来，为当地在优生优育、妇科内分泌、生殖免疫等方面的提升做出了重要贡献。他在当地先后开展了 15 项新技术，填补了南疆手术空白；开展了 400 多例高难度手术；参与抢救危重患者成功率达 100%。2000 年，仁济医院资助阿克苏地区人民医院一批价值 10 万元的新生儿抢救仪和胎心监护仪，这些先进仪器设备给当地妇女儿童的健康提供了有力保障。

针对当地儿科薄弱的特点，2005 年 7 月，仁济医院派出儿科医师姚培元赴新疆，任阿克苏地区妇幼保健院副院长。他将仁济医院建设的先进理念带到当地加以实践，使当地的妇幼保健院从管理模式到软硬件设施都焕然一新，医护人员业务水平得到显著提升，儿科疑难杂症的诊治能力和治疗成功率有了质的飞跃。他的努力受到当地卫生部门的好评和百姓的欢迎。

从 2010 年开始，上海调整了对口援疆的地区，从原来的阿克苏地区改为喀什地区。仁济医院对口负责喀什第二人民医院的援建工作。同年 11 月，妇产科刘伟医师就来到喀什二院。他将仁济医院的医疗管理理念、卫生技术水平输送到喀什，在当地大力开展妇科微创手术技术，为恶性妇科肿瘤患者解除痛苦，送去健康。他积极选派当地的业务骨干至仁济医院进修，不断提高他们的医疗卫生技术水平和卫生管理水平。他根据新疆卫生工作的实际情况和需要，制订了切实有效的援助计划。仁济医院也将支援新疆工作纳入医院经费预算之中，切实为卫生援疆提供可靠的资金和物资保障。2019 年，刘伟获上海市人力资源和社会保障局"脱贫攻坚专项奖励"嘉奖荣誉。

白手起家，为新疆留下一批专业过硬的"肾斗士"

2014 年 2 月，肾脏科医师顾乐怡来到喀什二院开展援疆工作。而"迎接"他这个上海医生的，是当地的"三个零"：肾脏专业人才为零、设备为零、技术为零。等待他的，则是 9 个月内筹建达到医院等级评审要求的肾脏科、血透室的重任。好些同仁闻讯连连摇头，认为这是不可能完成的任务。面对这"一穷二白"的情况，顾乐怡没有气馁，而是埋头苦干积极迎接挑战。

仅仅半年时间，顾乐怡以自己高度的责任感和使命感、扎实的临床技能和丰富的医疗经验，帮助喀什二院建立了符合三级医院标准的肾病科和血透室，打造了一支合格的肾脏专科医师队伍。当 2015 年 8 月顾乐怡结束援疆任务回沪后，陆任华医师接过了他手中的接力棒。彼时，陆任华刚完成在意大利的进修学习任务归国，他的到来让喀什二院肾病科的诊疗水平与国际学术前沿接轨。

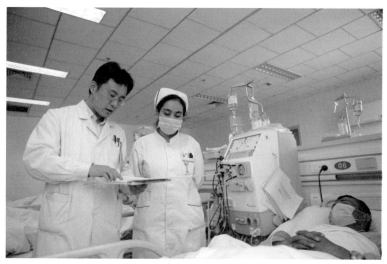

顾乐怡（左一）在新疆喀什开展血透新技术

进驻喀什二院第三天，陆任华就引入他在意大利做访问学者时学到的治疗脓毒血症的 CRRT 新技术——高容量持续性静脉－静脉血液滤过（HV-CVVH），对患者进行紧急救治。这次医疗新技术的顺利开展，谱写了南疆又一个"第一"。在任的一年半里，喀什二院肾病科腹膜透析中心在陆任华的带领下，采用腹膜透析治愈急性肾损伤，推行自动化腹膜透析治疗及腹膜透析随访等技术，均是南疆首例。这些技术的开展，填补了南疆腹膜透析的空白，创建了南疆优质的腹膜透析品牌。

2016 年 6 月 24 日下午，由上海市委组织部、市委宣传部、市合作交流党委、市卫生计生委党委、市对口援疆前方指挥部党委联合举办的上海卫生援疆团队先进事迹报告会在上海展览中心举行，会议由上海市卫生计生委主任邬惊雷主持。报告会前，顾乐怡作为报告团成员之一接受上海市委副书记应勇等领导的接见。报告会上，他做了《挑战不可能完成的任务》的精彩报告，充分展现了仁济人"仁术济世"的医者担当与援疆风采。2019 年，顾乐怡获上海市人力资源和社会保障局"脱贫攻坚专项奖励"记功荣誉，陆任华获得嘉奖。

2016 年，顾乐怡作为报告团成员参加上海卫生援疆团队先进事迹报告会

把青春奉献给彩云之南的人民

仁济医院援滇工作最早可追溯至 2001 年。当时，团中央号召全体团员青年到祖国最需要的地方去，用自己的青春和才干支援边区建设。2001 年 9 月至 2002 年 2 月，仁济医院普外科青年医师罗蒙响应团中央号召，参加援滇医疗工作，于云南文山州麻栗坡县人民医院开展医疗支援工作，因出色表现获得 2002 年"全国优秀青年志愿者""上海市十年来最有影响的志愿者"称号。后续的 10 年间，多位仁济青年医师先后接力，把青春和热血奉献给了这片美丽的土地，奉献给了彩云之南的各族人民。

2010 年 3 月 7 日，"上海市医院对口支援云南省县级医院"项目全面启动。根据卫生部《城乡医院对口支援工作管理办法（试行）》《关于东西部地区医院省际对口支援工作有关问题的通知》等要求，上海 19 家综合性医院分别与云南 19 家地、县级医院签订了为期 3 年的《沪滇医院间对口支援协议书》。仁济医院与云南省丽江市玉龙县人民医院签订对口支援协议。根据协议，在 2010—2012 年，以半年为周期，仁济医院向玉龙县人民医院派驻医疗队，开展各项医疗工作，同时每年接收玉龙县人民医院医护人员来仁济医院进修，以提高其业务水平和服务能力。2016 年 5 月，上海交通

大学医学院附属仁济医院改为对口支援牟定县人民医院。本着"优势学科+青年骨干"选拔标准，以当地百姓急需的专业为依托，先后选派来自胸外、消化、肾脏、泌尿、眼科、普外、心内、骨科、急诊、呼吸、妇产、麻醉、康复、头颈外科、风湿、皮肤、过敏、整形外科、检验、重症、神经外科、护理等专业的青年骨干，到牟定县人民医院开展为期半年的医疗支援服务，至今已派出22批医疗队，150余人次医护人员。他们把爱播撒到这片雪域高原，用精湛医术和高尚医德架起了沪滇两地人民友谊的桥梁。

仁济医院援滇医疗队员始终牢记帮扶使命，用行动和真情实施帮扶，积极采用人才培养、手术带教、医疗技术推广、坐诊、业务讲座授课、参与医院管理等综合措施，充分发挥上海医院的人才、技术和管理优势，大力优化县人民医院人才队伍结构，提升医院整体医疗卫生技术层次和服务能力。

奠定学科建设发展基础，推广新技术新项目

在仁济援滇队员用心带教、言传身教下，当地医院逐渐突破条件限制和技术瓶颈，先后开展了多个县域医疗发展史上的"第一"。仁济泌尿科医生手把手带教，开展了当地第一例腹腔镜左肾囊肿去顶手术、第一例肾盂输尿管成形手术。

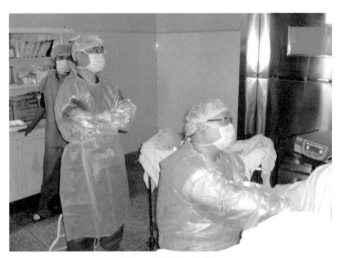

泌尿科医生手术演示

仁济肾脏科医生为当地引进了On-line（直线网络）透析充分性监测、

血液透析＋血液灌流治疗、不含 VitD（维生素 D）的碳酸钙治疗血透患者高磷血症、尿激酶封管治疗永久性导管功能不良等透析技术，引入了血气分析在血透中的应用，改变了当地单一的血透模式，提高了血透质量，减少了血透患者抽血化验痛苦和治疗费用。心内科医生为当地带来了仁济医院首创的"躯体化症状自评量表"，在数名患者中应用，有效解决了躯体化症状疾病诊断不清、疾病量化困难的问题；先后开展了床边心电图技术及采集、识别技术宣教，提高了医院心血管内科治疗心律失常患者的识别和诊治能力。仁济胃肠外科医生在当地普及推广了腹腔镜手术技术，进行腹腔镜阑尾及胆囊切除手术示教，新开展了包括 PPH（吻合器痔环切术）在内的肛门手术，拓展了手术种类及病源。开展了先进的镜下息肉切除术——内镜黏膜下剥离术，有力提升了医院整体服务能力和水平。重症医学科的医护人员更是帮助当地开设了重症医学科，同时加强了当地现有临床科室服务能力建设，为重点专科建设和引导二级学科分科奠定了坚实的基础。

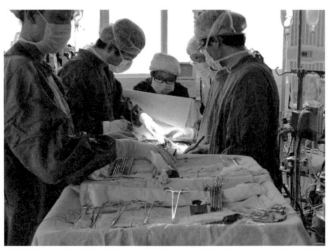

在我院第五批援滇队员指导下，当地医师独立完成首台体外循环心脏直视手术

规范诊疗操作，培养医疗骨干人才

援滇医疗队员结合自身专业特长和临床实践工作经验，对帮扶科室中存在的不规范、不合理诊疗行为，及时提出了改进措施，引入 MDT（多学科协作）医疗服务模式，先后对血透患者用药和临床诊疗技术、泌尿外科后腹腔手术开放和腹腔镜路径、心内科心力衰竭临床诊疗方法等关键技术

和流程进行了规范化培训。在每一批队员的不懈努力下，当地医护人员的诊疗操作得到了进一步规范，有效提高了临床诊断符合率和治愈率。

在临床诊疗工作之余，医疗队员们积极梳理所在帮扶科室在诊疗服务中存在的技术弱点，先后开展了心电图读片、泌尿外科学术、胃肠外科及腹腔镜相关基础理论、眼科医疗技术发展前沿等专题技术培训30多期，带教医师150人次。同时，借助对口帮扶的平台，帮助云南当地的骨干医师到仁济医院进修学习，推荐并资助他们参加国际学术会议，让他们近距离接触到国际医学发展前沿，从而有效提高自身学术和临床水平，更好地为当地百姓服务。此外，在仁济医院援滇医生的帮助下，当地医院成功举办了多个具有较大区域影响力的学习班，还成立了无痛示范病房，为当地医疗机构树立了标杆。一系列专题培训工作的深入开展，不仅有效优化了当地医院的学科人才结构，更有效提升了云南医务人员整体服务能力和水平。

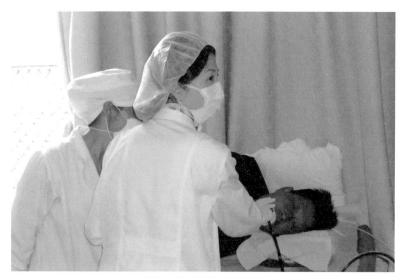

消化科赵韫嘉（中）医生指导胃镜

上海医生送医下乡，精准扶贫成效显著

援滇医疗队员积极参与专家门诊出诊、病房查房、患者手术等工作，让当地群众不出县就享受到了国内知名医院临床医生优质的诊疗服务。同时，队员还主动参与医院组织的精准扶贫送医送药义诊等活动，足迹遍及当地10多个偏僻的乡镇和山村。

2016 年牟定"9·30"特别重大洪涝灾害发生后，仁济医疗队员积极行动，投身抗灾救灾，组织开展了抗灾义诊活动，义诊受灾群众 90 多人次，受到了群众的广泛赞誉。2017 年 4 月 6 日至 8 日，仁济医院眼科陆仕恒、陶晨、王若冰 3 位专家到当地医院为县域白内障患者实施手术，实施白内障手术 97 台次，让县内 97 名白内障患者重见了光明。2018 年 8 月，在首个"中国医师节"到来之际，仁济医院医务处副处长樊翊凌带领全体仁济医疗队员联合楚雄州人民医院、牟定县人民医院的医护人员在当地开展大型义诊公益活动，并开展"沪滇情，爱助行"人工关节扶贫传技专项行动。义诊活动持续 7 个小时，接待了 400 余名从各个乡镇慕名而来的患者，将"健康扶贫"政策落到实处，切实造福当地百姓。仁济医院医疗队员还向当地贫困患者进行了人工关节公益捐赠，总金额达 20 余万元。

设立慈善基金，助飞边远地区医生，守护贫困患者生命

除了派出精锐的医护人员援助边远地区医疗机构，给当地百姓带去优质的医疗资源，帮助当地医疗卫生事业发展外，仁济医院的医护人员还通过专项慈善基金的形式，为边远地区医生的专业发展提供支持和指导，为贫困地区患者的治疗提供资金援助。"翼然教育基金""慈菁公益基金""芯肝宝贝计划"就是这些慈善项目中具有代表性和较高社会影响力的三项。

"翼然教育基金"是由我国著名泌尿外科专家、仁济医院荣誉首席专家黄翼然教授于 2015 年 7 月在仁济医院设立的非公募基金，这是上海交通大学医学院教育发展基金会正式成立后的第一笔、也是唯一一笔以个人名义捐赠的基金项目。黄翼然在仁济医院从医 30 余年，带领仁济医院泌尿科成为国内杰出的泌尿外科团队，2015 年从科主任、副院长任上退休后，怀抱着回馈社会的热情，出资 50 万元发起成立了"翼然教育基金"。该基金主要用于扶持中国贫困地区的医疗卫生事业发展，利用仁济医院泌尿外科的传统学科优势提高基层医院，尤其是贫困地区泌尿外科的临床诊治水平，为我国边远、贫穷地区培养泌尿外科专科医师，规范当地泌尿外科常见病、多发病诊治技术，从而提升当地泌尿外科的整体水平，为当地老百姓谋求健康福祉。

截至 2019 年 7 月，该基金已募集捐赠资金 450 余万元，个人资助者超

过 10 人，社会公司及团队超过 10 个。"翼然教育基金"成立以来，共资助 24 名经济欠发达地区医生到仁济医院进修；推动仁济医院泌尿科优秀的医生团队赴江西、云南、西藏、新疆等地开展带教、讲座、手术示范等活动，为边远地区泌尿专科医师的成长和发展提供良好的条件和平台，从而切实造福当地百姓。

"慈菁公益基金"是仁济医院胸外科主任赵晓菁和社会爱心人士丁言忠于 2013 年 7 月共同发起创办的。该基金设立在中国民政部增爱公益基金会下，由社会各界人士自发的捐款汇聚而成，是一个旨在救助贫困肺癌患者、帮助早发现早治疗、提高肺癌患者生活质量，同时帮助欠发达地区提高肺癌诊疗水平的公益慈善基金。赵晓菁医师带着"慈菁基金"先后在山东、河南、新疆、青海、云南等地区为近 3000 名贫困人口进行了肺癌早期免费筛查，并为符合资助条件的贫困肺癌患者的治疗提供资助。在上海这样一个国际化大都市与全国重点帮扶贫困县之间架起了一条迈向"健康中国"的希望之路。

2013 年，仁济医院与中国肝炎防治基金会、中芯国际集团、中国宋庆龄基金会等公益组织和爱心企业联手，启动"芯肝宝贝计划"，为贫困肝移植患儿的手术和后续治疗提供资助。如今，这项慈善基金已经超过了 7900 万元，曾先后救助了 1500 多位贫困患儿。在仁济医院换肝的孩子中，70% 通过这个基金解决了医药费问题。仁济医院院长、肝脏外科主任夏强表示："成立这个慈善项目的初衷，是为了不让一个患儿因为贫困失去救治机会。终末期肝病患儿许多来自边远地区，家庭贫困。这份来自仁济医院、爱心企业和全社会的爱将帮助他们重获新生。"

"仁爱之心施天下，济世之术泽万家"是百年仁济"仁术济世"院训的具体阐释，更是每一名参与医疗援助的仁济医者始终坚持的初心。"从输血到造血，打造一支带不走的队伍"不仅是医疗队的援建口号，更是每一批队员行动的坐标。广大仁济援建医护人员勇于挑战各种不可能完成的任务，给当地百姓留下一批批"带不走"的专家，用实干凸显了医务工作者锐意创新的勇气、敢为人先的锐气、蓬勃向上的朝气，用实际行动诠释了"敬佑生命，救死扶伤，甘于奉献，大爱无疆"的卫生系统行业精神。

闪光足迹

创造性开展援疆工作，留下一批带不走的"肾斗士"

新疆喀什，是一座建立在沙漠上的石头城。喀什二院的前身是喀什地区卫校的附属医院，它的内科病房就像电影中 20 世纪七八十年代的县城医院，盐水瓶像小山一样直接裸露堆放在桌上，乌黑的拖把在墙角淌着水，做超声的医生看不懂肾脏结构，检验科除了尿常规和肾功能，其他肾脏检验都不会做……这是一个没有高水平医生和技术、没有先进设备、没有什么患者的"三无"战场。医院准备用于成立血透室的用房不符合院内感染的防控要求，没有开办肾脏科的预算，没有一台写病史的电脑，没有一个盐水架和氧气袋。仅有的三个刚刚调来的医生几乎都是在肾病专科方面"零经验"的新人。拥有 400 万人口的喀什有很多肾病患者，但患者只能坐火车赴 1500 公里之外的乌鲁木齐去看病。

面对肾脏专业人才、设备、技术都是"零"的局面，想要在短时间内建起一个高水准的学科，想要培养出一支具有现代职业精神和医学专业素养能力的队伍，想要成功挑战错综复杂、凶险罕见的疾病，想要创造性开展援疆工作，留下一批带不走的"肾斗士"，几乎是一项不可能完成的任务。

"雄关漫道真如铁，而今迈步从头越"。2014 年 2 月，顾乐怡和陆任华随上海第八批第一轮和第二轮援疆医疗队一起，秉承着上海大后方各级领导的殷切期望，牢记使命，以饱满的热情和昂扬的斗志迅速进入角色，投身到医院临床、科研、教学和管理工作中。他们以精湛的医术填补一项项喀什乃至南疆地区的医学空白，更以"精于医术、承于医德"的医学素养，服务于喀什的广大患者，播撒承载爱心、团结、友谊的种子，矢志把喀什二院打造成"南疆医学高地"。

初心如磐，使命在肩，挑战不可能完成的任务

顾乐怡同志是上海交通大学医学院附属仁济医院肾脏科主任医师，博士研究生导师，中国共产党党员。2014 年正值临床、科研和教学工作开展得如火如荼之时，他接到了上级的通知，让他准备参加援疆工作。虽然长达一年半的援疆必然使他正在进行的许多工作中断，但作为一名共产党员，

他还是毫无怨言，以大局为重，在家人的鼓励支持下，毅然响应组织号召，奔赴万里之外的西部边陲——喀什。

重任在肩，白手起家，完成"不可能完成"的任务

一到喀什，迎接顾乐怡的是肾脏专业人才为零、设备为零、技术为零的局面。等待他的则是9个月内筹建达到医院等级评审要求的肾脏科、血透室的重任。面对这"一穷二白"的情况，顾乐怡没有气馁，以高度的责任心、使命感和废寝忘食的工作态度接受了这个高难度的挑战。

他自学画建筑图纸，每天爬6楼量尺寸，设计符合院内感染防控要求的血透室；他与远在2000公里之外的厂家联系，自己钻研修复了闲置的血透设备；他积极获取上海院方的支持，主持配备了所有设备；为了确保透析液水质达到国家最高标准，他一个一个电话打遍全喀什，找到能够做透析液毒素检测的单位；他勇敢地打破常规，在肾病科/血透室尚未建立前就高标准地开展床边血透，挽救了近10名危重患者的生命，突破了让当地医疗界闻之色变的技术禁区。

硬件设备落实后，更大的难关是人员。建科初期，肾病科团队中大部分医务人员未接触过这个专业，为了快速提高医生的肾脏病专业诊疗能力，顾乐怡坚持每天进行小讲课，坚持每次查房针对一个疾病进行教学讲课。他坚持手把手教当地医师进行深静脉穿刺和腹膜透析置管手术，教当地护士进行普通血透和CRRT治疗（连续性肾脏替代治疗）。为了尽快提高当地医护人员的工作能力，教学后又大胆地放手实践，并每次都在旁边实时指导，保证医疗安全。当地医师快速掌握了这些专科操作的技术，并获得医院新技术奖3项。

2014年8月，喀什二院肾病科开张了。顾乐怡终于完成了别人眼里不可能完成的任务。

病家在心，术精岐黄，创造超常规跨越式发展

在顾乐怡到达喀什6个月后，喀什二院肾病科终于独立建科。顾乐怡清楚地意识到肩上的担子更重了。除了日常治病救人的医疗任务，科室管理、学科发展、人才队伍建设，医教研每一项任务对于一直工作在临床第一线

的他来说都是新的课题，特别是如何保证患者数量，如何短时间内将科室建设成符合医院等级评审的学科成为他面临的主要问题。但他始终坚信只要努力，只要充分依靠组织，依靠当地的领导和同事就能创造奇迹。他承担或指导了肾病科几乎所有的医疗决策，坚持每周 3 个半天（医疗队中门诊最多）的门诊，坚持每周（包括每周末）查房 4～6 次，坚持主持制订每个疑难危重患者的治疗方案，坚持一一会诊普通患者。他坚持以高标准建立起喀什二院血透室，并坚持用上海的医疗标准要求并指导当地医务人员开展规范的血透治疗，最终让喀什二院以优异的成绩通过了新疆卫生厅血透质控中心的三轮检查以及医院等级评审。

成竹在胸，攻坚克难，培养一支带不走的队伍

在喀什的岁月里，顾乐怡始终不忘援疆临行前上海市领导的反复叮嘱，要为当地留下一支带不走的队伍。为此，在繁重的科室创建、管理以及诊疗工作之外，他又将培养一个能够自我学习、自我更新、自我提高的富有生命力的团队作为自己工作的重中之重。

顾乐怡每天深夜克服劳累，将实用而重要的病例和知识点整理出来做成 PPT，隔天中午组织集体学习。同时，他又根据喀什同事的不同能力水平，因人制宜地布置了不同的学习任务，鼓励进行英文文献学习。通过大量的学习与实践，每个医务人员都有了长足的进步。

廉字在脑，仁心仁术，树立风清气正的好榜样

顾乐怡的医术好，同时，他的人品也得到了领导、同事、患者家属等方面的一致赞誉。他始终牢记、认真践行"廉洁行医，为人师表"的准则，发挥好一个共产党员的先锋模范作用。他不仅自己多次拒绝病患和医药代表赠送的各种礼物，也反复警示各级医护人员必须做到廉洁行医。肾病科药占比几乎始终为全院最低。

陆任华在 2015 年 5 月接到援疆任务的时候，刚从意大利留学回沪。匆匆将父母和刚上初中的孩子托付给妻子，他于 2015 年 7 月 30 日，来到喀什，开始了自己的援疆之路。

让陆任华坚定前往喀什想法的，是援疆的前辈顾乐怡，他听说顾乐怡

在喀什二院成立了原先没有的肾病科，并取得了较好的临床和科研成果时，充满了感动与敬佩。来到喀什二院的当天，陆任华就与顾乐怡进行了两天医疗、教学和科研方面的系统交接，"有任何需要，随时告诉我"，回去之前，顾医生给他留下了承诺。

勇于开拓，攻坚克难，填补南疆技术空白

进驻喀什二院第三天，他就接到医务部全院会诊的指令，一名青年男性患者因肾病综合征高凝状态引起肠系膜血管栓塞、肠坏死穿孔术后粪汁性腹膜炎、中毒性休克、脓毒血症，合并急性肾损伤，病情危急。经过多学科讨论后，大家决定引入他刚刚在意大利做访问学者时学到的治疗脓毒血症的 CRRT 新技术——高容量持续性静脉 - 静脉血液滤过（HV-CVVH），对患者进行紧急救治。他克服语言障碍、仪器设备不习惯的困难，与家属沟通，解答家属的疑问，打消了家属的不安。他用过硬的技术顺利为患者建立血管通路，并为患者制订血液净化治疗参数和剂量。连续几次治疗后，患者病情稳定。这次医疗新技术的顺利开展，谱写了南疆又一个"第一"，也是他为喀什二院争创的第一个"第一"。

经过此次治疗实践后，医院和科室的同事们对他的能力给予了肯定。他不断努力提高喀什二院肾病科的业务水平。喀什二院肾病科血液透析中心在他的带领下，参照上海血液净化技术质量控制高标准，结合南疆疾病特点，以先进的医疗设备、优质的透析质量，成为南疆血液净化质量的标杆，并努力为南疆乃至全疆患者提供高质量的医疗服务。仅仅一年半的时间，他陆续开展了一系列血液净化新技术，包括规律性血液透析个体化治疗（HD+HP，HD+HDF，HD+SCUF，HFD 等），重症患者 CRRT 治疗（HVCVVH，CVVHD，CVVHF，CVVHDF，TPE，无肝素 CRRT 等），HP 治疗药物中毒，动静脉内瘘手术，长期导管置管术，规律性血液透析患者信息化管理系统等，这也是南疆地区首次采用规律性血液透析患者信息化管理系统。

而陆任华对肾病科的要求远远不止这些。42 岁的李先生到了尿毒症该透析的时候，全家人发愁了，血液透析每周三次，每次要行 300 公里到喀什二院透析，这样来回实在太折腾，对李先生的家庭和工作来说都是负担。陆任华带领腹膜透析医护团队成功为他开展腹膜透析置管术，并应用自动

化腹膜透析治疗助其在夜间透析，解决了李先生的难题；12 岁的维吾尔族姑娘阿孜木古丽是个爱学习、听话的好孩子，却因尿毒症被迫中断学习，陆任华考虑到除了挽救孩子生命之外，更重要的是不要影响她以后的学习生活。但当时儿童腹膜透析开展在喀什较有难度，他和他的团队克服患者年龄小，局部麻醉不配合等困难，成功实施腹膜透析置管术，不久之后，小姑娘重返学校，继续自己的学业了。

在任的一年半里，喀什二院肾病科腹膜透析中心在陆任华的带领下，采用腹膜透析治愈急性肾损伤，推行自动化腹膜透析治疗及腹膜透析随访等技术，均是南疆首例。通过这些技术的开展，填补了南疆腹膜透析的空白，创建了南疆优质的腹膜透析品牌。

因材施教，对标前沿，打造优质人才梯队

在熟悉了科室人员不同的学历背景、医教研能力之后，陆任华为每位同志制订了个性化的职业规划，在短短的几个月时间里，完成了科室三个梯队的初步建设。他带头坚持每周三下午开展科内业务学习，重新学习最新本科生、研究生教材，解读最新的国际、国内指南和英文文献。在临床技能操作方面，他手把手地带教当地医生掌握深静脉置管术，长期导管置管术，腹膜透析置管术，动静脉内瘘手术，腹膜透析和 CRRT 等技术，名师出高徒，这个平均年龄仅有 29 岁的年轻科室在先后两位上海主任的带领下，已迈上南疆肾病领域发展的新高地。

医疗援疆以前，喀什二院肾病治疗水平落后于乌鲁木齐至少 20 年，现在，喀什二院肾病科的门诊量、透析患者数量、业务收入年增长率超过 100%，吸引了许多乌鲁木齐的患者专程赶来就诊和透析，血透机数量在南疆地区排名第八，患者数量排名第四，腹透患者排名第一。从治疗效果来看，已经达到全疆一流水准，实现了超常规、跨越式发展，创造了以前喀什医疗界想都不敢想的"病员回流"的奇迹。血透室在建成短短 2 个月就达到满额，不得不进行连续扩张以满足尿毒症患者的透析需求。

此外，喀什二院肾病科先后有 8 位医护人员到上海学习进修，肾病科 2 人考取复旦大学硕士研究生，6 人获得血透上岗证书，2 人获得腹透培训证书，1 人成为自治区肾病专科学会委员；肾病科获 4 项自治区自然科学

基金，2 项自治区多中心研究项目，1 项上海市科委项目；全疆肾病年会投稿 18 篇（南疆排名第 1），2016 年中华医学会肾脏病学分会血液净化论坛投稿 6 篇，其中有全疆唯一的 1 篇口头报告；2016 年第六届东方肾脏病学会议投稿 9 篇，4 篇壁报，其中 1 篇是全疆唯一一个获得优秀壁报奖的；2016 年中华医学会肾脏病学分会年会投稿 9 篇，其中有全疆唯一的 1 篇口头报告；2016 年美国肾脏病年会壁报 1 篇，又是全疆唯一。同时，"仁济—喀什"肾脏病研究中心的创建，通过点对点的医疗技术支持，提升了喀什地区肾病专业人才水平，推动了整个南疆肾脏病事业持续快速的发展，真正留下了一批带不走的"肾斗士"。

顾乐怡和陆任华时刻牢记援疆干部的使命，埋头苦干，无私奉献，把上海医疗的特色、先进的学科建设理念、完整的人才梯队培养方法带给了喀什，树立了"上海医生"的良好形象，让喀什老百姓享有了更好的医疗资源，也得到了全院同事的尊敬和热爱。为此，顾乐怡和整个援疆医疗队获得 2015 年"上海市模范集体"称号，顾乐怡个人获得"沪疆杯"立功竞赛"优秀建设者""2014 年度喀什二院优绩人员""最美援疆干部"候选人等一系列奖励。陆任华和整个援疆医疗队获得"光荣与力量——2016 感动上海年度人物"称号，陆任华个人获得"第八批省市优秀援疆干部人才""上海交通大学优秀共产党员"称号。

"从输血到造血，打造一支带不走的队伍"不仅是口号，还是援疆医疗队行动的坐标。顾乐怡和陆任华挑战不可能完成的任务，留下了一批带不走的"肾斗士"。他们立足岗位发挥共产党员先锋模范作用，用实干凸显医务工作者锐意创新的勇气、敢为人先的锐气、蓬勃向上的朝气，用实际行动诠释了"大爱无疆、医者仁心、敢于担当、不辱使命"的卫生援疆精神，为上海当好排头兵、先行者，为实现中华民族伟大复兴中国梦做出了贡献。

（顾乐怡、陆任华）

家书手记

一名麻醉医师的援藏手记

时间过得飞快，一年的组团医疗援藏即将进入尾声。雪域高原上的这一年经历将是我一生难以磨灭的记忆。回顾这一年的时光，有许多的感触和想法，但落笔之际又好像无从下手。

曾经有人这样说过：一个人的价值不在于他得到了什么，而在于他奉献了什么。刚到日喀则，我们的好队友赵坚医生就发生了意外，将他年轻的生命永远留在了那里。这对于还在适应高原缺氧环境的我们是一个巨大的打击，因为临行前虽然考虑到了环境的艰苦，但没有想过对生命的威胁。但是赵坚医生对平凡的工作所倾注的巨大心血，用自己扎实的业务水平默默做出的奉献，都成为我们这一年援藏的动力。在面对身体不适和工作中的挑战时，我也始终以赵坚医生的事迹鼓励自己。在即将结束援藏之际，我想对赵坚医生说："我们完成了你未完成的工作！我们作为一个集体，始终记得你！并将永远记得你！"

习近平总书记在参加十二届全国人大一次会议西藏代表团审议时，明确提出了"治国必治边、治边先稳藏"的重要战略思想。身处繁华都市的时候，我对于"治边""稳藏"都没有什么具体的概念。但真真身处藏区，看到藏区农牧民生活之艰辛，看到了不远之前国内外敌对势力挑拨煽动暴乱给百姓生命造成的威胁和对生活生产带来的影响，看到了国境线上剑拔弩张的紧张形势，体验了驻守边关的解放军指战员简陋驻地和潮湿的帐篷，我才体会到总书记的高瞻远瞩，体会到国家和各省市倾其所有，全力援藏的伟大意义，面对巍巍国门，更为自己有生之年能参与其中而感到骄傲。

作为一名麻醉科医生，我觉得援藏，一是以自己的医学知识服务藏区各族患者，让疾病的脚步因为我们的努力而远离；二是将自己的技术、知识传授给身边的藏区医生，让大家能有更全面的医学视野，更全面的医学技能。虽然，在几批次援藏医生的共同努力下，我们朝着这两个目标有了明显的接近，但受制于环境因素、硬件欠缺、人员综合培训不足，这两个目标都远未达到。我们相信随着后续援藏医生和当地医务工作者的不懈努力，藏区医疗水平终会达到与全国发展同步甚至超越。工作之余，和当地医生一起过当地特有的林卡（过林卡，相当于野炊，编者注），品尝当地特色的食物和充满粮食香气的自制青稞酒，载歌载舞中，与当地医生之间有了更深的了解与信任。我想民族之间的信任与沟通，将是我们各族同胞共有的收获，将是民族和谐和稳定的坚强基石。

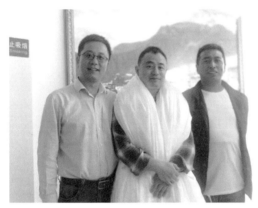

第四批与第五批组团式医疗援藏，麻醉科队员罗兴晶（左）、
周仁龙（中）交接，并与当地麻醉科主任边巴旺堆（右）交流

一条条哈达所承载的希望与祝福，我都深深藏在心底。接过援藏的接力棒，我要认真努力地跑好自己这一程，把这沉甸甸的一棒交到下一位援藏兄弟手中。

援藏生活是短暂的，也是充实的；是一份经历，更是一种历练。下乡巡回义诊是"组团式"援藏医疗队援建工作的重要组成部分，对加强西藏偏远地区疾病普及认识以及增进国防戍边有着非常重要的意义，通过义诊活动，能为藏区人民提供更多的医疗服务，把党和政府的温暖、把优质的医疗服务送给更多的日喀则市农牧民群众和边防人员。每次巡回义诊，单程都要经历数小时，甚至一天的颠簸，虽然一些县乡的道路有了很大的改善，但亲历之后才能体会西藏的"大"和西藏道路的"难"，数次看到山崖边被冲断的路，数次看到滑出路面等待救援的车辆。但下乡巡回义诊的间歇，也让我们有机会深入田间地头，对当地的百姓、当地的驻军有深入的接触和了解。高原空气是稀薄的，但高原儿女的情怀是宽广的。热情的招待、欢乐的互动，有时候歌声和微笑是比语言更好的交流。

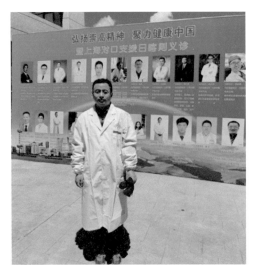

参加医院义诊活动后留影

在后面义诊医生的介绍板上，有许多再次从上海特意赶来的，曾经的援藏医生。他们是我的前辈，是我的援藏兄弟，更是我敬仰和学习的楷模。每个人都曾为了脚下这片土地，奉献了青春中美好的一段时光。每个人都为了藏区的医学发展，贡献了自己的一分力量。

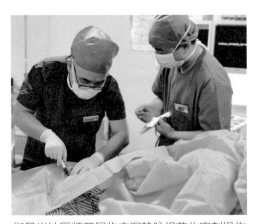

指导当地医师开展临床深静脉规范化穿刺操作

程宁波是我带教的学生，毕业后他带着对藏区的向往来藏工作。虽然工作仅有 2 年余，但目前基本掌握日喀则市人民医院日常开展的各类手术的麻醉操作和围术期管理。他的勤学好问也给我留下了深刻的印象。

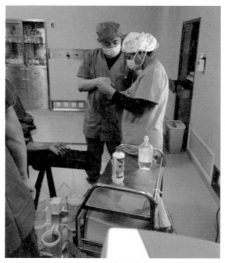

指导达珍进行危重病患者围术期麻醉管理

达珍是我带教的学生，作为一名藏族医生，她能够在照顾好学龄前女儿，并怀第二胎的情况下，依然每天准时上下班，认真进行麻醉操作，及时和科里其他同仁交流麻醉心得，特别是危重手术患者的麻醉管理。通过不懈的努力，目前能够独立完成各科常见手术的麻醉实施。

2020 年 5 月 27 日 11 时，珠峰高程测量登山队 8 名攻顶队员成功登顶珠穆朗玛峰。此时，距离 1960 年中国人首次登顶珠峰，已过了整整 60 年。有幸和医疗队其他队员一起为这次珠峰高程测量登山队和工作人员提供医疗保障。国测一大队队长给我们介绍国测一大队的光荣历史和时代使命，那黝黑的脸庞和与年龄不相符的沧桑，是国测队员无言的骄傲和永远的勋章。珠峰脚下，队长带领党员重温了入党誓言，令所有人铭记于心，也让我每每回想起都为之兴奋和鼓舞。

在结束这份手记的时候，我要感谢大后方的医院领导同仁，在人手紧张的时候克服困难，给予我坚强的支持；也要感谢我的父母和妻子，给予我精神上的支持，让我在藏区的工作无后顾之忧。

（周仁龙）

附属新华医院

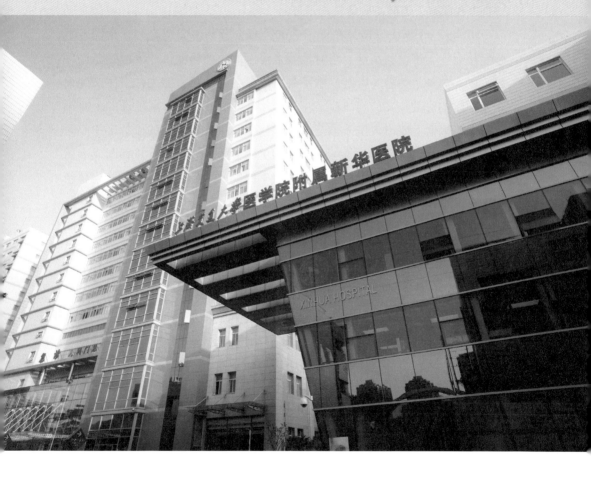

大爱无痕，帮扶无私

人民的城市，人民的医院。新华医院从建院的第一天起，始终心怀"爱民惠民，守护健康"的坚定初心。在 60 多年的发展历程中，新华医院伴随着中国社会主义建设和改革开放的步伐，从无到有，从弱到强，经历波折、起伏，一直紧跟党和国家的建设目标坚定前行，在脱贫攻坚的路上，新华一直走在前端，走向需要帮扶的地方。

20 世纪 50 年代中期，在全国性的公私合营基本完成之后，全国上下掀起社会主义建设的高潮。当时地处上海东北角的杨浦工业区医疗条件落后，工人众多，急需一所医疗水平高、学科门类齐全，能为社会主义建设保驾护航的医院。1957 年 12 月，正在为筹建新医院而寻觅院址的上海第二医学院根据上海市人民委员会的通知，正式接收建设中的榆林区中心医院，并将其命名为新华医院。1958 年 10 月 4 日，中华人民共和国成立后上海市自行设计建设的第一家综合性教学医院——上海第二医学院附属新华医院正式开业。

自 1975 年起，新华医院医疗援助的足迹遍布万里之遥的摩洛哥，邻国老挝和我国云南、新疆、西藏、海南等地区，助力新疆喀什二院、西藏日喀则人民医院"创三甲"，倾力打造的"新华–崇明区域医疗联合体"，为中国公立医院改革提供了一个可复制、可推广的医联体"上海"模式。

数十载不变援助情谊，树立负责任大国国际形象

1975 年，上海市人民政府受国家卫生部委托向摩洛哥派遣医疗队。1975 年至今，新华医院先后派出 22 批，共计 84 人次赴摩洛哥进行医疗援助。援助地点包括摩洛哥境内的萨达特（共计 10 批）、阿加迪尔（共计 6 批）、梅克内斯（共计 2 批）、萨菲（共计 1 批）。每批援摩医疗队服务周期一般为两年。

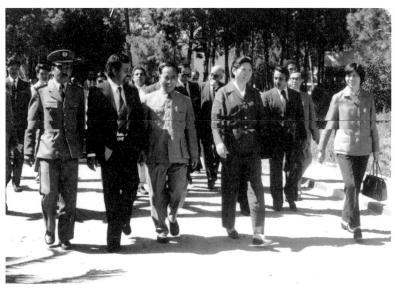

1975 年，陈慕华副总理慰问新华医院赴摩洛哥医疗队

十年一日持续援助，克服万难治疗救人

1975 年 9 月，新华医院首次承担援助摩洛哥医疗服务，陆汉明、周德芳作为首批医疗队成员参加赴摩洛哥萨达特医疗队。在摩洛哥萨达特省，霍乱、伤寒等烈性传染病大肆流行，医疗队员们在那里治愈了无数患者，受到当地政府和人民的高度赞扬，为祖国赢得了荣誉。其间，还有医疗队员赴梅克内斯、萨非等医疗点。

1975—1995 年，新华医院共向萨达特派遣十批医疗队员。其中安世源获全国优秀援外医疗队队长、单根法、关建敏、陆美玲参加的第九批医疗队获卫生部先进集体。

1997 年 3 月起，新华医院赴摩洛哥医疗队的工作点设在阿加迪尔哈桑二世医院，该院是拥有 600 多

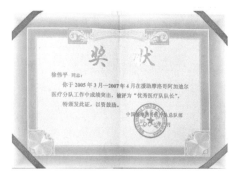

荣誉证书

张床位的综合性医院，医疗设施简陋、匮乏。阿加迪尔地区每年都有大量因煤气罐爆炸和电击烧伤的患者，有些患者不但烧伤程度重，而且面积广，

重度和特重度烧伤的患者达到近 20%，因药品和当地医院治疗条件有限，救治难度很大。为了挽救这些患者的生命，当地人会首先把患者送到哈桑二世医院，新华医院派驻当地的医疗队员多次出色地完成抢救任务。

2006 年 7 月，第六批阿加迪尔医疗队队长徐伟平作为医疗队代表，受到了在摩洛哥进行国事访问的国家主席胡锦涛的亲切慰问，胡主席高度评价了医疗队员所做出的成绩。

医疗就是民间的外交使团，政治责任时刻牢记心上

援摩医疗队历来是中国驻摩洛哥使馆的一张响亮名片，这一成绩的取得是 40 多年来几代医务工作者和管理、翻译、后勤等诸多岗位工作人员通力协作，不断有所作为而取得的成果。往小了讲，医疗队是传播两国友谊的"民间外交使团"；往大了讲，医疗队则是实践和履行党的外交战略、路线、方针的一个基层组织。所以，援外医疗队与国内省际援助的医疗队相比，需要有更加强烈的政治责任感和外事使命感。

在摩洛哥工作，医疗队员的业务水平、职业素养、医德医风往往能够影响到当地的群众、医院同事、官方机构对于中国人乃至整个国家形象的认识和判断。援摩医疗队员在工作中，在与摩洛哥民众的交往中，都能自觉地维护中国医疗队的形象，维护中国人的形象，维护中国的形象。党员同志更是在各自科室中，在各自的岗位上能展现娴熟的临床业务水平、领先的临床业务技能和开阔的医学视野，让摩洛哥同事们刮目相看。而在职业素养和医德医风上的表现，援摩队员完全配得上"勤劳、认真、负责、真诚、善良"这样的字眼，因为这也正是摩洛哥患者对他们的评价。

此外，援摩医疗队在国外也代表着我们党的形象。同摩洛哥民众交往，难以绕过宗教信仰、政治观点等方面的差异，甚至经常有摩洛哥人向队员宣扬伊斯兰教教义并意欲通过各种方式拉拢医疗队员加入伊斯兰教。我们的党员同志并不隐晦自己共产党员的政治身份和无神论的世界观，同时又有礼有节地表达我们党对宗教和宗教信仰者的理解和包容，很好地展现了共产党员的坚定信仰和正直、诚实、光明磊落的风格，又不失国际交往的礼节。

援摩医疗队中的入党积极分子正是在使馆党委、总队临时党总支和分

队临时党支部、党小组的关心、引领下不断成长进步，趋于成熟的。部分队员以援摩医疗队员的身份向临时党组织重新递交了入党申请书。临时党总支通过直接指派或委托分队临时党支部、党小组指派联系人，密切把握入党积极分子的思想动态，引领他们不断进步。临时党总支还专门建立了入党积极分子微信群，克服了空间距离上的分隔，将来自不同分队的入党积极分子聚拢在一起，经常学习、讨论时事政治和政策文件，阐解各种疑问和困惑，并指导他们了解加入中国共产党的组织程序，实际上起到了党章学习小组的作用。在入党积极分子离任回国之际，使馆党委和临时党总支特地对他们两年的表现进行了总结、评价和证明，并专门正式致函国内派出单位、领导单位的党组织，移交"入党积极分子考察、联系表"，对进一步培养、发展提出了希望。

援摩队员们做的是以传播友谊为要务的医疗援助工作，即通过娴熟的临床业务水平、领先的临床业务技能和开阔的医学视野救治患者，让当地医务人员和患病群众逐步了解国内医疗卫生事业的现况，逐步了解代表中国临床一线中坚技术力量专家的业务水平和敬业精神，并将各自专业的某些强项和亚专业特色传习给当地医务人员。

医疗队员在援外工作期间还经常利用业余时间参与当地的义诊活动，多次深入城市社区、偏远乡村、贫困地区学校甚至监狱等地，为在摩华商和当地困难群众、群体送医送药，拓展了中国医疗队的工作范围，展现了中国医疗队的良好形象，取得了较好的社会效益。

援摩队员除了利用日常工作和义诊以实际形象宣传、扩大中国医疗队在摩洛哥群众中的影响力之外，还充分利用各种媒体，撰写、发表各种文体的稿件，直接记录、宣传中国医疗队、临时党支部的工作情况和工作成效。还多次接受摩洛哥国家电视台等当地媒体采访，提升了我援摩医疗队、中国卫生医疗行业、中国政府和中国人民在摩洛哥群众中的形象，取得了较好的社会效益。

援摩医疗队成员之间亲如一家。大家在一起度过两年，700 多个日夜，不是亲人却早已胜似亲人。队长、支部书记会经常关心队员的健康，倾听他们的心声，利用节假日包括传统节日和护士节、妇女节等特殊节日组织聚餐来提高队员的存在感和幸福感。党员会带头帮厨以减轻厨师工作量，同时调节饮食风味,稳定队员的情绪。大家在集体生活中找到了另一种乐趣,丰富了业余生活,在一定程度上缓解了队员的思乡之情,为全方位开展援摩医疗工作铸就了一个强有力的支点。

以青春之名,赴中挝之约

由共青团中央、商务部和中国青年志愿者协会联合启动的"中国青年志愿者海外服务计划老挝项目"是中国向海外派遣青年志愿者的首个项目。

2003 年 1 月,自共青团上海市委、上海青年志愿者协会受团中央、商务部、中国青年志愿者协会委托承办"中国青年志愿者海外服务计划老挝项目"以来,新华医院陆骅(第一批)和陈磊(第六批)两位医师相继奔赴老挝国防部下属的 103 医院进行医疗援助。

援助老挝期间陆骅为老挝患者实施了 57 台重大手术或难度较大的手术,包括关节内骨折、半月板切除、关节镜等,为很多老挝百姓带来新生。在挝期间,陆骅不仅高质量完成多台手术,还利用空余时间根据在国内的经验为老挝医生授课,制作了大量的幻灯片,将一些资料翻译成英文,并给他们推荐一些先进的治疗方法。

陈磊在志愿服务期间,共完成手术 70 余例,成功进行了多例肠癌、胃癌等难度较大的手术,抢救了多例胃大出血、严重枪伤、肠漏、感染性休克等危重患者,门急诊 50 多例,为患者换药 100 多例,他出色的工作赢得了 103 医院院长与政委的高度评价。2006 年 11 月 20 日,正在老挝进行国事访问的国家主席胡锦涛亲切看望了包括陈磊在内的第六批中国上海青年志愿者赴老挝服务队全体队员。

精准帮扶、同质管理,全力打造区域性医疗中心

2009 年 1 月,根据上海市区域卫生规划"5+3+1"医疗服务工程建设要求,新华医院全面负责崇明三级医院创建工作,经过三年的努力,新华崇明分院成功升级为三级医院。2011 年 4 月,"新华 – 崇明医疗联合体"在崇明启动建设,并成为全国首批区域医联体试点,其主要致力于医疗资源整合、改变居民就医模式,努力实现"小病到社区、大病不出岛、康复回社区"。

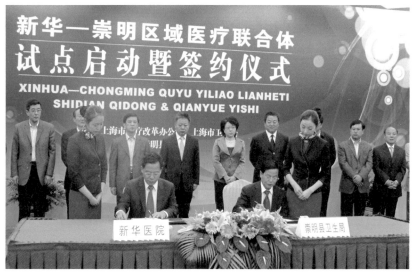

2011 年 4 月，新华－崇明区域医疗联合体成立

2018 年 1 月，崇明在全国率先试点"以健康为中心"的紧密型新华－崇明区域医疗联合体建设，由新华医院牵头，积极探索医联体的管理模式、分级诊疗模式、医疗保险支付模式和健康管理模式创新，促进优质资源下沉，强化基层医疗服务，提高医疗资源的总体配置和利用效率，为 70 万崇明群众提供更加优质、安全、有效、便捷的卫生健康服务。

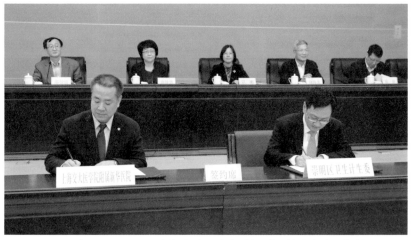

2018 年 1 月 10 日，上海市人民政府举行"以健康为中心"的
新华－崇明区域医疗联合体试点启动暨签约仪式

新华医院援崇这些年来，推动了新华 – 崇明区域医疗联合体形成"医疗、教学、科研、健康管理"四位一体的发展格局。新华 – 崇明区域医疗联合体一体化管理、同质化发展的改革模式得到国家卫生健康委的充分肯定和高度评价。

对接患者之需汇集资源，构筑崇明区域医疗高地

新华医院崇明分院在新华医院一体化管理战略指引下，整合市、区两级医疗资源，凭借新华医院常驻专家形成的"磁石效应"，对接患者之需，向下辐射社区卫生服务中心，向上与新华医院对接，服务半径辐射崇明三岛，为崇明区域性医疗中心建设奠定了坚实的基础。2019 年新华医院崇明分院的门急诊人次达 120 万，比 2018 年增长 1.3%；出院人次 4.42 万，比 2018 年上升 3.2%；手术人次 1.33 万，比 2018 年上升 19.6%。各项预算指标运行势态良好。

借助学科集群和品牌学科建设，打造区域急危重症诊治"三大中心"

对标上海市区域医疗中心建设标准，新华医院在崇明分院实施学科集群和品牌学科建设，并形成胸痛中心、卒中中心、创伤中心等学科集群。2019 年 4 月，胸痛中心获得国家认证许可，成为崇明区唯一一家国家标准版的胸痛中心。2020 年 10 月完成房颤中心现场认证，有效规范了临床房颤管理，提高了早期诊断率。目前一年治疗 1300 人次以上，年急诊 300 余人次，急诊患者从接诊到开通血管时间平均 54 分钟，急性心梗死亡率低至 2.2%。2019 年 1 月启动建设卒中中心，构建"预防—干预—救治"三级服务网络。全年卒中中心治疗人次同比增加 370%，介入治疗人次同比增加 240%。倾力打造区域急危重症诊治的"三大中心"，承担区域内居民常见病、多发病诊疗以及急危重症抢救任务，强化整合性、连续性的医疗服务，实现了岛内百姓就近、就便就医。

探索"5G+ 医疗"远程应用，破解分级诊疗体系瓶颈

为破解崇明地广人稀、医生资源匮乏的困境，新华医院在崇明分院积极探索"5G＋医疗"的应用，总院与分院共建形成影像、临床检验、心电三个诊断中心。自 2013 年运行以来，已提供放射诊断 34.09 万人次、检验诊断 118.04 万人次，心电诊断 45.89 万人次。三个诊断中心在提高检验检查质量的同时，实现了检验、检查结果区域内互认，降低了老百姓就医负担，方便了百姓就医。通过 5G 网络，试点救护车与新华医院崇明分院信息实时互联，实现院前、院内救治无缝衔接，大大缩短了抢救响应时间。通过 5G+AR、VR 技术，试点专家远程诊疗、移动查房等，让上级医院优质资源虚拟下沉，助力破解分级诊疗体系中诊疗连续性不够、患者下转难的瓶颈。区域 5G 超声诊断中心建设项目已在新华医院崇明分院试点运行。

开展专科专病联盟建设，提升区域医疗综合诊治能力

持续投入开展专科专病联盟建设，促进优质医疗资源在新华－崇明区域医疗联合体内的流动共享。目前，儿科专科联盟、口腔专科联盟、肝胆外科专科联盟、甲状腺疾病专病联盟、糖尿病专病联盟、慢阻肺专病联盟、贫血性疾病专病联盟已陆续成立并正常运转。2019 年糖尿病专病联盟在崇明区成立了首个区域"国家标准化代谢性疾病管理中心"（MMC），目前有 6 家社区卫生服务中心建成基层 MMC，构建了崇明区 1+X 的 MMC 糖尿病管理新模式。2020 年 5 月新华－崇明区域医联体基层糖尿病诊疗培训项目顺利启动，首期培训 18 家社区 45 名骨干医师参加学习并通过考核，为夯实双向转诊分级诊疗的基础能力提供技术支撑。2020 年 7 月 17 日，新华－崇明区域医疗联合体肝胆外科专科联盟举行年度会议并举行专科联盟专病大讲堂及病例讨论会，切实提升了崇明区各级医疗卫生机构在肝胆外科疾病健康的监测、诊断、风险评估、早期干预、治疗，长期随访等方面的综合服务能力。

引导优质资源延伸下沉，做实社区医疗精准帮扶

新华医院通过区域医疗联合体建设将优质医疗资源延伸下沉至基层社区，提升基层医疗服务能力，惠及崇明地区更多的百姓，为他们的身体健康保驾护航。自 2012 年起，新华医院指导崇明分院开启对 18 家社区卫生服务中心的对口支援，每月安排专家下沉社区坐诊指导；筛选 6 种常见病、多发病作为试点，在社区为居民提供综合、连续、全程的健康管理服务；上门为崇明地区的残疾人居家康复服务需求进行评估，并通过人员培训和硬件支持等持续推进社区康复学科建设；每年在社区举办多场义诊和科普活动，为居

民普及医学常识和健康理念，倡导健康生活方式，引导群众科学就医。

统一指挥科学防控，筑牢新冠肺炎疫情安全防线

在新冠肺炎疫情期间，新华医院崇明分院作为崇明区最大的医疗机构，被确定为新冠肺炎定点收治医院。新华医院充分发挥帮扶作用，总院、分院一盘棋，统一布置，统一指挥，统一管理，每天督导，顺利通过疫情防控和复工复产"双重大考"，确保了崇明确诊病例的零漏诊，确保了医院零交叉感染，确保了医护人员零感染，被评为"上海市抗击新冠肺炎疫情先进集体"。

此外，新华医院崇明分院依托新华医院临床研究中心，承担多项国家级或市级重大科研专项，强化临床、科研、教育核心功能，提升综合服务能力，推动健康上海建设。在医疗管理创新方面，新华医院牵头新华－崇明区域医疗联合体在全区卫生系统率先探索实施医用耗材集中采购，让百姓就医享受更多实惠。

2018年，新华医院"建设区域医疗联合体，为老百姓提供家门口的优质医疗服务"获得首届"上海医改十大创新举措"。2020年3月，新华医院崇明分院被认定为上海市首批（22家）区域性医疗中心建设单位，将打造全新的高质量的区域医疗中心。2020年11月20日，上海交通大学医学院附属新华医院崇明分院获评"第六届全国文明单位"。2020年12月29日，新华医院长兴分院启动试运行，彻底改变了崇明区长兴、横沙两岛内无综合性公立医院的历史局面。未来，新华医院将继续坚持科学帮扶、高效支援，为崇明百姓谋求更多健康福祉，为健康崇明一路领航。

十余载组团式精准援滇，打赢脱贫攻坚战

为坚决贯彻国家扶贫攻坚战略，落实上海市委、市政府有关对口支援工作的指示精神，新华医院积极响应卫生部和上海市卫生计生委的统一部署，克服种种困难，于2010年3月与云南省保山市龙陵县人民医院（以下简称龙陵县医院）正式签订协议，建立了长期对口支援关系。

2010年4月初，在全志伟副院长的护送下，新华医院由麻醉与重症医学科江来（医疗队长）、医务管理处蒋红丽（临时党支部书记）、普外科顾钧、骨科王栋梁和妇科张荣荣组成的首批医疗队赴龙陵县医院开展对口帮扶工

作。由于工作成绩突出，在2010年8月卫生部在龙陵举行的第一次全国援滇工作交流会上，新华医院是唯一一家被指定就对口支援工作进行专题汇报的医疗机构。

10年间，新华医院顺利完成20批队伍的换防，累计向受援医院派出100名临床、医技、护理、管理等骨干，基本涵盖了所有专业，契合受援医院的现状及需求，并向重点发展学科偏斜，开展各项帮扶工作，逐步帮助受援医院完成重点学科建设和骨干培养中长期计划。10年来，医疗队共诊治门急诊患者2万余人次，参与疑难及危重病抢救讨论800余次，开展各类学术讲座900余次，开展示例手术近3000台次，带教年轻医师59名，培养学科带头人16名，建成3个省级临床重点专科、4个市级临床重点专科和2个省级补短板建设项目，新建7个学科和5个特色专科，新华医院免费接收进修人员100多名。医疗队通过开展教学查房、手术示教、业务培训、学术会议、科普讲座、病例讨论、"三基"培训，以及因地制宜开展新技术、送医下乡巡回医疗、举办继续教育班、申请研究课题等多种形式，加强医务人员的专业技术训练和能力素质建设，培养他们科学的治疗理念，全方位帮扶提高受援医院医、教、研水平。2012年9月新华医院被评为全国城乡医院对口支援工作先进集体。

精心统筹谋划，把好对口帮扶"航船舵"

"授人以鱼不如授人以渔"，新华对口帮扶一直秉承要培养一支"带不走的医疗队"的指导思想，医院领导十余次实地开展基线调研和指导，并针对受援医院实际需求精心选员组队，力求精准帮扶。

专科组团式帮扶。2010年帮扶伊始，双方以解决多发疾病和重点人群健康问题为切入点，"补短板、强弱项、打基础"，确定"专科组团式帮扶"举措，连续派驻管理、儿科、妇产科、普外科等学科的专家，帮助新建儿科，扶持妇产科、普外科、内科等科室。儿科、妇产科、普外科在连续得到6～7批专家帮扶后顺利获得省级临床重点专科建设项目。

多学科组团式帮扶。2018年5月起，双方围绕县级医院提质达标、五大中心建设等，"重急救、提质量、建特色"，由麻醉、重症、手术科室专家组成医疗队，实施"多学科组团式帮扶"模式，有效提升了龙陵县医院急危重症救治能力和手术科室学科建设水平，重症医学科发展迅速，麻醉水平明显提高，三、四级手术增长幅度达 34%。2019 年通过了省级卒中中心、胸痛中心验收。急诊医学科、呼吸内科成功获得省级补短板临床重点专科建设项目。

延伸帮扶。建立"上海交通大学颅神经疾病诊治中心云南分中心"，将新华医院优质医疗资源下沉到龙陵县。普外科和神经外科团队定期到龙陵开展帮扶工作，形成帮扶长效机制。2019 年"上海新华医院远程会诊中心"

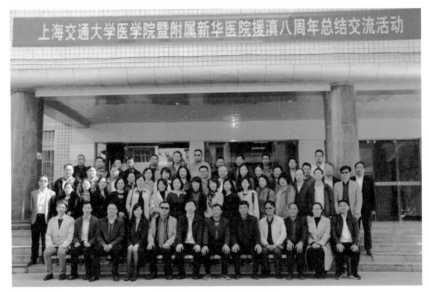

援滇八年总结交流合影

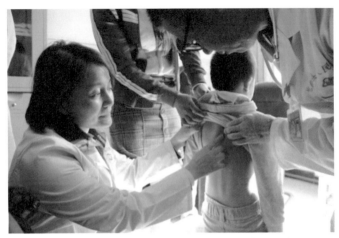

附属新华医院援滇医疗队员对先心患儿术后回访

的成立，不仅从时间、空间上缩短了龙陵县人民群众与上海医疗专家之间的距离，让龙陵及周边群众更便捷享受到上海优质医疗资源，也为龙陵县人民医院搭建了一个很好的学习交流平台。同时医疗队走出县域，到相邻德宏州人民医院、保山市五县区各医疗机构进行交流指导、专题讲座培训等，扩大了龙陵医疗卫生事业的辐射力和影响力。每批医疗队均参加送医下乡巡回医疗，组织开展大型义诊，足迹踏遍全县 10 个乡镇。多次组织捐款、助残、教育资助活动，2012 年医疗队资助龙陵县 15 名贫困家庭先心病儿童接受手术治疗恢复健康，2016 年医疗队资助 2 名贫困学生完成高中学业，落实上海市政府 150 万元的医疗设备捐赠，并为龙陵县最偏远的木城乡卫生院协调捐赠救护车一辆，2017 年医疗队员王中川以个人名义协调捐赠 25 台电脑给镇安镇北小学。

精准聚焦发力，唱响帮扶工作"主打歌"

对口支援不仅要"输血"，更为关键的是"造血"。10 年来，医疗队以理念先行提升医院管理，着眼长远、多管齐下，开展临床技术和医院管理指导，推动受援医院可持续发展。

新华医院对口支援行动开展以来，受援医院人才培养成效明显。通过创新人才培养机制，制定导师制培养制度，采用"一带一"导师制进行手把手带教；免费接收龙陵县医院人员进修培训，根据当地医院的实际情况及要求，挑选经验丰富、带教能力较强的医务人员进行一对一带教，确保进修人员能够学有所得，学有所成。通过多年持续不断努力，为受援医院培养了一大批优秀的学科带头人和专业技术骨干。

此外，受援医院学科建设稳步推进。10 年帮扶，龙陵县医院从仅有的 6 个临床科室发展到 17 个临床科室，获得 3 个省级临床重点专科（妇产科、儿科、普外科）、4 个市级临床重点专科（眼科、儿科、普外科、泌尿外科）和 2 个省级补短板建设项目（急诊科、呼吸内科），新建儿科、五官科、理疗科、疼痛科、肾内科、重症医学科、中医科，细化内科、外科分科，结合当地多发病和常见病，新建皮肤专科、疼痛专科、糖尿病专科、胃肠镜中心、视光中心等多个特色专科，普外科发展肝胆外科、胃肠外科两个亚专业，各学科建设稳步推进。

援助综合效益日益显现。医疗队通过提升管理理念、培养技术骨干、因地制宜开展适宜技术等提升受援医院医疗服务水平,脚踏实地落实对口帮扶任务。2018 年龙陵县医院通过云南省卫计委县级公立医院提质达标验收专家组验收。2019 年龙陵县医院被列入全面提升县级医院综合能力第二阶段县级医院名单。龙陵县医院各项综合满意度达 96% 以上,社会效益不断提升,基本实现了边疆群众 90% 的患者留在县域就诊的医改目标。

新华医院坚持精准帮扶,填补受援医院多项空白。例如,建立产前检查制度,使龙陵县医院成为保山地区第一个建立正规产检制度的县级医院;在龙陵县初步建立儿童先天性心脏病筛查制度、帮助龙陵县医院建立新生儿重症监护室(NICU)等提升当地妇幼医疗服务能力;指导发表了龙陵县医院首篇 SCI 论文;组织龙陵县医院首个县、市继续教育班等。

援助期间,受援医院除了在医疗技术方面飞速发展,医院文化也是硕果累累。作为龙陵县医院核心竞争力的体现,新住院楼的落成、各种先进医疗设备的引进使用极大改善了患者就医条件,医疗队参与医院院徽设计和启用、白求恩雕像的树立以及组织各种纪念活动、技能竞赛等,显著增加了医院职工的凝聚力;成立"糖尿病医患俱乐部",创新医患管理模式,延伸了医院文化内涵。

通过 10 年的对口帮扶,当地医疗卫生事业快速发展,整体医疗服务水平显著提升。受援医院从医院管理、医疗技术、诊疗规范等各方面取得了明显成效。帮扶期间,龙陵县医院晋升为二级甲等医院。2019 年龙陵县医院的门急诊量、住院人次、手术人次等医疗核心业务指标均比 2009 年有大幅度提升,门诊人数由 5.8 万人次增至 23.67 万人次,增长 304%;住院患者数由 5470 人次增至 2.04 万人次,增长 278%;年手术人次增长 881%;年医疗收入增长 595%。10 年帮扶,有效提升了龙陵县医院医疗服务能力和当地百姓健康水平,为助力脱贫攻坚,贡献了新华人的智慧和力量。

东西部地区省际医院对口支援是我们健康中国梦的重要举措。作为大型公立医院,对口支援是新华医院义不容辞的社会责任和公益性的具体表现。新华医院将一如既往地真抓实干、全力以赴完成对口支援各项任务,将先进的技术、管理理念带到边疆,造福当地百姓!

情系天山，全面提升新疆喀什二院医疗服务能力

多年来，新华医院党委高度重视脱贫攻坚工作，按照上级援疆工作的具体要求，周密组织，精心安排，结合医院实际情况，先后共派出援疆医疗队7批16人次，白强等一批综合素质好、专业技术强的医疗和管理专家参与了援疆工作。

统筹协调"五个中心"，打造南疆医学中心

2012年7月，时任新华医院副院长的吴皓教授，受上海市委、市政府委托，作为第七批援疆干部、医疗和管理专家，担任"喀什二院重点学科建设项目"负责人，统筹协调上海多家三甲医院对口支援喀什二院重点学科群建设，使喀什二院成为南疆地区最好的医院之一，将之打造成南疆的医学中心。两年间，新华医院援建的"喀什地区新生儿听力筛查中心及听力障碍诊治机构"正式成立，成为南疆地区唯一一家听力障碍诊治中心。时任上海市委常委、市委秘书长尹弘一行前往新疆喀什调研时，专程视察了新华医院对口支援新疆喀什地区聋儿康复工程，对新华医院给予了高度评价和充分肯定。吴皓教授因在对口支援中的出色表现，荣获了上海市政府授予的"上海对口支援与合作交流工作先进个人"称号和中共新疆维吾尔自治区委员会授予的"第七批省市优秀援疆干部人才"称号。

全面投入三甲创建，打造"组团式"援疆新模式

2013年底，时任新华医院副院长吴韬接过了援疆的接力棒，成为第八批援疆干部，临行前他得到上海市委书记韩正，市委副书记、市长杨雄等市领导的会见。吴韬作为上海援疆前方指挥部党委委员、上海援疆医疗队领队、喀什二院院长，带领队友们讨论学科建设、开展科室调研，无数次召集全院科主任集中培训、补短板、建学科、填空白，一批新学科"拔地而起"，一批"老学科"从弱变强。

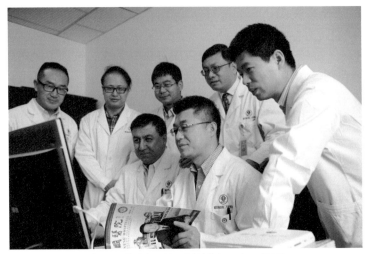

喀什二院院长吴韬（前排右一）工作照

2015 年 1 月，在他带领的援疆团队倾力协助下，喀什二院以自治区所有参评医院第一名的成绩顺利通过三级甲等医院评审。他作为重要的执行者之一，探索形成了医疗人才"组团式"援疆新模式，全资源整合、全方位援建、全身心投入、全过程管理，全面、深入、持续帮扶喀什，支援新疆，用科学与规范为当地百姓健康筑起一道道屏障，为当地打造出了一支带不走的人才队伍。他本人荣获自治区级和喀什地区级第八批省市优秀援疆干部人才、自治区民族团结进步优秀共产党员、新疆 60 周年卫生计生系统杰出管理英才、上海市"光荣与力量——感动上海年度人物"、上海市五一劳动奖章；带领的医疗队荣获上海市重大工程立功竞赛优秀集体、上海市模范集体。

践行初心脱贫攻坚，打造"8+1"沪喀医疗惠民线

2020 年 3 月，新华医院周斌作为上海市第十批援疆干部人才奔赴新疆喀什，担任医疗队队长，出任喀什二院党委副书记、院长。

他带领团队成员始终聚焦受援地的常见病、多发病、疑难杂症及受援地群众的就医需求，充分依托上海优势医疗资源，协调组织上海九家著名的大型三甲医院与喀什二院携手打造心血管疾病诊治中心、消化系统疾病诊治中心等 8 个临床医学中心，和瑞金医院、喀什二院联合成立实验研究中心，形成上海三甲医院扶持喀什二院的"8+1"沪喀中心模式。将国内最先进的医疗理念和技术源源不断地引入喀什二院，让喀什乃至南疆的各族人民群众在家门口就能享受到优质医疗资源的服务，将"组团式"医疗力量下沉到县乡村，组织开展"健康下基层、医疗惠民生"的大型义诊和"民族团结一家亲"活动，为当地各族人民群众提供优质的医疗服务和专业的健康咨询，展现出上海援疆人的风采。

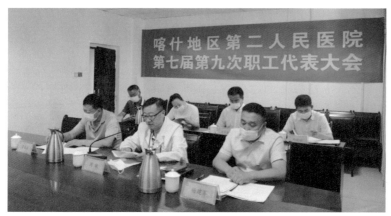

周斌（前排中）在喀什地区第二人民医院开展工作

自喀什地区出现新冠肺炎疫情以来，周斌更是和援疆医疗队员们一起坚守临床一线岗位，周密组织，精心安排，结合当地医院实际情况，全面负责并顺利推进新冠肺炎疫情防控工作。在喀什地区新冠肺炎疫情防控急需核酸检测支持的关键时刻，及时与新华医院沟通。在他的统筹协调

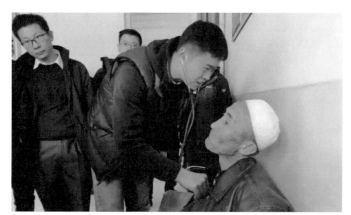

张俊文（中）所在的援疆医疗队到叶城县伯西热克乡卫生院开展义诊，
为风心病老汉体检

下，新华医院第一时间派出核酸检测队伍，有力支援当地疫情防控，为赢得新冠肺炎疫情防控攻坚战作出重要的贡献。

近年来，新华医院陆续选派了多名医疗和管理专家援助喀什二院建设，围绕医院管理、临床诊疗、学科建设、教学科研、人才培养等各方面，全面深入地帮扶喀什二院提升综合诊疗能力和管理水平，推动医院实现跨越式发展，提升喀什二院的医疗服务能力，受到当地群众的高度赞扬。

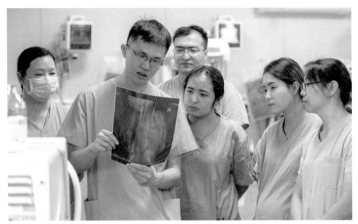

何珂骏（左二）在援疆期间，通过师徒带教形式，
向当地各级医生进行规范的查房带教

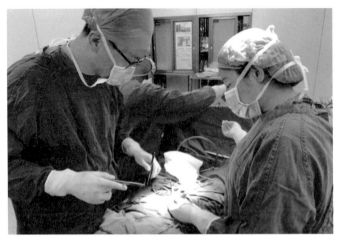

周赟（左）注重手术技术的带教和提高，带教的当地医师
已能熟练配合完成包括凶险性前置胎盘等高风险手术

　　其中周赟医生更是与新疆的医护人员结下了深厚的情谊，在援疆一年半后，要求继续留任。他把上海的危重孕产妇诊治管理经验成功地带到喀什，参与抢救成功了多名产后大出血等危重孕产妇；他在救治的过程中注重多学科合作，有效地提高了抢救成功率，也为当地进一步开展危重孕产妇救治中心的工作打下了良好基础。

　　长期以来，新华医院不遗余力地全面支持上海组团式医疗援疆工作，得到了各级部门的肯定和认可，近期还收到了上海市对口支援新疆工作前方指挥部的感谢信。

援疆指挥部发给新华医院的感谢信

"红色细胞"迸发脱贫攻坚力量，担当作为造福一方百姓

　　1998年5月17日，新华医院李明磊作为第二批援藏干部奔赴西藏，担任日喀则市卫生局常务副局长、党组常务副书记，完成了日喀则市政府所赋予的各项工作任务，同时还发挥医疗业务专长，为藏区同胞防病治病、送医送药。

　　2004年5月，院长助理陈睦作为第四批援藏干部赴藏，担任西藏日喀则市人民医院副院长。日喀则是上海市援藏对口支援地区，上海的援藏资金主要集中在教育、医疗卫生领域。2005年7月24日，由陈睦具体负责的上海市援藏项目——日喀则制氧厂竣工使用。这家制氧厂是后藏地区首座大型制氧厂，在投产之后年生产能力可达1万瓶氧气。竣工是日下午，正在西藏学习考察的上海市委副书记、市长韩正和上海市人大常委会主任龚学平、市委副书记王安顺等领导慰问了陈睦。

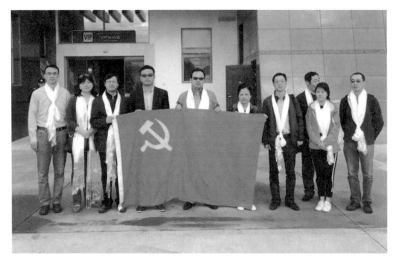

刘颖斌主任（左五）、龚伟主任（左一）带队到日喀则人民医院进行学术交流

2015 年，作为西藏脱贫攻坚重要举措之一、日喀则市人民医院"创三甲医院"的接力棒落在了时任医院党委书记张浩手里。考虑到普外科业务量一直处于医院榜首，为促进科室发展，张浩邀请时任新华医院普外科主任刘颖斌同志来院指导工作。刘颖斌同志欣然接受，并多次进藏实地考察。在上级党组织部署下，自 2017 年起新华医院实行"以院包科"，在普外科党支部引领下，科室先后 5 次组织团队进藏发挥传帮带作用，传授临床技术，培养科室骨干，真正做到从"输血"到"造血"的改变，为当地留下了一支真正"带不走的医疗队"。

在日喀则奋战的日日夜夜，见证了新华医院普外科党员们对信念的坚守和无私忘我的奉献精神。

缺氧不能缺精神

"作为西藏脱贫攻坚亲历者，我深知决战决胜的艰辛，更感到万分荣幸。"参与"以院包科"任务的普外科党员赵铭宁感慨地说。2017 年正值日喀则市人民医院"创三甲"关键时刻，10 多年前患有心肌炎的赵铭宁主动请缨进藏。同事们一度非常担心，但他只挥挥手，轻轻地说："早好了，没关系。"进藏之后，赵铭宁常常喘着粗气，每晚吸氧才能入睡，但他努力克服高原缺氧各种不适，很快投入评审申报工作，并参与创建了微创治疗中心。

"我们心系藏区患者，用自己的青春和热忱，无怨无悔地践行着医者神圣的职责。"党员黑振宇这样说，更是这样做的。2018 年，刚完成援滇就进藏工作的黑振宇，为了使广大乡镇级别医疗机构人员做到持证上岗，积极开

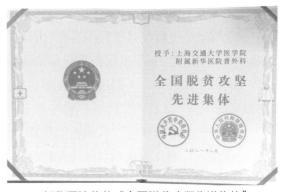

新华医院荣获"全国脱贫攻坚先进集体"

展"基层医生规范化培训"。授课初期，他讲 30 分钟就不得不休息、吸氧片刻，连续教学 5 天，每天 3 课时，从未缺席，硬是啃下了三期 50 余课的教学课程。当年团队获"以院包科"十大中心考核全院排名第二，科室获"突出贡献科室"荣誉称号。

不是"亲人"胜似"亲人"

王雪峰是新华医院普外科党支部书记，带领着党支部始终牵挂着援藏党员专家，并通过实际行动慰问照顾党员家属，让他们解除各种后顾之忧。2017 年，援藏中的赵铭宁，爱人因病要在上海做手术，术前患者非常焦虑。王雪峰了解这一情况后，在医院党委支持下，安排富有经验的吴萍医生主刀，并组织后方支部党员轮流照料关心，使手术顺利实施。2020 年，援藏中的邱明科，其父亲查出患有重疾，在医院党委带领下，王雪峰组织支部和科室人员给予了医疗及多方面照顾，并筹款 6.9 万余元，为援藏队员父亲带去了组织的温暖和关心。

王雪峰说："讲奉献、有作为、敢担当是党员的信念基石。援藏工作条件艰苦，但是选派的每一位党员、每一名医护人员都没有丝毫退缩。他们发挥所长，锤炼技能，授人以渔。他们磨练了意志，收获了责任和担当。作为他们的亲密战友，我为他们在西藏脱贫攻坚中取得的成绩感到骄傲；作为基层党务工作者，我能够代表组织为他们做点实事，哪怕解决一点儿生活上的困难，也感到非常骄傲！"

比"珠峰"更高的是"信仰"

脱贫攻坚是一场没有硝烟的战场，山高自有行人路，水深自有渡船人。援藏脱贫攻坚期间，新华医院普外科党支部带领党员用自己丈量前路险阻，用脚步跨越千山万水，一路前行。支撑他们这一切的是比"珠峰"更高的"信仰"。

"我就想来新华医院，其他医院我都不相信，就相信赵主任，相信赵主任的医院。"藏族同胞列旦激动地告诉护士长沈玲。住在普外科三病区的 36 床患者列旦，在日喀则人民医院检查出胰头部胰管结石。普外科党支部和科室第一时间联系床位，以最快速度安排床位和手术。

"第一例微创消化道肿瘤手术，第一例半肝切除手术，第一例 ERCP 手术"，作为大后方的普外科党支部和科室在助力脱贫攻坚中加强党员信仰教育，坚定脱贫信念，闻令即动，持续提供良好团队保障和支撑。在承担年手术量 11 000 多台的情况下，在科室支持中，党支部克服困难，每年精心选派医疗骨干，赴藏帮助当地医院提高诊疗技术，填补了多项当地医疗空白，通过定期开展学术交流、建立专家工作室、扶贫巡回义诊、手术示范带教、远程会诊等，培训医疗骨干，建设学科队伍，并切实改善了贫困地区百姓的就医条件和环境。普外科主任龚伟说，新华医院普外科获全国脱贫攻坚先进集体称号，是对普外科党支部和科室多年医疗扶贫脱困工作的高度肯定，是普外科全体党员和同仁的莫大荣誉。

新华医院全体援藏队员的日夜付出终于等来高原上一缕温暖春风。2017 年 11 月，从雪域高原传来喜讯，西藏日喀则市人民医院顺利通过三甲医院验收，实现了西藏日喀则三甲医院零的突破。西藏日喀则人民终于可以在家门口享受高级别的医疗服务了！

三年帮扶海南情，创新未来露峥嵘

2018 年 4 月，海南省开启了建设自由贸易港的大潮，新华医院与海南省澄迈县人民政府签署共建澄迈县人民医院的合作协议书，澄迈县人民政府引进上海新华医院品牌和优质资源，共建澄迈医疗。

2021 年 4 月依然是春风拂面、阳光灿烂，上海澄迈两地的合作共建已经三年。三年来澄迈县人民医院管理效率、医疗技术、服务能力有了质的飞跃，全院职工团结一心，为医院发展砥砺前行。

2018年4月13日，新华医院第一批帮扶团队来到海南省澄迈县，第一批队员担负着开拓者的重任，澄迈县人民医院的现状如何、究竟从何入手值得思考，初来乍到如何在团队内部建立起良好的管理沟通机制是个空白，在困难面前新华专家们抛开一切杂念，投入医院工作，在实践中逐渐摸索出一条两院合作的共建之路。

三年来，新华医院共派出6批次43人次专家到澄迈县人民医院工作，包括医院管理专家13人次，医疗专家妇产科、新生儿科、心血管内科、普外科等19个专业30人次，其中高级职称占65.12%，研究生导师4人。新华专家以"一个目标、两个抓手、三个方向"为宗旨全方位开展工作，创新工作举措70项。

"一个目标"是使澄迈县人民医院管理水平、学科建设成为海南省同级别医院中的佼佼者，初步建成海南省现代化信息化区域医疗中心。

"两个抓手"，一是建立科主任管理体系，为医院管理与学科建设奠定基础；二是建立医疗质量与安全月度考核，为医疗质量与患者安全保驾护航。

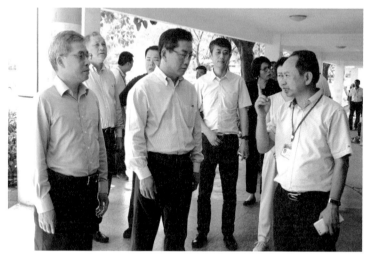

2019年2月，医学院党委书记范先群（前排左二）、
附属新华医院党委书记唐国瑶（前排左一）在澄迈县人民医院调研慰问

"三个方向"，通过行政、医疗、护理、信息、财务、后勤、人力绩效、

对外交流 8 个方面，实施现代医院管理制度工作举措 39 项；通过新华医院
医疗专家常驻科室担任执行主任、开设特需专家工作室、启动上海新华澄
迈互联网远程门诊、鼓励推广多学科合作、探索互联网 +CBL（"基于案例"）
教学模式等方式，持续改善医疗服务能力工作举措 20 项；通过美丽澄迈健
康扶贫乡村行、"科普达人"和"健康明星"征文评选、青春期健康文化
云科普等活动，注重医院文化建设工作举措 11 项。

　　三年来，新华医院专家共开展教学查房 505 次，讲座授课 306 次，手
术指导 537 次，病例讨论 242 次，特需专家门诊接诊患者 2269 人次，开展
互联网远程会诊 6 次，互联网远程教学 15 次。2018—2020 年连续三年成
功举办三届上海新华澄迈联盟医学高峰论坛，邀请省内外领导、专家共 66
人次，进行学术讲座 36 场次，其中 3 场次为互联网直播。三年来新华医院
共接收儿内科、妇产科、心血管内科、泌尿外科等 11 个专业 14 名医生、5
名护士进修学习，澄迈县人民医院先后派出医务科、检验科等科室工作人
员 25 人次至新华医院短期培训。

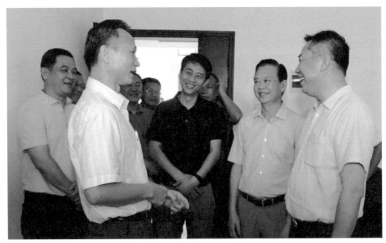

2018 年 9 月，海南省卫生和计划生育委员会主任韩英伟、
中共澄迈县委书记吉兆民、附属新华医院院长孙锟一行来到澄迈县人民医院，
慰问新华医院常驻澄迈专家团队

　　通过三年帮扶，澄迈县人民医院科室主任成中坚，医疗质量显提升，
人力资源有保障，信息管理入人心，医院运行稳增长，专家门诊人次增多，
三、四级手术例数快速增长。三年帮扶，在儿内科、妇产科、普外科、泌

尿外科等 14 个领域填补澄迈县医疗技术空白 71 项,规范提高 12 个专业临床医疗技术能力 76 项;填补澄迈县人民医院科研空白 5 项,包括获得海南的省级课题立项 3 项。

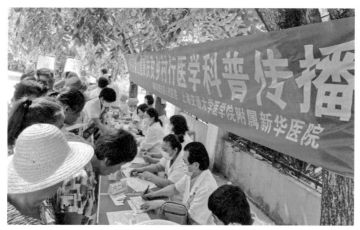

2020 年 5 月,美丽澄迈健康扶贫医学科普传播活动

随着县医院的内涵建设不断提升,2021 年县医院以中共中央制定国民经济和社会发展"十四五"规划及 2035 年远景目标为契机,制定医院 2021—2025 年"十四五"发展规划。通过五年的努力使医院综合实力和学科建设力争达到三级医院水平,使医院管理高效有序、医疗技术过硬、学科设置齐全,形成一批有特色有特点的专业,医院逐步发展成为围绕"大健康"核心理念的医疗中心。借助医院信息化系统升级改造契机,探索高效便捷的医共体和医联体模式,助力新一轮的医院发展。

脱贫攻坚是中国共产党人的历史使命,讲的是政治、干的是民生、体现的是大局、反映的是党性。紧跟党和国家的号召,新华人的足迹遍布万里之遥的摩洛哥、邻国老挝和我国云南、新疆、西藏等地。优质资源奉献社会,新华人实实在在扎根在援建地区,助力新疆喀什二院、西藏日喀则人民医院"创三甲",全面负责崇明三级医院创建工作,成就了大型公立医院援建县级医疗中心的优秀范例。哪里有需要,哪里就有新华人的身影。新华人以饱满的热情,以自己的实际行动回答了什么是奉献,诠释着新华人的大爱与担当。

2021 年,是中国共产党建党 100 周年,也是脱贫攻坚取得全面胜利的一年。在脱贫攻坚的道路上，一代又一代的新华人，凭借坚韧的意志、牢固的信念，一砖一瓦地砌起了通向全面小康的道路。这一路上，新华人以不求回报奉献帮扶的赤诚之心，以力克困难创造硕果的创新精神，以勇于担当积极作为的工作态度交出了一份满意答卷。

闪光足迹

格桑花开
——记"全国脱贫攻坚先进集体"新华医院普外科

2021年2月25日，全国脱贫攻坚总结表彰大会在北京人民大会堂隆重举行。"全国脱贫攻坚先进集体"的表彰名单上，有这样一个闪亮的名字：上海交通大学医学院附属新华医院普外科。

援藏、援滇、援琼。10多年来，新华医院普外科的医疗援助脚步遍布祖国各地，15位医护人员舍小家，为大家，扎根当地，夯实管理、传授技术，为精准扶贫工作奉献自己的光和热。

2015年，第二批援藏干部轮岗，担任过新华医院党委副书记的张浩出任日喀则市人民医院党委书记，冲击三甲医院最后一棒落在了张浩的手里。他经过调研，发现该院普外科在所有学科中业务量、出入院量、手术量均居首位，于是，几度和时任新华医院副院长、普外科主任的刘颖斌通电话，做会议研究。刘颖斌先后三次进藏实地考察，其间协助该院完成了一系列建院史上从未做过的三、四级手术，填补了空白，提升了实力。新华医院普外科组织多名专家进藏进行学术支持交流，有刘颖斌教授《胰腺癌的外科治疗》、沈军主任《肝脏肿瘤的射频消融》、王健东主任《胆道肿瘤的外科治疗策略》、龚伟主任《肝肿瘤手术策略》、顾钧主任《金属支架治疗胆道狭窄》、黄帅护士长《普外科快速康复进程中的新华护理经验》、施玥歆护士长《老年患者围手术期护理》。这些经验实现了对每个学科发展规划的点对点辅导，得到了一致好评。

2017年起新华医院普外科"以院包科"，承担起全方位援助日喀则市人民医院普外科的医教研和管理工作。2017年11月，从高原传来喜讯，日喀则市人民医院顺利通过三甲医院验收。这意味着，西藏的日喀则实现了三甲医院零的突破，藏区的人民可在家门口享受高级别的医疗服务了。

一步步坚实的脚印，见证了新华普外人的智慧和努力

融理念。为持续提升日喀则市人民医院普外科的学术影响力，新华医院普外科与日喀则市人民医院共同举办各类高级别外科学术论坛，加强和深化上海－日喀则两地医疗技术的合作与交流，推动西藏（西部）普外科疾病诊疗中心建设。与日喀则市人民医院连续五届共同举办珠峰医学论坛－普外科分论坛暨上海－日喀则普外科高峰论坛，项目被作为该医院强三甲素质提高工程。每年邀请该院同行参与新华外科国际论坛，共同培养研究生，逐步实现学科对接。

传知识。新华医院普外科连续三年派出 4 位专家参与上海援藏医疗队日喀则市人民医院援建，队员克服重重困难，开展基层医生规范化培训、手把手新技术教学、开通远程会诊等，提升当地医疗水平；紧扣三甲医院评审要求，牵头制定该医院普外科各项规章制度，优化各项手术流程，改善医疗质量。同时，新华医院组织多名专家进藏学术支持交流，科主任亲自为当地医院医护人员讲解，带领科室骨干医生和护士长，对每个学科发展规划点对点辅导，得到了当地高度赞誉。在日喀则市人民医院创建三甲医院的关键时刻，普外科团队派出医教研和管理骨干进藏手把手进行业务培训和指导，全面提升该院普外科综合水平，为日喀则市人民医院顺利通过三甲医院验收做出了巨大贡献。

授技术。新华医院普外科积极发挥团队力量，团队骨干先后 5 次进藏，协助日喀则市人民医院完成疑难手术和一系列日喀则建院史上从未做过的三、四级手术，填补了空白，提升了实力；通过腹腔镜下结肠癌根治术等一系列微创手术，进一步推动了该院普外科疾病治疗手段的微创化进程，创建了微创治疗中心。组团式援藏专家们在日喀则服务工作中发挥传帮带作用，传授临床技术，结合培养科室骨干，为当地留下了一支真正"带不走的医疗队"。

做到从"输血"到"造血"，每个人都是一个战斗队

2017 年 7 月普外科赵铭宁赴藏期间，正是日喀则市人民医院冲击三甲

医院的关键时刻。赵铭宁平时不善言辞，但内心炙热，业务精良，在肝胆胰外科 ERCP 技术方面有专长。他本人 10 多年前患有心肌炎，主动请缨进藏，同事们一度非常担心，但他只挥挥手，轻轻地说："早好了，没关系。"他克服了初到高原缺氧的各种不适，很快投入评审申报工作之中。赵铭宁结合日喀则地区的特点以及新华医院普外科的优势和自身专长，将 ERCP 技术引入日喀则，创建了微创治疗中心。由于日喀则地理生活环境因素，肝包虫病发病率较高，术后并发症胆漏较多，病程较长，赵铭宁查阅文献，将 ERCP 技术运用在处理肝包虫病上，大大缩短了住院时间，减轻了患者痛苦，同时也大幅度降低了住院费用。胆囊微创手术上升了 68.4%。他开通远程会诊，将自己先进的医疗技术传授给当地医生。

2017 年 10 月初，评审申报进展到最后关键时候，普外三病区护士长沈玲主动报名进藏支援。初到日喀则，空气干燥和紫外线强烈造成沈玲鼻部出血和角膜剥脱，高原反应下胃肠道反应严重，她出现了腹泻和胃肠道痉挛，但是她咬紧牙关，始终坚守在工作岗位。沈玲记得初到日喀则市人民医院就收治了西藏自治区首例接收药物洗脱外周球囊扩张导管治疗腘动脉闭塞的患者。她主动请缨，帮助培训和指导护理人员，在她精心的护理下，这名患者术后 4 天就顺利出院。她针对新业务开展有针对性的培训和指导，不断提升日喀则市人民医院外科护理人员的专业水平。

2018 年 7 月，黑振宇作为上海市第四批"组团式"援藏医疗队成员进藏，2017 年 10 月他刚刚完成援滇的医疗工作，这次在党组织需要的时候，他又勇担重任。为了使广大的乡镇级别医疗机构人员做到持证上岗，规范行医，黑振宇立刻投入临床和教学工作，积极开展"基层医生规范化培训"。普外科教学课程多、内容广、教学任务重。为了保证良好的教学质量，他承担了全部外科总论及普外科相关教学内容。课程共计三期 50 余课。授课初期，黑振宇讲 30 分钟就不得不休息、吸氧片刻，连续教学 5 天，每天 3 课时，他从未缺席。在他的带领下，所在的团队获"以院包科"十大中心考核全院排名第二，2018 年普外科获"突出贡献科室"荣誉称号，他也获得了"师带徒"优秀带教老师荣誉称号。

2019 年 10 月 23 日上午，日喀则市人民医院普外科成功为两名患者实施了该院首例"下肢静脉曲张激光治疗术"，手术由上海市第五批"组团式"援藏专家邱明科主任主刀、普外科切桑主治医师担任第一助手。本次手术的成功实施有赖于普外科前两批上海援藏专家赵铭宁主任和黑振宇主任打下的坚实基础。两位专家在对藏区的疾病谱进行统计及调研的基础上，为普外科购置了"静脉曲张激光治疗仪"。这是日喀则市人民医院与新华医院共同建立西藏（西部）普外科疾病诊疗中心的成果体现之一。

2020年第六批援藏专家韩冰开展了临床新技术——精准肝切除术；制定完善了普外科常见疾病诊疗常规，使治疗更加规范化。

哪里有需要就去哪里，新华大后方一直是最坚强的后盾

作为大后方的新华医院普外科持续提供良好团队保障和支撑。除捐赠医疗手术器械外，每年组织多名专家进藏举办"医学珠峰论坛"，进行学术支持交流；开展公益手术；建立专家工作室；每年邀请日喀则同行参加新华外科国际论坛。普外科党支部始终牵挂着援外专家，并慰问照顾好援外家属；沈玲护士长光荣地加入了党组织。

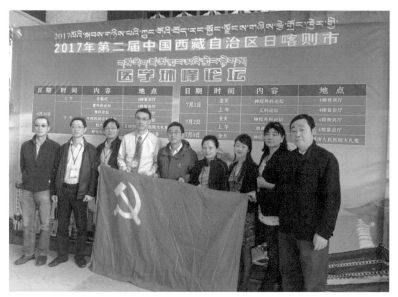

附属新华医院普外科各学科带头人及护士长参加2017年度珠峰论坛

在新华医院党委和院领导班子的带领下，普外科在承担年手术量11 000多台的情况下克服困难，每年精心选派医疗骨干，北至新疆喀什，

西至西藏日喀则、滇西龙陵，南至海南澄迈，数十年如一日，帮助当地医院提高诊疗技术，培训医疗骨干，建设学科队伍。同时通过每年定期开展学术交流、建立专家工作室、扶贫巡回义诊、手术示范带教、远程会诊等，创建了多个第一，填补了多项当地医疗空白，如第一例微创消化道肿瘤手术、第一例半肝切除手术、第一例 ERCP 手术，培养的多名骨干分别担任了科主任和学科带头人，切切实实地改善了贫困地区百姓的就医条件和环境。

党支部书记王雪峰说："讲奉献、有作为、敢担当是党员的信念基石。援外工作条件艰苦，但是选派的每位医护人员都没有退缩，他们发挥所长，锤炼技能，授人以渔；他们磨练了意志，收获了责任和担当，收获了成熟和成就。这份荣誉更是激励，我们没有任何理由骄傲自满、松劲歇脚，必须乘势而上、再接再厉、接续奋斗。"

家书手记

七夕感念

当时鹊桥架天河，一担一家一年合。
但得七巧团圆夜，玉露金风话坎坷。
此厢贤援摩洛哥，海山万里同琴瑟。
纵使情深两处分，一带一路一世和。

（新华医院援摩医疗队梅克内斯分队队员　金杰）

附属第九人民医院

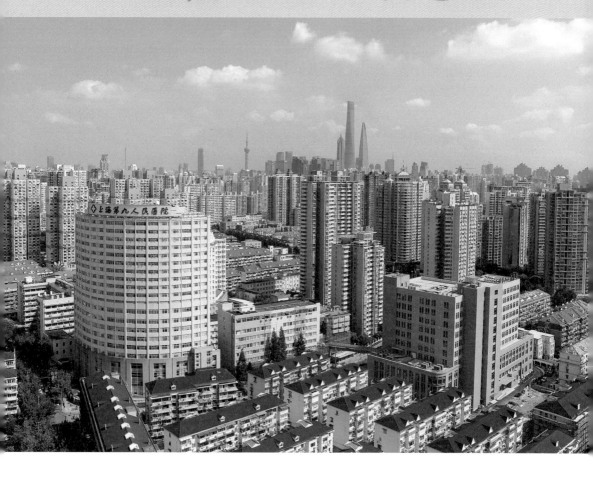

善善从长，踵事增华，七十余载真情帮扶援医路

为进一步发挥医院自身医疗特色，体现三级综合性医院社会公益性，上海交通大学医学院附属第九人民医院（简称九院）几十年如一日，积极开展各级各类医疗帮扶工作和社会公益活动。

2021年3月6日，习近平总书记在看望参加政协会议的医药卫生界教育界委员时强调，要把保障人民健康放在优先发展的战略位置，坚持基本医疗卫生事业的公益性，聚焦影响人民健康的重大疾病和主要问题，加快实施健康中国行动，织牢国家公共卫生防护网，推动公立医院高质量发展，为人民提供全方位全周期健康服务。

中华人民共和国成立以来，我国医疗卫生事业的发展栉风沐雨，取得了瞩目的成就。但城乡之间、地区之间仍然存在发展不平衡的问题，现有医疗资源特别是优质医疗服务资源不足，在城乡、区域、地区间分布不均，城市基层和农村的医疗服务体系能力不足。坚持公立医院的公益性，要求合理优化医疗资源的结构和布局，使得公立医院的服务向全体城乡居民覆盖。

为进一步发挥医院自身医疗特色，体现三级综合性医院的社会公益性，九院持续开展各类社会公益活动，积极参加医疗援助工作，服务社会、回馈民众，为推进健康中国战略勇担使命，不忘医者初心。从1953年起，九院先后组织优秀专家队伍积极投身各类医疗支援工作，在援外、援藏、援疆、援滇等各类工作中得到充分肯定。

1953年，九院根据原上海市卫生局部署，派出医务人员参加康藏公路医疗队工作；1954年，根据统一部署，九院组成10人医疗队赶赴皖南地区参加防汛救灾工作。1963年，九院组织4批13名医务人员援助非洲。20世纪70年代起，九院长期承担国家和地区多项医疗援助任务，先后派出15批44人次赴摩洛哥、阿尔及利亚、瓦努阿图、柬埔寨、利比亚等国家执行援外任务。

1998—2010年，九院先后派出7人次作为上海市青年志愿者援滇接力扶贫，赴云南迪庆、文山、红河等偏远地区开展医疗扶贫，获得市级表彰。

2006年，九院神经外科联合法国慈善组织，连续8年帮扶云南楚雄人民医院，开展的"希望之链"帮扶项目，获评上海市科教党委系统精神文明创建优秀项目。

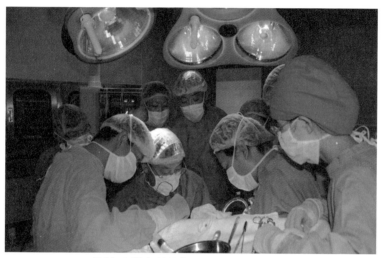

"希望之链在楚雄"，九院专家在手术中

2007—2008年，九院派出医疗队赴江西、贵州、安徽等地免费为贫困唇腭裂患者开展公益手术。2007年，九院成为国际"微笑列车"修复唇腭裂患儿慈善项目上海首家长期合作医院，迄今已为数百名患者成功手术，九院口腔颌面科王国民因常年参加"微笑列车"慈善活动，2017年获国际唇腭裂基金会人道主义大奖。

2010年起，九院组织派遣22批115人参加云南对口帮扶工作。经过10年努力，祥云县人民医院从二乙医院建设成三甲医院，还有更多专家踏上了艰苦的西部土地。2014年，九院与内蒙古自治区卫生厅、内蒙古自治区林西县人民政府签署扶持林西县医院眼科建设合作协议。如今，林西县人民医院眼科已从一个不能开展手术的科室发展为赤峰地区最大的眼科中心。

2017年，九院率先在全国成立第一个"视网膜母细胞瘤患儿关爱基金"。该基金旨在为国内经济困难的视网膜母细胞瘤患儿及家庭提供资助，让更多罹患视网膜母细胞瘤患儿保住生命、恢复视力。2019年，九院与上海市儿童健康基金会合作，设立颅颌面畸形治疗全过程管理专项基金，由九院"上海市儿童颅颌面畸形筛查诊治中心"面向全国，为贫困地区儿童开展筛查、诊断、治疗和医疗救助、康复等全程服务。2019 年，九院与上海宋庆龄基金会合作，开展为期三年的九院耳聋及罕见病专项基金合作项目。主要帮助贫苦家庭耳聋及罕见病患者、资助在耳聋及罕见病患者诊治领域的科学研究、人员培训及人才培养以及相关科普宣教活动。

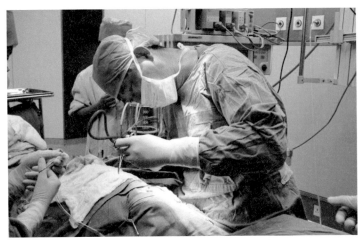

微笑列车驶入江西，王国民在手术中

对口支援，健康扶贫

"健康扶贫是脱贫攻坚战中的一场重要战役，因病返贫、因病致贫是扶贫硬骨头的主攻方向。"

为响应国家脱贫攻坚号召，助推健康中国战略，更好地将优质医疗资源和技术服务送到中西部贫困地区，按照上海市委、市政府的部署和要求，上海市卫生系统从 2002 年起实施开展对口援助工作，先后承担起西藏日喀则地区、新疆阿克苏地区、三峡库区和云南省的文山、普洱、红河、迪庆等，以及四川省都江堰等地区的医疗卫生援建援助工作。

九院"安吉拉"赴雪域，西藏口腔学登"珠峰"

自 1953 年九院派出外科医生参加康藏公路建设起，就拉开了九院赴高原援助工作的序幕。1973 年至今，九院先后派遣 15 名医务人员前往西藏开展工作。一批批援藏干部前赴后继奔向雪域高原，呕心沥血，无私付出，除了工作本身的艰苦，还要克服各种生活和身体上的困难。正是因为他们的付出，为西藏、内蒙古等地区的发展注入了强大的活力。

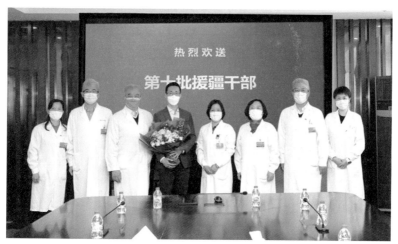

欢送第十批援藏干部

　　九院口腔颌面科的乌丹旦医师是藏区医生的好老师，更是藏区人民念念不忘的"安吉拉"（藏语"医生"之意）、"蒙面侠"。

　　2018 年，乌丹旦响应党中央"治国必治边、治边先稳藏"的号召报名参加了第三批上海援藏医疗团。援藏期间，作为日喀则市人民医院口腔科主任，他克服高原反应，带领科室人员以临床为核心，以医、教、研一体化建设为抓手，全面推进口腔学科的发展，并帮助日喀则市人民医院成功创建三甲医院。为了提高西藏地区口腔科医生的专业能力及素养，他积极筹备举办了"第一届西藏口腔珠峰论坛"，并组织九院专家为当地口腔科医生进行专业培训。

　　为此，乌丹旦医师荣获 2019 年度上海市教卫党委系统、上海交通大学及九院优秀共产党员、党员先锋岗等光荣称号。

　　2020 年新冠肺炎疫情凶猛，全国人民积极抗疫，听从指挥居家隔离。乌丹旦说："医生就是士兵，医院就是前线。"作为一名优秀共产党员、作为援藏干部，乌丹旦主动要求加入医院志愿者行列，参与防疫第一线的工作。从那年春节开始，他始终坚守在口腔颌面外科急诊第一线，积极参与病房值班，守护着过年前接受手术治疗的患者。由于他一直戴着口罩守护患者的健康，被大家亲切地称为"蒙面侠"。

乌丹旦说："作为医务工作者我们只有做好自身防护，才能更好地为患者服务。"在疫情期间，既要坚持学习讨论，也要服从少出门不聚集的号召。为了积极响应国家卫健委、上海申康医院发展中心的号召，在口腔颌面外科主任王旭东教授统筹安排下，2020年2月，九院口腔颌面科在互联网上恢复了过去在示教室进行的晨课。科拓展干事乌丹旦参与并组织了上海第九人民医院集团牙颌面畸形诊治专科联盟推出的免费线上课程"COVID-19疫情期间口腔颌面外科手术管理注意事项"，让广大医务工作者在家也能学习最新的防控知识，为逐步恢复正常医疗工作做准备。

风雨砥砺，初心如磐；征尘未洗，使命在肩。在关键时刻站得出来，在危急关头豁得出来，乌丹旦用模范行动展现出医务工作者的精神风范。

打造南疆医学高地，建设现代医管体系

九院自2010年开始参与上海医疗对口支援新疆喀什二院，至今已选派12批累计16人参与援疆工作，为打造南疆医学高地、培养当地医疗人才作出了卓绝的努力。借助医院自身学科优势，经过10余年的努力，九院援疆医疗队带动了当地神经内科、眼科、耳鼻咽喉头颈外科、心内科、牙周病科、口腔种植科、口腔修复科、口腔外科等学科建设，同时也为喀什二院建设现代医院管理体系、成功晋升三级甲等医院打造了坚实的基础。

在援疆的20个月里，九院神经外科樊宝华医生主持脑外伤、脑瘤等大小手术150次，其中难度较高的颅底肿瘤5～6个，参与县级医院会诊手术4次；参加专家门诊140人次，义诊2次；参与"7·30"恐怖事件中特重型伤员救治工作。他克服工作和生活上的困难，投身医疗援建的临床一线，开展新技术，提高当地医疗诊治水平，带动当地医疗事业发展，造福边疆各族群众，给上海援疆工作增添光彩。樊宝华也因此获得"第七批省市优秀援疆干部人才"称号，并记二等功。

2017年，时任九院副院长崔勇作为上海第九批援疆喀什二院医疗队领队，率队奔赴新疆，奏响了三年援疆激情岁月的序曲。在他担任喀什二院党委副书记、院长，第九批上海市援疆工作前方指挥部喀什二院医疗工作

队队长期间，带领第九批援疆医疗人才，攻坚克难，奋发有为，扎实工作，建立"前线师傅带徒弟＋后方进修提升"的人才培养机制，形成以援疆专家为带头人、当地医院医生为助手的重点专科人才培养体系，推动了喀什二院医疗卫生事业的发展。

多年来，九院医疗队和喀什二院的员工在援助工作中凝聚起了深厚的友谊，医疗队务实的工作作风和精湛的医疗水平得到了当地人民的高度肯定和充分信任。

精准援建，全民健康

"没有全民健康，就没有全面小康。健康扶贫是精准扶贫的一个方面。"

精准识贫才能精准扶贫，九院在医疗援建过程中，根据当地医院存在的具体问题进行精准帮扶，发挥自身优势，解决医疗卫生工作中的痛点、难点，获得当地医护人员和居民的真情回馈、高度赞扬。

整建制结对帮扶，留真情彩云之南

"山岗绿，溪水长，九院人的情谊永远留在我们心上……要走啰，舍不得……"一首云南省祥云县人民医院医务人员创作的歌曲《舍不得》，至今依然时常萦绕在九院援滇专家的耳边，情深意长，难以忘怀。被九院医疗队员视为第二故乡的彩云之南的祥云，山美、水美、人美，而援滇医务人员在辛勤耕耘的过程中和当地人民结下的深厚友情，更是被传为美谈！

2010 年 3 月，九院与云南省祥云县人民医院连续签订了三轮对口支援协议。至 2020 年，九院共派出 22 批 115 名专家整建制组队到祥云县人民医院工作。由于偏实践、轻理论，业务骨干和科主任学历低、职称低，临床操作不规范，消毒隔离意识薄弱，祥云县人民医院存在较大的医疗安全隐患。提高医疗质量，保障医疗安全，加强制度建设和科室规范化管理显得尤为重要。九院医疗队入滇后，在当地医院领导关心支持下，以"保安全、促发展"作为该院主要工作思路。九院"海纳百川"的精神及"谦和、严谨、认真、负责"的作风，成为县医院职工做人、做事的一面旗帜，职工观念显著转变，全院形成了高度的凝聚力和执行力。在精准对口帮扶下，2012 年祥云县人民医院作为云南省首家县市级医院通过了二级甲等医院评审，2017 年作为云南省首批县市级医院通过县级医院能力提质达标验收。

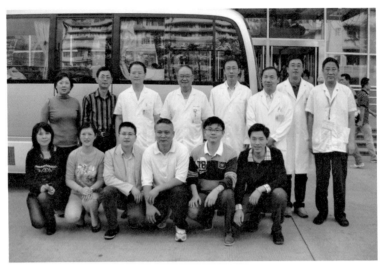

2010 年 10 月第二批援滇医疗队出发

　　在九院的带领和推动下，祥云县人民医院突破县级医院学科发展"瓶颈"，实现"专科对专科"的精准帮扶，先后成立了泌尿外科、心内科 CCU 病房、消化内镜中心、微创外科、肾内科、血透室、口腔颌面外科、康复医学科、心功能科、急诊 ICU、妇产功能科、医疗美容科、神经外科 13 个科室，推动了县级医院的学科发展；同时建设重点学科，呼吸内科、护理、消化内科、骨科、儿科、眼科、感染科及神经内科 8 个优势专科成为省级重点学科，口腔科、耳鼻喉科及康复科通过省级重点专科评审，取得了前三名的优异成绩。祥云县人民医院在九院专家的帮扶指导下，制订新技术、新项目管理方案。对口帮扶科室每年开展新技术、新项目不少于 2 项。实施对口帮扶以来，开展全髋关节置换术、输卵管整形术、种植牙、腹膜透析等新技术、新项目 180 余项，各项新技术在祥云"落地生根"，留下了一支"带不走的医疗队"。

　　祥云县人民医院的管理水平也获得了极大的提高，完成医院管理"六大体系"建设，包括医疗服务全过程质量体系、医疗风险防控体系、成本管理体系、优质服务体系、信息建设体系、科研教学体系。为帮助祥云县人民医院提升专业队伍素质，充分发挥科室人、财、物管理职能，九院通过传、帮、带推动祥云县人民医院科室专业人才队伍建设，促进医教研协同发展；指导科室成员在每周二的业务学习时间轮流讲课，形成良好科室学习氛围，促进医护人员临床实践和理论水平全面提高；截至 2020 年，免费接收祥云县人民医院进修学习 6 个月至 1 年的骨干医师 23 人，科主任、护士长等中层管理干部为期 1 个月的培训学习 115 人；开通远程医疗专线，建立首家援滇远程医学会诊中心，选派九院优质医疗专家资源开展远程医学教育 25 期，远程会诊 130 余人次，其中院士会诊 10 多人。

九院不仅从医疗业务、学科发展和人才队伍建设方面真情援建，在科研、教学方面也用心推动。协助祥云县人民医院建立了科教工作体系，完善教学工作管理制度和保障制度，提高教学查房和手术示教水平。至 2020 年，已指导成立 12 个教研室，使之发展成为大理大学附属祥云医院，承担大理大学全科医学校外本科班四年级理论教学工作。协同祥云县人民医院举办国家级学术会议、省级学术会议、州级学术会议 30 多次，指导医护人员在核心期刊发表论文 20 余篇。

2019 年 11 月，祥云县人民医院接受了云南省卫健委三级综合医院带教评审工作，同时建成"五大救治中心"，包括胸痛、卒中、创伤、危重孕产妇、危重儿童与新生儿救治中心，成为大理州首家同时建成五大救治中心的县级医院。通过对口支援深化精准扶贫工作，祥云县人民医院的学科设置、诊疗技术、人才结构、设施设备、医院管理等综合服务能力获得全面提升，于 2019 年 12 月成功晋级为国家三级医院，有效促进了祥云县医疗卫生事业的加速发展，县内就诊率达 90% 以上，真正实现了大病不出县的医改目标。

祥云县人民医院结对九院至今，在学科建设、人才培养、诊疗业务水平等方面得到迅速发展和提高，成为云南省内县级医院发展的标杆。基于此，沪滇两院在对口支援帮扶方面获得了多项荣誉，得到了各级领导的肯定：2013 年，九院首批援滇医疗队队长张少明被评为"全国对口支援与合作先进个人"；2017 年，九院被评为"2014—2016 年度上海市对口支援与合作交流工作先进集体"。真情帮扶得到了真心回应，祥云县人民医院从领导到职工视专家如亲人，双方建立起深厚的友谊，每逢春节、元宵节、中秋节、火把节等传统节日，他们都会陪专家共度佳节，让他们感受到如家般的温暖。

开展眼科适宜技术，重见塞北蓝天草原

为支援与帮助少数民族地区卫生事业的发展，推动内蒙古自治区县级医院学科建设，2014 年，九院与内蒙古林西县人民政府就扶持林西县医院眼科建设签订三年合作扶持计划。签约当天，时任九院院长范先群教授带领 6 位眼科专家，并携带 30 个进口可折叠人工晶体，为当地患者进行义诊和免费手术。此行共服务当地居民 276 人，成功完成手术 12 台。

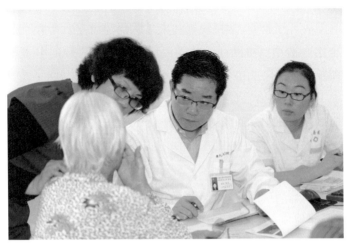

范先群教授（右二）在林西为患者义诊

作为国家临床重点专科，拥有先进技术和强大综合实力的九院眼科充分发挥学科、人才、管理等方面的综合优势，选派眼科专家到林西县医院开展诊疗活动、业务讲座、手术示教等帮扶项目；结合林西县医院的实际情况，帮助医院眼科开展适宜技术，发展合适的新技术、新业务；支持林西县医院的眼科学科建设，培养人才队伍，为中青年骨干人才培养提供帮助，进一步提升了医院的科研能力和人才培养力度。九院眼科专家充分运用理论知识和实践经验，以及九院的教学和科研资源，免费接收林西县医院眼科医疗人员进修学习，对来自偏远地区的医生悉心指导，手把手地带教，直到教会为止。

在对口扶持过程中，九院眼科团队还对林西县医院眼科的学科建设、科室管理、诊疗服务等各项工作提出专业而又切合实际的意见，大大提升了该院眼科的服务能力和管理水平。多年来，林西县医院眼科医疗水平和

综合实力得到全方位的发展，尤其是白内障超声乳化手术技术的引进和熟练开展，解决了当地大部分眼疾患者的难题，帮助林西县及周边地区数千名因白内障致盲的患者恢复视力，再见了塞北的蓝天白云和草原牛羊。

仁心公益，慈济天下

"要坚持基本医疗卫生事业的公益性，不断完善制度、扩展服务、提高质量，让广大人民群众享有公平可及、系统连续的预防、治疗、康复、健康促进等健康服务。"

白衣天使的责任和担当，让九院的职工拥有造福患者和服务社会的情怀，热心公益，弘扬慈善。

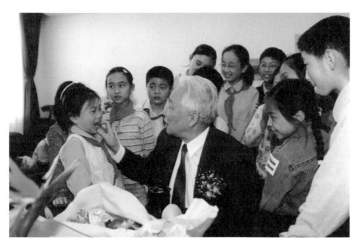

中国工程院院士邱蔚六在给小朋友做口腔健康宣教

近年来，九院医务社工与志愿者工作开展得丰富多彩，且富有特色和成效，得到社会各界的肯定。在持续开展常规社会工作与志愿服务管理的同时，积极探索开展"爱·分享"志愿服务体验营、"共制春联—把福带回家"服务项目、唇腭裂患儿健康俱乐部服务项目、口腔肿瘤康复俱乐部服务项目、烧烫伤瘢痕患者家庭服务项目等；发挥医护工作者的专业优势，开展义诊咨询活动、健康学堂讲课；申报成为上海市志愿者服务基地（2013年）、上海市学生社会实践基地（2019年）、上海市公益基地（2020年），督导带教复旦大学、华东师范大学、上海大学等高校社会工作系实习生85

人，连续四年举办国家级继教班"医务社会工作在口腔医学领域的运用"，荣获市局级以上荣誉 20 余项，包括上海市志愿服务先进集体、上海市卫生健康系统最佳志愿服务项目、上海市应对新冠疫情防控社会工作优秀案例、上海市志愿服务优秀组织者、上海市优秀社会工作者等。

2014 年起，九院设立上海市志愿者协会社区教育志愿服务工作站。多年来，以提升市民健康素养为目标，积极投身学习型城市建设和社区健康教育工作。截至目前，由九院专家撰写的上海市社区教育系列读本五本，包括《谈医论症话健康》（第一辑至第四辑），《有医说医：谈医论症科普荟》。科普丛书每年均由社区教育资源配送中心配送至全市各社区（老年）院校 5000 余个学习站点；每年九院通过多个科普节活动向市民赠阅系列科普书 2000 多册。多年来，九院社区教育志愿服务工作站屡获表扬。获市级优秀个人奖项 2 人次，获批上海市社区教育志愿者重点项目 4 项，一般项目 2 项，连续 5 年获评上海市社区教育志愿服务优秀工作站；连续 5 年获评上海市社区志愿教育最美志愿者、优秀志愿者 6 人次。常年承担"医疗科普在社区教育的推广与应用"项目建设，先后在上海市老年大学、上海交大老年大学开设专家课堂，受众 8000 余人次。

九院的各个临床科室也积极发挥各自的优势，参与各种援助边远贫困地区的公益活动。譬如，耳鼻咽喉头颈外科已多年持续开展"耳聋防治"青海果洛巡回医疗服务；眼科开展了"精益求睛"云南红河培育项目；儿童口腔科、口腔正畸科开展了"自闭症儿童"慈善资助活动等。

新生儿听力筛查项目：辐射全国告别"十聋九哑"，廿年深耕扭转命运齿轮

俗话说，"十聋九哑"。正常的听力是进行语言学习的前提，严重耳聋的儿童由于缺乏听觉刺激，轻者将导致语言障碍、社会适应能力低下、注意力缺陷和学习困难等心理行为问题，重者可因聋致哑。因此，对先天性耳聋的早发现、早诊断、早干预就非常重要。

截至 2020 年，上海所有聋校招收单纯聋哑儿童（不合并其他残障情况）的新生，屈指可数，只有 5 个。中华医学会耳鼻咽喉头颈外科学分会主任委员、国家卫健委听力筛查组组长、九院院长吴皓教授表示，借助耳聋基因筛查、新生儿听力筛查、听觉与言语康复训练等三级防治措施，"十聋九哑"在我国可以说已成为历史，如今可以做到"十聋十不哑"。新出生的宝宝若确诊为先天性听力损失，及时干预并康复，可实现"聋而不哑"，他们可以说话，可以进入普通学校。

2001 年，留法三年的吴皓回国，担任上海市新生儿听力筛查中心主任，开始用耳声发射技术在产房推行新生儿听力筛查。这个由上海率先启动的新生儿听力筛查项目还颁布了《新生儿听力筛查和诊治方案》，标志着我国由政府主导、专家推动的新生儿听力筛查项目正式启动。2002 年起，上海在全国率先开展新生儿听力筛查项目。孩子一出生，在产房就进行听力筛查，筛出后马上给予助听器、人工耳蜗等干预治疗，"十聋九哑"的局面开始逐渐被打破。

在上海试点近 10 年后，新生儿听力筛查走向了全国。2009 年，卫生部颁布《新生儿疾病筛查管理办法》，新生儿听力筛查纳入国家法定筛查项目。同年，卫生部成立新生儿疾病筛查听力诊断治疗组，由吴皓担任组长。2017 年 1 月，上海市儿童听力障碍诊治中心落地九院，九院听力中心同时开张，进一步承担起新生儿听力障碍筛查、诊断、干预和康复工作，并期待建立大数据管理中心，实现各环节信息共享，为全国新生儿听力筛查工作奠定基础。

新生儿听力筛查和诊治模式的建立，显著提高了听力筛查和诊治的效果，使大量先天性聋哑儿童能够及早被发现和治疗，显著提高了生活质量，大大降低了家庭和社会负担。因此，具有巨大的社会效益和间接的经济效益，从根本上改变了我国先天性耳聋患儿"十聋九哑"的命运，对以优生优育提高我国未来人口素质具有重大意义。

近年来，九院听力中心又开始在宝山区、黄浦区定点开展老年性耳聋听力免费检查工作，以期早发现早治疗老年性耳聋。

"耳聋防治"巡回医疗项目：走进果洛防治耳聋，打开心门重启人生

上海交通大学医学院耳科学研究所牵头全国的听力筛查项目，近年来在新疆、西藏、贵州等地区建立了听力筛查和诊治中心，实施人工耳蜗手术，帮助少数民族聋儿走出无声世界。九院耳神经颅底外科是耳神经及颅底疾病诊治的专业团队，特别是在人工耳蜗及其他听觉植入手术方面积累了丰富的经验。2016 年，九院吴皓院长带领耳神经颅底外科、听力中心、麻醉科及耳科学研究所组成的专家团队来到青海省果洛藏族自治州，开展上海市对口支援青海果洛"耳聋防治"巡回医疗项目。

果洛州地处青藏高原腹地，海拔在 4000 米以上。在为期两天的巡回医疗活动中，专家们克服高原反应连续进行 6 个多小时手术，为 4 位藏族患者植入人工耳蜗；分别在州人民医院及甘德县青珍乡中心医院进行义诊，为当地藏族人民诊治耳科疾病，宣传听力保健、耳聋防治知识；为果洛州人民医院医生进行系统而专业的培训，帮助建立先天性耳聋防控体系。

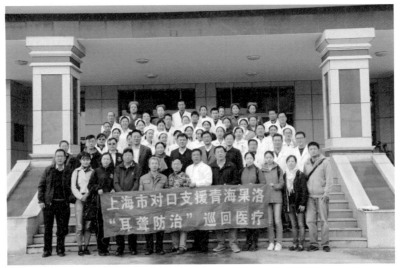

2016 年 10 月九院"耳聋防治"专家团队走进青海果洛

9 岁的藏族小女孩曲措，如今还记挂着"吴叔叔"和其他叔叔阿姨们。无声世界让她的性格变得有些孤僻，容易发脾气，对陌生人很排斥。正是因为专家们的到来，改变了小姑娘未来的人生。在众多患者中，吴皓院长发现了她，经过前期检查，曲措被列入第一批免费植入电子耳蜗的小患者。术后，九院专家每隔 3 个月就会前往果洛为她进行调试，曲措紧闭的心门也渐渐打开了。

2020 年 8 月，九院接收了 8 名来自青海果洛的藏族小患者，免费为她们实施手术，植入人工耳蜗，从此她们告别无声世界，开启了崭新的人生。

小患者依措的父亲给专家献上了洁白的哈达："感谢你们，上海的好曼巴（藏语，医生）！"

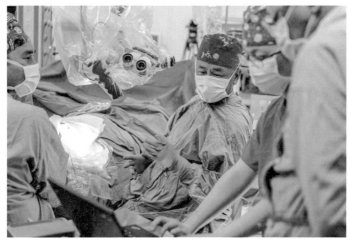

吴皓院长（中）为患者做手术

"精益求睛"公益帮扶：走遍山川点亮光明，志愿帮扶精益求"睛"

从 2009 年起，依托"国家临床重点专科"强大的综合实力，九院眼科医务青年发起成立了"精益求睛"青年志愿团队，先后多次赴西藏、新疆、云南等地开展健康义诊活动，为当地的患者进行白内障、青光眼等眼科常见疾病的筛查，并接送边远地区的患者到九院眼科就诊，还积极为他们联系慈善救助，给予各种帮助。

近年来，这支志愿团队每年组织并参与西藏日喀则地区"情系藏区，点亮光明"志愿者活动，受到当地患者的欢迎。从上海到拉萨，从拉萨到海拔 3860 米的日喀则，队员们克服山高路险，强忍高原反应引起的头晕、呕吐、低烧、腹泻等不适，深入日喀则的每个城镇，为藏族同胞义诊，提供暖心的医疗服务，并赠送了价值数十万元的药品和设备。迄今已免费为 500 多名藏族白内障患者实施白内障摘除术，许多患者经过九院医生的治疗而重见光明。该项目荣获 2010 年度上海市医务职工精神文明"十佳好事"。

作为民建上海交通大学医学院附属第九人民医院支部主委，九院眼科郭文毅主任医师积极参加社会服务工作，特别是社会公益事业。2014 年以来，他每年都要参加 1 ~ 3 次西藏光明行活动，赴拉萨、林芝、日喀则等地对口帮扶，常常边吸氧边义诊和手术；先后4次赴云南昆明红河州蒙自帮扶、义诊，开展学术讲座；8次赴内蒙古赤峰市林西县人民医院义诊及培训基层医生；多次赴安徽、福建、江西、四川、浙江、江苏、山东、河南等地参加义诊、咨询和科普宣传活动。"授人以鱼，更授人以渔"。郭文毅所到之处，不仅参加义诊，还带教当地医生，以及指导当地医院眼科各项工作的开展。他牺牲休息时间，积极参与各类支边、支疆及贫困地区帮扶工作，为贫困地区医疗服务水平的提升做出了突出贡献。2019年，郭文毅荣获"民建脱贫攻坚突出贡献奖"荣誉称号，是民建上海市委唯一获此殊荣者。

2017年，九院又启动"精益求睛"眼科青年医师云南红河培育项目，以提升红河州眼科青年医师队伍的整体素质和技术水平，造福当地百姓。

视网膜母细胞瘤患儿关爱基金项目：攻克难题创新诊疗，关爱生命保住视力

世界卫生组织已把视觉障碍列为21世纪严重影响人类生存和生活质量的三大类疾病之一。有不少眼科疾病会导致视觉障碍，严重者会失明，甚至有些眼肿瘤还会危及生命，视网膜母细胞瘤就是其中之一。它是眼恶性肿瘤中的常见类型，可造成失明、眼球摘除、死亡，严重威胁患者身心健康。

九院眼科团队在学科带头人范先群教授的带领下，进行临床攻关，创新诊疗技术，使越来越多的患儿保住了眼球和生命。罹患视网膜母细胞瘤的患儿，如果能早发现、早治疗，90%以上的孩子可以保存生命，60%～70%的孩子可以保住眼球甚至保住视力。但目前为止，我国还有相当部分家庭，由于经济条件差，或未及时发现孩子患有视网膜母细胞瘤，最终丧失了孩子保眼、保视力的机会，有些孩子甚至失去了生命。2017年6月1日，在范先群教授的倡议下，九院眼科与上海市基金会合作成立了国内首个"视网膜母细胞瘤患儿关爱基金"，根据患儿家庭的经济困难程度，给予相应的资助。

4岁的小白来自山东，双眼瞳孔区发白后才被确诊的他已经失去了右眼，瘤体增长未完全控制，却已耗尽家庭全部积蓄。通过基金资助与先进的眼动脉超选择介入化疗，医生最终保住了他的左眼，他的病情也逐步稳定。

据统计，仅2018年，"视网膜母细胞瘤患儿关爱基金"就成功资助了

15 位视网膜母细胞瘤患儿，资助金额达到 32.8 万元。希望通过九院人的努力，让更多患此恶疾的孩子保住生命、恢复光明。

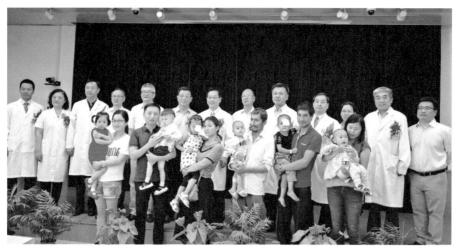

2017 年 6 月，九院成立国内首个视网膜母细胞瘤患儿关爱基金

听力障碍患儿人工听觉植入慈善项目：资助听障儿童，告别无声世界

据统计，我国先天性耳聋发病率为 1‰ ～ 3‰，听力残疾现残率为 2.11%，其中 0 ～ 6 岁听力残疾儿童达 13.7 万人。事实上，90% 以上的先天性耳聋患者在早期获得及时干预和治疗，并实施康复训练后，语言和智力发育能达到正常水平。

新生儿听力筛查在我国普遍推开之后，治疗紧随其后，新挑战紧随而来。九院作为人工耳蜗植入手术单位，拥有国内最完善的听力测试、诊断和干预康复技术和设备。当我国大部分聋儿实现"开机对话"后，医生发现，还有少部分孩子"没得治"——经研究，严重内耳畸形和听神经病变患者无法通过人工耳蜗植入获得听觉康复，占所有耳聋 5% ～ 8%。2019 年 1 月，吴皓教授带领团队将一枚 5 毫米直径的电路板精准植入一名 2 岁儿童大脑深部的听觉中枢，这个小小的"脑机接口"锚定在仅 3 ～ 5 毫米范围的听觉中枢核团，刺激其上的无数个听觉细胞。这是国内首例成功完成的儿童听觉脑干植入手术，终于走通了人工听觉重建的"最后一公里"。这是国际上仅少数国家掌握的尖端技术。九院现在已是国内从事儿童听觉脑干植入手术最大的治疗中心，已成功完成近 30 例手术，最小年龄手术患儿是 1 岁。

当下，该团队还在推进听觉脑干植入装置国产化进程。

2019年5月，九院与上海市儿童基金会合作签署"听力障碍患儿人工听觉植入慈善项目"。在专项基金的支持下，由九院具体实施，根据听障儿童家庭困难程度和手术情况，对符合条件的贫困患儿给予资助，帮助更多的听障患儿告别无声世界、回归社会。

唇腭裂患儿健康俱乐部项目：修复唇角恶疾，绽开幸福笑容

九院是我国最大的唇腭裂诊治中心之一，是国际公认的唇腭裂先进治疗中心之一。2018年，由九院口腔颅颌面科发起，上海市儿童健康基金会接受社会爱心人士捐赠，成立了"颅颌面畸形诊疗全过程管理专项基金"，旨在探索并提供颅颌面科畸形患儿生命早期干预及家庭支持。该专项基金面向全国，为贫困地区儿童提供筛查、诊断、治疗和医疗救助、康复等全程服务。2019年1月，由九院和上海市儿童健康基金会共同发起、市卫健委批准的"上海市儿童颅颌面畸形筛查诊治中心"在九院挂牌成立。当月，九院口腔颅颌面科医务人员捐款5.09万元增资"颅颌面畸形诊疗全过程管理专项基金"。

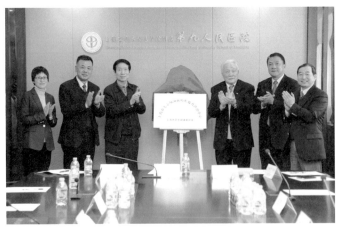

全国首个"儿童颅颌面畸形筛查诊治中心"在九院挂牌启动

如今，"上海市儿童颅颌面畸形筛查诊治中心"与各个"上海市产前诊断中心"顺利完成对接，与全市各产科医疗机构建立联系，在全市构建覆盖城乡居民，涵盖婚前、孕前、孕期、新生儿和儿童各阶段的出生缺陷防治体系的出生缺陷防治网络。中心坚持防治结合，积极开展儿童颅颌面畸形筛查、诊断、治疗和贫困医疗救助、康复全程服务，促进早发现、早治疗，预防和减少唇腭裂等儿童颅颌面畸形的出生缺陷，大大提高了出生人口素质和儿童健康水平。

公益之花竞相绽放
——这是我们肩负的社会责任与担当

九院历来非常重视自己所肩负的社会责任和担当，积极参与社会公益活动，获得了良好的社会效益，受到社会各界的广泛关注和一致好评。在历次传染性疾病流行期间，九院总是第一时间响应政府号召，积极做好各项医疗救助工作，包括 1988 年甲肝流行、2003 年非典型性肺炎 SARS 流行、2009 年 H1N1 流感病毒期间的救治任务等；九院还积极参与并承担多项国际性重大活动医疗保障任务，包括 1993 年 5 月第一届东亚运动会、2001 年亚太经合组织会议（APEC）、2004 年起的 F1 赛事、2010 年世博会医疗保障任务等。

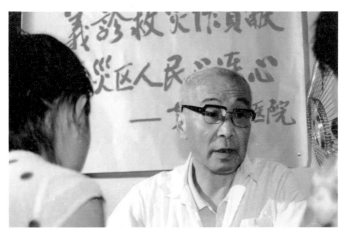

1990 年中国工程院院士张涤生参加灾区义诊活动

2007—2008 年，医院派医疗队赴江西、贵州、安徽等地免费为贫困唇腭裂患者治疗。2007 年，九院成为国际"微笑列车"修复唇腭裂患儿慈善项目上海首家长期合作医院，至今已为数百名患者开展手术治疗。2008 年，四川汶川遭遇特大地震灾害。根据统一部署，九院派出 3 批次 12 名医务人员赶赴灾区参加救援，戴尅戎院士作为卫生部专家组成员也赶赴灾区参与伤员救治。同时，九院还出色完成了收治灾区危重伤员救治任务。多名医

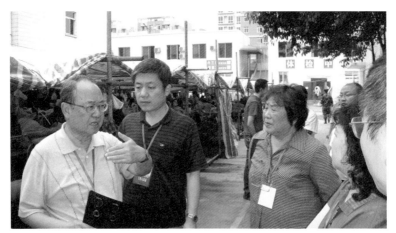

中国工程院院士戴尅戎（左）在汶川灾区指导救护工作

务人员获市级表彰。2009 年，全球暴发甲型 H1N1 流感疫情，医院收治确诊重症患者，治愈康复出院；2009 年，医院组派医疗队赴西藏开展大型医疗公益服务；2013 年，雅安地震灾害中，九院再次圆满完成支援抗震救灾工作；2010—2013 年间落实上海市委、市政府要求，分别派遣医疗队对口支援摩洛哥、新疆喀什二院、云南省祥云县人民医院，以及支持中华口腔

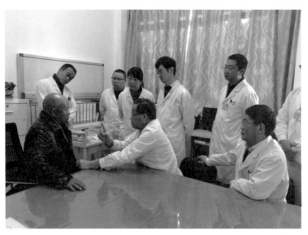

张志愿院士（前中）在云南省第一人民医院院士工作站与患者进行术前谈话

医学会"西部行"志愿者活动；2010 年，九院圆满完成了世博定点医院医疗保障任务；2011 年，九院全力救治"9·27"地铁 10 号线事故批量伤员；2014 年，九院作为"亚信峰会"医疗保障定点医院，接受并圆满完成外派任务；2018 年、2019 年连续两年出色完成进博会展会现场应急医疗保障任务服务。

2014 年，九院体检中心与宝山区罗泾镇社区卫生服务中心开启合作之路，着力落实"每年出资为 60 岁以上居民开展免费体检"民生实事项目。截至目前，每年约有 6000 名居民获益此项目；2018 年，张志愿院士专家工作站开到了新疆，九院–喀什二院口腔颌面外科中心落地。

近年来，九院还积极推进医联体和区域性医疗中心建设，不断加大医院品牌影响力。在建设黄浦、宝山、奉贤等 3 个市内医联体的同时，完成了与徐汇区人民政府签署合作协议，共建徐汇区牙病防治所；与松江区人民政府签署合作协议，托管松江区泗泾医院，新建松江区牙病防治所。积极响应长三角医疗健康一体化项目工作部署要求，推进跨省医联体合作，已建立江苏太仓、宁波鄞州、海南儋州、安徽滁州等 4 个跨省医联体，在海南博鳌乐城医疗旅游先行区合作共建"国家临床医学创新中心"和"先进技术临床医学研究中心"，将医院优质医疗资源进一步辐射周边地区，全力打造九院集团平台。

作为一家红十字医院，九院也积极参加红十字眼库的捐献活动，仅 2018 年就捐献角膜 27 例（54 枚）。2018 年 9 月，九院 26 名造血干细胞志愿者顺利完成录入造血干细胞库，时刻准备为匹配患者捐献自己的干细胞。当年 11 月，九院 1 名志愿者配型成功，捐献了干细胞，成为上海市第 417 位成功捐献干细胞的志愿者。

九院综合实力不断提高，九院人将谨遵"团结奋进、久久为功"之院训，为解患者之病痛，促人类之健康，探生命之未知，育医学之栋梁，齐心协力，为把九院建设成为一所学科特色鲜明、具有全球影响力的综合性研究型医院而努力奋斗！

大国担当，大医无界

"大国更应该有大的样子，承担大国责任，展现大国担当。"

医疗无国界。1963 年起，根据原上海市卫生局统一部署，九院开始陆续派出医务人员和后勤保障人员参加援外医疗队。为保证医疗质量，医院选拔了一支专业技术强、具有较高职称的医生、护士和技师组成的精英团队，同时随队配备翻译、厨师等后勤保障人员协助工作。半个多世纪以来，九院先后派出一批批援外医疗队员远离家人故土，不畏艰辛险阻，在索马里、阿尔及利亚、摩洛哥、利比亚、瓦努阿图、突尼斯、柬埔寨等国家播洒仁心大爱。

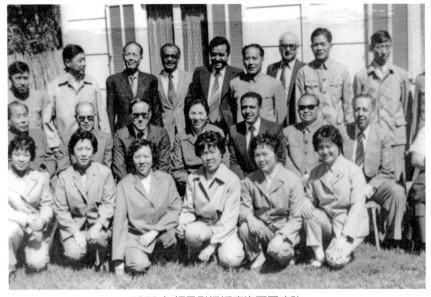

1978 年领导慰问援摩洛哥医疗队

援外医疗队员个个牢记祖国重托，发扬国际主义和人道主义精神，与当地医务人员密切配合，诊治了大量常见病、多发病，治愈了不少疑难病症，挽救了一名又一名患者的生命。1998 年，援摩医疗队成功抢救 1 名上海驻阿加迪尔渔业公司因公负伤的重伤员；1999 年，援瓦努阿图医疗队成功抢救 1 名严重脱水、生命垂危的 1 岁婴儿；人事处干部陈勇龙先后 4 次参加援外医疗队，于 2000 年被上海市卫生局授予"先进援外医疗队员"荣誉称号；普外科樊强医生、烧伤科徐鹏医生……他们的名字都被当地的患者铭记在心。

2020 年初，一场突如其来的新冠肺炎疫情席卷全球时，一群不畏生死、甘于奉献的医务工作者"逆行"冲向抗疫一线，他们不仅竭尽所能地快速控制了国内疫情，还积极支援国外疫情防控。九院远在非洲的援外医疗队员们，面对恶劣的生活条件，冒着随时被病毒感染的风险，在严重缺乏医用物资的情况下，克服重重困难，仍坚守在临床一线。

2020 年 2 月的一天，摩洛哥姑娘萨拉在上学路上被一辆急转的卡车撞倒在地，右腿受伤严重，随即被紧急送到穆罕默德五世医院，经过检查发现：伤口纵跨右膝，开放性的巨大皮肤软组织缺损伴有严重污染。医生予以清创处理后，萨拉的伤口愈合不良，且出现创面感染，引起持续高烧，当地医生只能求助上海九院援摩医疗队队长、烧伤外科的徐鹏医生。

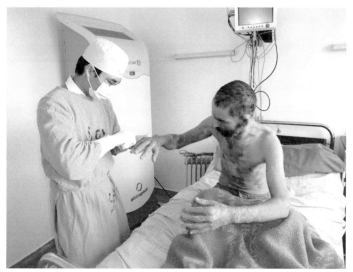

2012 年九院援助摩洛哥医疗队队员在当地为患者治疗

九院援摩医疗队员徐鹏在了解病史并做了简单查体后认为，需要尽快对萨拉腿上的创面进行彻底清创，并进行 VSD（Vaccum Sealing Drainage，封闭负压引流设备）持续引流创面渗出，为二期手术做准备。但与摩洛哥当地医生交流后发现，VSD 器材价格高昂，他们医院没有这类耗材，也未曾使用过。而此时，萨拉的创面感染愈发严重，大量坏死组织存留分解，如果放弃 VSD 引流术，将严重拖延创面有效愈合时间，从而产生诸如右膝关节僵硬等不必要的术后并发症，甚至长期影响萨拉的右下肢功能。

经过妥善考虑，徐鹏决定利用医院里的现有资源：电动负压引流瓶、输液皮管、碘油砂、多层纱布自行仿制"VSD"。2 月 29 日上午，徐鹏为萨拉进行了二期清创＋持续负压引流术，清创术后予以 10 毫米汞柱压强负压进行创面渗出液引流。术后一周创面感染得到有效控制，新生肉芽组织新鲜，满足植皮手术条件。3 月 6 日，徐鹏给萨拉施行了断层皮片移植手术，手术顺利。术后经过康复训练，萨拉终于能够下地行走了，她朝着中国医生不停地说着："谢谢，非常感谢！"。

这种在物资紧缺条件下的创新做法，引起了当地医生们的兴趣，他们纷纷表示，将在今后的临床工作中推广应用这种新的治疗创意，而且还要学习中国医生这种不畏艰难、迎难而上的精神！

（蒋美琴、徐英、奚荣佩）

闪光足迹

把"光明"镌刻在祖国大地上

"光明"，是"希望"亘古不变的同义词。上海交通大学医学院附属第九人民医院眼科团队始终坚信，用星星之火，可以点燃全国更多患者人生的光明。足迹所至，"光明"随行！他们牢记初心使命，用医者仁心、实际行动，把"光明"镌刻在了祖国大地之上。

九院眼科是国家临床重点专科、上海市重点学科，国家眼部疾病临床医学研究中心三个主要组成单位之一，以眼眶病眼肿瘤为优势，眼表角膜病、玻璃体视网膜病、青光眼、白内障、眼视光和小儿眼科等亚专业全面发展的综合性研究型学科。设有上海市眼眶病眼肿瘤重点实验室和上海交通大学医学院眼科视觉科学研究所。学科拥有"长江学者"特聘教授，国家百千万人才工程等国家级人才 4 人次，上海市领军人才等市局级人才 42人次。现有博导 12 人，硕导 9 人。近年来，在医疗、教学、科研和人才培养等方面，取得了长足的进步和突出的成绩。获得国家科技进步奖二等奖（2项），上海市科技进步奖一等奖（3 项）在内的奖项 11 项。

九院眼科在注重医教研并举的同时，不忘积极参与各类慈善公益服务活动。在深入祖国边疆、帮助贫困病患，提升地区间医疗服务水平，传授创新医疗技术等方面做了大量卓有成效的工作。他们用实际行动诠释并践行着医者初心和使命。团队曾荣获"全国巾帼文明岗""上海卫生系统先进集体""上海市劳模工作室""上海市青年五四奖章集体"等荣誉称号。

心中目标任重道远，公益之爱萦绕升华

九院眼科目前有在职职工 129 人，青年比例逾 65%。这是一支朝气蓬勃，爱岗敬业，积极向上的年轻团队。2009 年，在院领导的关心支持下，九院眼科成立了"精益求睛"青年志愿者团队。他们先后赶赴西藏、新疆、云南等祖国边疆地区开展义诊服务，为当地患者进行白内障、青光眼等眼疾筛查和免费手术。每当遇到疑难重症贫苦患儿，他们又会想方设法联系帮扶资助，量身定制手术方案，安排接送到九院眼科手术治疗。

多年来，九院眼科"精益求睛"青年志愿者团队多次选派青年专家赴西藏日喀则地区开展"情系藏区，点亮光明"公益行活动。赠送药品和设备同时，还为当地白内障患者免费实施白内障摘除术等。每次活动结束，队员们都会收到很多承载着藏族同胞感激之情的洁白哈达。而他们，则为能给患者送去光明而感到无比满足！这项行动获评 2010 年度上海市医务职工精神文明"十佳好事"。

2012 年起，九院"精益求睛"青年志愿团队发起"你是我的眼"西藏盲童诊治项目，玉佛寺觉群慈爱功德会"悦来悦好"提供专项基金资助。自此，眼科每年安排医务人员赴西藏日喀则等地盲童学校开展盲童探访和筛查。同时，根据盲童的情况，为孩子制订详细手术方案，为孩子施行角膜移植、先天性白内障摘除、睑球粘连分离、先天性青光眼手术等手术。同时，孩子们从被接来九院，到办理住院、手术和术后陪护，志愿者团队都会安排队员全程陪伴。该项目曾得到东方卫视跟踪采访和宣传报道。

16 岁的藏族孩子次仁，是 2012 年度"你是我的眼"专项行动中第四批受助者之一，次仁的病情是这批孩子中最严重的。时任九院党委书记范先群教授团队将疤痕畸形矫正、鼻泪道再造、睑球粘连等十几个手术组合在一起，为次仁成功进行了手术。术后一周，次仁重见光明。

2014 年儿童节前夕，经文汇报社和闵行区"爱远万里中国行"志愿团队联系，来自云南迪庆贫困家庭的杜吉央宗，在九院成功接受手术，如愿拥有了一只"不会掉的义眼"。杜吉央宗出生时就没有左眼眼球。5 岁起，她开始佩戴义眼，但由于当地医疗水平有限，义眼与正常的右眼不对称，

非常容易脱落。每年，杜吉央宗都要去昆明换一次义眼，来回费用高达5000元，家庭负担沉重。杜吉央宗的心愿就是想要一只不会脱落的义眼。在众人的关心关爱下，杜吉央宗如愿以偿，在上海收获了幸福和快乐。

心中目标任重道远，公益之爱萦绕升华！多年来，九院眼科始终秉承着"锐意进取、求实创新"的精神，怀揣着"关爱患者，守护光明"的梦想，在公益帮扶之路上越走越坚定。

2017年，九院眼科启动"精益求睛"青年医师云南红河培育项目。2018年7月，九院眼科在云南省红河州蒙自市人民医院举行眼科规范化诊疗新进展学习班。郭文毅主任医师，周慧芳主任医师、汪朝阳主任医师、沈勤副主任医师参加活动分别授课，并进行教学查房、病例讨论、座谈交流和带教手术。

边远地区的每次义诊，眼科问诊咨询的队伍总是最长的。2019年4月，九院组织医疗集团108位医务工作者远赴新疆，为喀什地区莎车、泽普、叶城、巴楚四县开展为期一周的大型义诊活动。听闻有眼科专家到来，患者又是越聚越多。泽普县人民医院更是给义诊团发来求助讯息，希望赶紧为他们增派眼科专家。

2021年4月，九院眼科配合上海交通大学医学院，为来自西藏自治区日喀则市特殊教育学校的扎西多吉进行了慈善公益手术。扎西多吉患有罕见的巨大角膜皮样瘤，眼科傅瑶主任医师主刀成功手术，扎西多吉有望大幅恢复视力后，回归社会进入普通学校接受教育。

对口帮扶共谋发展，传经送宝引领提升

为了支援与帮助少数民族地区卫生事业的发展，推动内蒙古自治区县级医院学科建设，2014年1月，九院与内蒙古自治区卫生厅、内蒙古自治区林西县人民政府签署扶持林西县医院眼科建设合作协议。

2014年12月，由东方卫视赴林西实地采访并拍摄的《塞北的光明》全程纪录片在《大爱东方》节目首播，讲述了一个九院眼科对口扶持西部眼科医疗中心，眼科专家不远千里奔赴塞北，为当地百姓送去光明的故事。

在对林西县医院的对口帮扶中，九院眼科不仅选派专家到林西县医院开展诊疗活动、业务讲座、手术示教等帮扶工作，同时还结合林西县医院

的实际情况，帮助医院眼科开展适宜技术，发展适合的新技术、新业务。为支持林西县医院的眼科学科建设培养林西县医院眼科人才，九院眼科以循序渐进、注重实效、密切协作为指导原则，为林西县医院眼科医疗人员提供进修学习机会，注重对中青年骨干的培养，助力提升林西县医院眼科科研能力。

对口帮扶共谋发展，传经送宝引领提升！眼科团队在扶持内蒙古林西县医院眼科建设发展的同时，更不忘用心用力积极参与对口帮扶云南祥云县人民医院的工作。

2010年，九院与祥云县人民医院签订了《沪滇医院对口支援项目协议》。每次派出任务，眼科团队总是出色完成。眼科朱冬青、吴新华、马波等医生分别荣获过"九院援滇医疗工作先进个人"荣誉称号。2020—2021年援滇期间，眼科徐璨医生为祥云县人民医院建立了青光眼专科门诊，并在"滇西青光眼、眼底病诊治提高班"上进行授课和实操培训，深获好评。

如今，祥云县人民医院眼科在诊疗水平、服务能力、学科建设、人才培养等方面均有显著提升。

着眼高难技术平衡，建立全国医疗联盟

九院眼科是眼眶病眼肿瘤世界单体最大诊疗中心，年手术量达1万多台，全国大量疑难复杂病例转诊至此。在九院眼科20多万人次的年门诊量里，半数为眼眶病眼肿瘤，其中有80%是外省市转来的疑难复杂病例，需要"二次手术"的比比皆是。

视网膜母细胞瘤是一种儿童眼内恶性肿瘤，很多患儿在3岁前可能失去生命。眼科领域还有大量这样的疑难复杂病，致残致死率高，但受关注不多，因为社会的焦点还停在白内障、青光眼等常见眼病上；针对成人眼内常见的恶性肿瘤——葡萄膜黑色素瘤，九院开展巩膜敷贴放射治疗和肿瘤切除手术，提高保眼率；基于建立的我国最大眼肿瘤生物样本库，眼科团队还启动了视网膜母细胞瘤高危人群致病基因监测，推动早诊早治，检出早期视网膜母细胞瘤，及时治疗保全眼球和视功能；同时，九院眼科还开展了睑板腺癌的病理控制下的手术切除和即期修复术，以及多中心的临床队列研究，降低了睑板腺癌的复发率，提高了生存率。

　　然而在九院眼科专家看来，这样还不够。眼科团队并不自满于医疗技术的精进，更致力于将先进的诊疗模式推广出去，扩大疑难危重病例的诊治率。

　　患者的高度集中，一方面充分体现了一个学科的高水平，但也从侧面反映出地区技术发展的不平衡。在九院眼科，病床供不应求，手术至少排队半年以上。在忙于解决别人解决不了的问题的同时，九院眼科更着急没法给那么多患者最及时的治疗。"至少要为患者回答三个核心问题：判断能不能治、怎么治、谁能治！"

　　在九院领导的大力支持下，2018 年，由九院眼科牵头，联合了全国 79 家医院开启眼科跨区域深度合作新模式，在"上海交大眼科论坛"上，成立了全国首个专注于眼眶病眼肿瘤的眼科联盟。联盟覆盖新疆、西藏、黑龙江、云南等我国大部分地区。首批成员大多是当地三甲医院，它们被视作"种子医院"，将承担起带动提高地区疑难危重眼病诊治水平职责。目前加入单位已扩大到近 200 家。

　　九院眼科通过专题培训班、眼眶病眼肿瘤学习班、半年到一年的进修班，目前已培养全国眼整形、眼眶病专科人才 2000 多名。

成立慈善专项基金，帮扶眼恶性肿瘤患儿

　　视网膜母细胞瘤是婴幼儿常见的眼内恶性肿瘤，可造成失明、眼球摘除乃至死亡的后果，严重威胁患儿身心健康。我国新生儿视网膜母细胞瘤发病率约为万分之一，发病率和患者数量均居世界第一位。

　　九院眼科范先群团队在调查了全国 31 个省区市眼疾患者资料后发现，我国视网膜母细胞瘤的死亡率超过 10%，眼球摘除率近 50%。这意味着，近半数不到 3 岁的患儿因病摘掉了眼球。

　　为了能救助更多患儿，九院眼科在企业与爱心人士的共同努力下，于 2017 年 6 月 1 日，成立了全国首个"视网膜母细胞瘤患儿关爱基金"。该患儿关爱基金的成立将为经济困难的视网膜母细胞瘤患儿及家庭提供资助，有望让更多患此恶疾的孩子保住生命、恢复光明。当月，九院眼科病房和门诊就陆续收治了 10 多名视网膜母细胞瘤患儿，成为该基金的首批资助对象。这些患儿先后成功进行了介入化疗、静脉化疗、激光治疗或手术等治疗，

病情得到初步控制。两年期间，该基金为 30 余位患儿提供了资助。

2019 年六一儿童节来临之际，九院眼科"视网膜母细胞瘤患儿关爱基金"得到上海市慈善基金会"美滋润心"关爱儿童专项基金支持，此后提供持续资助。时任九院党委书记、九院眼科学科带头人范先群教授表示："在为患儿提供高质量的治疗服务的同时，我们将精心使用好善款，不让任何一个在九院治疗的视网膜母细胞瘤患儿因为贫困而失去保命、保眼、保视力的机会。"

"光明"，是"希望"亘古不变的同义词。九院眼科专家始终坚信，用星星之火，可以点燃全国更多患者人生的光明。

（徐英、秦艳）

倾力援助喀什二院成为地区医疗中心
——走近援疆干部崔勇

崔勇："援疆对我来说是一种责任，更是心中的一种家国情怀。"

2016 年底，当得知上海市委组织部正在组建第九批援疆队，时任九院副院长崔勇在第一时间报了名。经过几轮的面试、体检等筛选，他如愿成了一名援疆干部。2017 年 2 月 19 日，崔勇和上海第九批援疆干部人才一起奔赴新疆，从此拉开了三年的援疆激情岁月的序幕。

2017 年 2 月至 2020 年 1 月，崔勇担任上海市援疆工作前方指挥部喀什二院医疗工作队队长，同时任喀什二院党委副书记、院长。

从"创三甲"转向"强三甲"

自 2010 年起，喀什二院在上海几批援疆医疗队援助下，医疗业务水平有了较大提升，从一所名不见经传的普通二级甲等医院锻造为在地区小有名声的医院。上海医疗队始终没有停下脚步，而是瞄准了更高的目标：要把喀什二院能够打造成一个有实力、高水平的三级甲等综合性医院。

为快速精准提升喀什二院的医疗水平，上海推出了"以院包科"的组团援助模式，充分发挥上海三甲医院学科优势，通过一对一组团方式派出骨干人才对口帮助喀什二院一个相关科室或提升学科水平。喀什二院在

2014年底经评审考核成为三级甲等医院，并在2015年初正式挂牌。喀什地区也因此成为当时南疆地区唯一一个有两家三级甲等综合性医院的地州。

"创三甲以后，医院该怎么发展？"这是崔勇初到喀什二院后一直在思考的问题。经过深入临床一线科室进行仔细调研，他发现已成为三级甲等医院的喀什二院在硬件设备上已初具规模，但在软件方面，如医疗管理、学科建设、科研能力、人才结构和培养梯队等工作上与上海还存在不小的差距。

作为三甲医院，最重要的是做好学科建设和提高疑难疾病的诊治水平。喀什二院的医疗特色和学科优势还不足，特别是当地非常需要的新生儿科、妇产科、危急重症科等学科在整个地区缺乏优势。其次，就医务人员整体水平来说，副高级以上职称医务人员，仅占全院员工的10%。在科研能力、临床技术及带教水平上，与上海三级甲等医院相比，仍存在明显的差距。

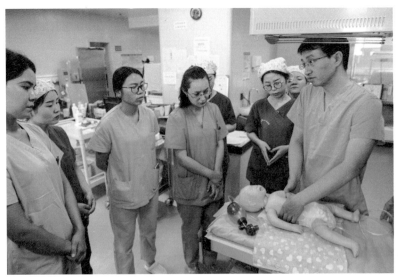

上海医疗队员介绍新生儿救治新技术

基于当时情况，崔勇提出了要在前两批医疗队"创三甲"成果基础上再接再厉，围绕"强三甲"展开工作，即深化医院内涵建设，积极有效提升临床治疗水平，努力创建医疗特色和优势学科，重点培养新疆当地专业技术人才，为进一步发展夯实基础。

喀什地区多年来儿科医学发展薄弱、专业人才缺乏，新生儿及五岁以下儿童死亡率高，对优质儿科医疗资源需求迫在眉睫。2014年，王来栓作为儿科医院派出的首位专家，初来喀什二院，映入眼前的是简陋的医疗条件：成立近 60 年的医院还没有新生儿科，一旦发现危重新生儿，须转运到 1500 公里外的乌鲁木齐。孩子折腾不起如此长路，许多家长无奈选择放弃。作为国家儿童医学中心的复旦大学附属儿科医院、上海交通大学医学院附属上海儿童医学中心等派出精兵强将，为喀什二院儿科注入强大力量，新生儿科从无到有，儿科诊治从弱到强，短短五年发生了翻天覆地的改变。如今的喀什二院新生儿科，窗明几净，10 台暖箱一一排列，其中两台是最先进的新生儿暖箱。在这里，上海医生率领团队完成了一项项不可能完成的任务，使新生儿抢救成功率维持在 95% 以上。"围绕喀什地区儿童健康水平的难点痛点，下一个五年，上海还将发力。"复旦大学附属儿科医院党委书记徐虹表示，新成立的"复旦大学附属儿科医院 – 南疆儿科发展中心"，将集国家儿童医学中心力量，通过建设中心帮助南疆建立起儿科医学人才和队伍，让南疆更多儿童享受到高效、温馨、便捷的诊疗服务。

在上海援疆工作前方指挥部及上海 9 家三甲医院的大力支持下，医疗队制定了新一轮《"8+1"沪喀医学中心建设三年规划（2018—2020）》。希望通过三年援建，不断完善喀什二院专科体系和科教体系建设。围绕学科建设，喀什二院遴选出发展优势学科项目，如心血管疾病诊治中心、消化系统疾病诊治中心，力争达到国家临床重点专科的标准与基础水平。在上海第九批援疆医疗队的努力下，喀什二院不断推进学科发展，临床医疗水平得到快速提升，目前已形成 11 个自治区级临床重点专科，其中已有 10 个科室向亚学科拓展，有的学科已达到南疆领先水平。

喀什二院各项医疗指标稳步提高。2019 年与 2016 年统计数据相比，门急诊就诊人次增长 15.31%，手术例次增长 45.61%，三、四级手术占比从 33.11% 上升至 50.59%；平均住院天数从 8.92 天下降至 8.43 天。临床治疗水平得到快速提升，喀什二院从以前许多科室一半床位闲置的状态变为一床难求，成为当地患者认可的"好医院"。此外，喀什二院通过电子病历应用等级六级评审，成为 ISO15189 国际标准认可单位，并荣获 2017 年度"全国卫生计生系统先进集体"称号。

"授人以渔"打造一支带不走的医疗队

人才培养是医院发展中的一项重要工作，为贯彻"授人以渔"的理念，上海医疗队不遗余力地实施可持续发展的培养计划，制定了《喀什地区第二人民医院"援疆医疗队员传帮带导师带教制度"实施方案》，明确采取专家师带徒方式培养当地医生的人才培养模式，并建立目标考核制度。通过不断探索个性化、梯队化、持续化的带教方式，上海医疗队逐步实现了从"师傅做徒弟看"到"师傅指导徒弟做"，再到"徒弟做师傅看"的升级。许多以前不能开展的手术和疑难杂症的诊治，当地医生现在都能独立开展，甚至在各类学术讲座与业务学习上，也已经从师傅讲徒弟听，转变为徒弟讲师傅评，从大家不敢讲到争着讲，极大激发了当地医生求新求上的信心。

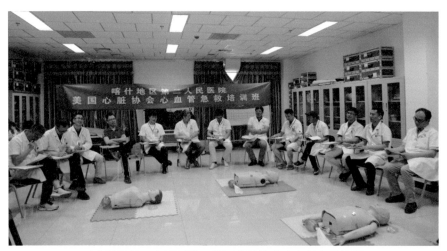

喀什地区第二人民医院－美国心脏协会心血管急救培训

时间是急救的第一要素，与死神赛跑，是急诊医护人员经常面临的挑战。每月一项的专题整改活动正从源头改变、扭转医护人员理念。渐渐地，"急诊速度"变快了，医疗队员根据上海经验，完善落实了8项急诊重症医学核心制度。再造急诊流程，让急诊真的"急"起来了。

喀什二院CCU年均收治五六百名患者，以往如果发生心跳呼吸停止，抢救成功率比较低。但这一情况在上海援疆医疗队的帮助下得以改变。据崔勇介绍，2017年11月，"喀什地区第二人民医院－美国心脏协会心血管急救培训中心"（即"喀什二院急救培训中心"）正式落成启动。从此，喀什地区有了一条专业的生命急救绿色通道。在上海第九批援疆医疗队员、瑞金医院 AHA 心血管急救培训中心协调员、课程导师杨之涛的倾力带教下,第一批 7 名医护人员形成的"种子"队伍在喀什二院诞生。就在培训后不久,还抢救了一名因严重脓毒症而导致心跳停止的 80 岁高龄患者,这在以前是想都不敢想的。

与此同时,杨之涛带着这批"种子"将国际急救技术和理念播散至南疆地区更远的县市:喀什地区巴楚县、莎车县、塔什库尔干自治县以及和田地区、柯尔克孜自治州……以后,那些离喀什二院很远的患者也不怕因路途遥远而耽搁了,国际领先的急救知识送到了南疆百姓的身边。

在实际工作中,崔勇全面负责医院的各项工作,尽力为团队营造良好的工作环境,充分发挥医疗队员的积极性,对当地医生从技术培养上的"单一输血",到激发其内在潜能"快速造血",从而带动喀什二院专科团队共同发展。

患者阿布都大叔 48 岁,10 年前不幸摔倒导致左侧股骨颈骨折。因未及时治疗,一年后骨折部位骨不连,整个股骨颈吸收消失,骨折的腿比正常腿短 10 厘米,无法站立行走。当时不足 40 岁就丧失行走和劳动能力,整个家庭也因此而愈发贫困。

10 年间,他辗转多地求医无果。正当灰心之际,阿布都大叔在喀什二院微信公众号上看到骨科关节外科专业组介绍,慕名而来。为了帮助他摆脱终身残疾的命运,上海医疗队员彭晓春决定为其进行人工髋关节置换手术。手术顺利完成,10 年来阿布都大叔第一次站起来靠自己的双脚走路。

医疗队员个人的力量是有限的,与其在援疆期间做几百台手术,不如把技术和理念传授给当地年轻医生更有意义。医疗队员彭晓春牵头组建了规范化关节外科团队,选定了两位年轻医生作为精准"传帮带"弟子,制订了详细的"快速造血"培养计划,从术前、术中和术后全方位展开培训。两位年轻医生的医疗水平飞速提高,短短 5 个月已能够独立完成人工半髋关节置换术,12 个月已独立完成人工全髋关节置换术,术后 48 小时患者不扶拐可独立行走,达到超快速康复水平。他们的进步之快可谓一日千里,骨科新星崭露头角,快速造血初见成效。就这样打造出了一支技术精湛、扎根喀什、切实造福百姓的专业骨科团队。这样的故事经常发生在医疗队员的工作中。

在三年援助期间，35 位临床援疆医疗队员结对带教了 76 名科室骨干，有效提升了当地医疗骨干的业务水平。崔勇还推动"首席专家制"落地，聘请上海医疗队专家、当地有高级职称或业务上有能力的骨干为首席专家，在门诊带教、参与会诊、指导抢救、主持或参与完成三级疑难手术等方面充分发挥引领示范作用。上海医疗队员接诊人次达到 4 万多，主持抢救急重患者 4000 余次，参与完成三、四级手术 3000 多台，还为当地开展了 118 项临床新技术和新项目，开展业务培训 1200 余次，参与指导各级各类科研项目申报共计 431 项。

在人才培养方面，先后选派 3 名"院长培养对象"和近 200 名专业技术人才赴上海三甲医院挂职进修；此外，促成了喀什二院成为上海健康医学院附属医院，上海健康医学院定向招收免费培养，三年间累计招录 71 名喀什籍医学生。

值得一提的是，崔勇在实践中不断探索，积极助力上海高层次人才"组团式"援疆，于 2017 年 5 月在喀什二院成立了上海院士专家工作站，邀请上海张志愿等院士及 14 名知名专家先后进站工作，以带动和提升喀什二院的综合科研水平。

令人欣喜的是，经过三年带教，喀什二院已构建起领军人才、优秀人才、紧缺人才的梯度培养体系，临床科研水平也有明显提升。三年间，先后成功举办国家级、自治区级及地区级各类继续教育学习班 107 项。而在科研项目方面，喀什二院组织申报国家级、自治区级、地区级各类型科研项目共计 354 项，立项 100 余项。

从"援助医院"转向"服务社会"

全面提升喀什二院在医疗、科研、人才和管理等方面水平的同时，崔勇还注重发挥三甲医院的社会功能和医疗辐射功能。通过拓展援疆渠道，搭建沪疆平台、创新援疆形式等，崔勇邀请上海交通大学医学院附属第九人民医院（集团）108 位专家赴喀什开展"医疗下基层，健康惠民生"系列活动，也和上海市医务工会联合组织上海知名医疗专家到喀什进行义诊，并先后开展了一系列惠民活动。

2019年7月，一次规模空前的上海医疗人才"组团式"援疆医学论坛举行，来自上海和新疆各地的医药卫生界的专家和同道近千人汇聚一堂，分享交流学术最新成果。在前后一个多月时间里，相继举办了消化、呼吸、肿瘤等17个分论坛，累计受众3000余人次，通过丰富的内容与形式，持续开展广泛深入的学术交流系列活动，提升辐射效应，不断深化上海医疗人才"组团式"援疆内涵，加大了人员交往、文化交流力度，促进了各民族交往交流交融，也极大提高了喀什二院的知名度和影响力。

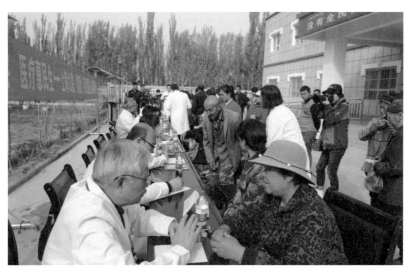

附属第九人民医院（集团）在喀什开展"医疗下基层，健康惠民生"活动

此外，崔勇带领医疗队充分延伸医联体"组团式"模式，发挥喀什二院医疗联合龙头作用，实施以喀什二院为牵头单位的医联体专业人才分级培训项目，以提升基层医务人员的能力和水平。在第九批援疆医疗队的努力下，完成了来自医联体成员单位的46名医务人员进修培训。同时，根据医联体成员单位需要，派遣专家进行专业讲座、教学查房、病例讨论、手术演示和医疗巡诊等临床教学工作。三年间，第九批援疆医疗队员到县乡医院开展了400多场诊疗、巡诊活动，为喀什二院对口四县、乡等基层医院开展远程诊疗6207人次。此外，医疗队员先后50余次赴喀什各县及邻近地市进行帮扶指导、会诊及手术。

据崔勇介绍，玉米提江（以下简称小玉米）在出生时就患有罕见的先天性心脏发育畸形，这种病在全球范围仅 200 多例，国内也仅有 10 例。看到当地医院医生为小玉米开出的"目前条件下没有进一步治疗的办法"的诊断通知单，小玉米的母亲阿丽通古丽·赛买尔儿近绝望。凑巧的是，上海第九批援疆医疗队心外科医生冯亮到泽普县乡下入户走访时从这位母亲处得知了小玉米的病情，让小玉米来喀什二院会诊。

检查室里，来自上海儿童医学中心的张磊撩起小玉米衣服，只见"心脏就在肚子上蹦，一下又一下，你甚至都能看到心脏的形状！"冯亮和张磊当即决定依托互联网远程医学平台，邀请上海专家进行会诊。上海儿童医学中心刘锦纷教授和张海波教授会诊后拍板，由张磊将孩子带回上海儿童医学中心进行手术。2017 年 8 月，小玉米在上海进行手术，专家运用 3D 打印技术，为他定制了特殊材料的胸骨"外壳"，保护他的心脏免受伤害。手术获成功，小玉米的母亲感激地流下了热泪，动情地说"是上海援疆医生给了儿子第二次生命"。

为发挥喀什二院地区医疗龙头作用，崔勇带领骨干创建了疾病诊疗和健康管理的远程服务平台，建立了危重患者的转接绿色通道，在统一质控标准、确保医疗安全的前提下，逐步建立影像、病理、心电、检验等结果互认机制，解决了一直以来困扰南疆片区看病住院上的难题。

上海投入援疆资金，构建起了联动上海市和自治区、地区、县、乡镇的四级远程医疗网络，并逐步向村级延伸，让当地各族群众在家门口就能享受到优质医疗资源。2018 年 4 月 11 日，喀什二院通过远程会诊系统邀请复旦大学附属华山医院专家为一名慢阻肺患者进行远程会诊时，恰逢中共中央政治局常委、国务院总理李克强同志视察华山医院远程会诊中心，李克强总理和喀什二院医务人员进行了亲切交流。

为进一步创新医疗援疆模式，做实喀什二院医疗联合体，探索南疆医院集团化的管理和发展，崔勇积极协调，努力推进，特邀上海交通大学中国医院发展研究院到喀什二院开展"拓展医疗人才组团式援疆工作新模式——以喀什二院为龙头，共建区域医疗联合体"为主题的深度调研，解析医疗援疆工作思路和喀什二院发展瓶颈问题，并在调研基础上提出了契合援助实际、满足新疆需求的发展思路和发展规划，以高站位、宽视野、高标准的智慧为"十四五"对口援疆作了展望。

"一时援疆路，一世援疆情。"在崔勇带领下，第九批 39 位医疗队员与当地人民结下了深厚的情谊，这段经历也是他们一生当中不可磨灭的记忆。三年援疆工作，上海援疆医疗队依托大后方支援，发挥资源优势，在打造重点学科、强化人才培养，全面提升喀什二院管理水平，积极推动喀什二院医疗卫生事业跨越式发展方面发挥了重要作用。

（秦艳、张天成）

家书手记

异国战疫

自 2019 年 10 月 23 日抵达摩洛哥梅克内斯，九院医疗分队进入穆罕默德五世医院已经好几个月。2020 年初时节，武汉暴发新型冠状病毒肺炎疫情，虽然大家通过捐款的方式表达了对抗疫工作的全力支持，但看到疫情防控形势日益严峻，还是因不能回国支援战疫感到揪心难过。

随着祖国联防联控系列防控战疫措施的迅速落实，国内疫情逐渐消退，随之而来的是国外疫情的肆虐，地处欧非大陆衔接处的摩洛哥也未能幸免。我们医疗队员为祖国疫情防控取得成绩感到高兴，同时又为身边暴发的疫情感到担忧。身处祖国万里之外，防疫物资粮草不足，援兵鞭长莫及。

远在上海的母院（附属九院）领导得知情况后，立即给我们医疗队发来慰问短信，询问所需防疫物资，并迅速联系上海市卫健委，尽快为我们医疗队提供物资援助；上海市医事团体联合办公室也不断地为我们提供网上防疫培训、讲座、案例讲解等远程教学课程。

根据专家意见，我们医疗队员们群策群力，工作时加强了防护的"全副武装"，在医院回驻地大门外改建了简单的污染、缓冲更衣区。回到驻地，队员按流程脱去防护眼镜，浸泡消毒，在专门的垃圾袋内丢弃口罩、帽子、隔离防护服，手消毒，更换拖鞋进入缓冲区更换洗手衣，洗手衣消毒洗涤，进入楼内再次更换拖鞋，手消毒……

请家人们放心，我们会做好防护，并有信心一定能在异国打好这场防疫战。

（徐鹏）

老挝手记

200 多天老挝万象玛霍索医院志愿者服务工作结束后，我终于安全回到了祖国。回想起那段日子所经历的一切，景象仿佛就在眼前！

作为一名援外的志愿者，在踏上老挝土地的那一刻，我就知道我代表的不是个人而是"中国"。刚到玛霍索医院普外科工作的时候，没有人认识我这个来自中国的青年医生，没有人给我安排手术工作。每天早上跟着老挝的医生们一起交班查房，听不懂他们在说什么，就自己琢磨，观察老挝的医生怎么处置。因为医院人手紧张，突然有一天外科主任提出让我一起参加五天一次的值班，我毫不犹豫地答应了。第一次值班的深夜，遇到了一个车祸外伤十二指肠下端断裂伤的患者，精湛的手术终于让我取得了老挝医生的认可。在那之后，老挝外科医生们开始相信我这个中国青年医生还是有"两把刷子"的。渐渐地，越来越多的医生愿意和我一起讨论病例，邀请我一起做手术，我也毫无保留地把我的所学所用分享给他们。半年中，我开展参与了 322 台手术，其中胃癌、肠癌等大型手术近百台。

在学习和生活中，发现老挝医生的治疗理念和国内外指南还是有着显著的差距，授人以鱼不如授人以渔。所以，在手术以外，我花了更多的时间和精力去改变当地医生的陈旧观念。比如做肿瘤手术时必须遵循肿瘤根治原则，而不仅仅只是切除肿瘤，另外术前术后的营养问题也是决定手术成败的关键点等。

当服务工作迈入正轨后，玛霍索医院把越来越多急难险重的手术安排给我所在的团队，这也是老挝人民对我的信任，同时也让我面临了前所未有的挑战。我需要花更多的时间和精力去诊治患者，制订手术方案，更规范地开展手术。2019 年 3 月，在老挝卫生部的安排下，我作为专家组的一员为老挝佛教界领袖手术治疗了下消化道出血。半年来参与各类学术会议近 17 场，带教老挝研究生 3 名，组织策划开展小型学术交流 15 次。

作为此次志愿者服务队的临时党支部副书记，在繁忙的医院工作以外，我也积极履行副书记的职责，开展好各项支部活动。在庆祝中华人民共和国成立 70 周年活动期间，组织队员们拍摄录制了合唱《我和我的祖国》；国庆节当天组织集中收看了庆祝中华人民共和国成立 70 周年大会，学习了习近平总书记在大会上的讲话；集中学习了党的十九届四中全会精神；在全国政协主席汪洋对老挝进行国事访问期间，高质量完成了志愿者工作任务，展示了中国上海青年志愿者的良好形象；在举国上下抗击新型冠状病毒肺炎疫情的大背景下，作为赴老挝志愿者医疗队的队长，带领医生们在老挝积极开展防疫宣传，录制防疫小视频，形成良好的抗疫宣传氛围。

半年多的老挝志愿服务经历，是一段难得的人生历练，更是一笔宝贵的人生财富。我将继续做个真真正正的医生，坚持以事业为重，自觉克服工作、生活不便等种种困难，发扬党的优良传统和作风，以高度的事业心、责任感和饱满的热情，扎扎实实地开展工作。

（樊强）

让党旗在援摩医疗一线飘扬

挥别祖国，已然两周。在历经了拉巴特总队部紧张而充实的培训学习，以及与前一批仁济医疗队在医疗、队务和生活上的全面交接之后，我们第十九批中国援摩医疗队梅克内斯分队正式进驻穆罕默德五世医院，开展医疗服务。

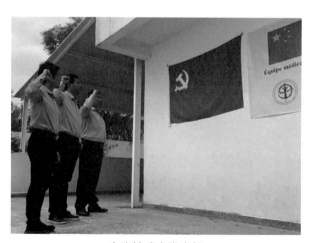

在当地成立党支部

本次我院援摩医疗队共5人，分别来自临床、总务，其中包括3名共产党员。根据我党和院党委"弘扬'支部建在连上'光荣传统"的指示精神和制度要求，医疗队在工作伊始就率先成立了"上海第九人民医院梅克内斯党支部"，以加强党的全面领导，充分发挥党支部在工作中的战斗堡垒作用。

在党支部成立仪式上，面对庄严的党旗，我们佩戴党徽、举起右手，重温入党誓词。大家纷纷表示，在为期两年的援助任务中，将继承和发扬"不畏艰苦、甘于奉献、救死扶伤、大爱无疆"的中国医疗队精神，恪守"团结、严谨、求实、创新"的院训，在工作和生活中积极发挥党员的先锋模范作用，全力以赴、竭尽所能，完成好为摩洛哥患者提供医疗服务和为中国同胞、华人侨胞进行医疗保障的职责。不忘初心，牢记使命，为传播中摩友谊添砖加瓦，在异国的土地上展现九院人的风采。

（朱惠）

援喀什手记

在过去相当长的一段时间，喀什二院口腔科的医疗业务量趋于逐渐萎缩状态。我到达当地后，成为口腔科的主任，将科室改名为口腔颌面外科，同时带领当地同事积极开展新技术，将拓展业务量作为科室的首要任务。在充分了解喀什地区人群饮食结构和习惯后，为喀什二院口腔科引进了目前国际先进、强度最高的瑞士士卓曼（ITI，Straumann）种植系统。年轻漂亮的维吾尔族女士阿尔孜姑成为在喀什地区接受种植修复的第一人。我担任主刀，采用微创非翻瓣技术，在 10 分钟内娴熟地完成了定位、穿龈、梯度钻孔、植入种植体的全过程，术中阿尔孜姑丝毫没有感觉到疼痛。在接下来的八周时间内，种植体会牢牢地与骨结合，一颗堪称人类第三副牙齿的种植牙就会在阿尔孜姑的口腔中诞生。

医疗援疆不仅体现在新技术的开展和医疗空白的填补上，更重要的是在新技术开展同时的言传身教，为当地培养一批带不走的技术队伍。

（李超伦）

谱写了南疆口腔的第一

2021 年 8 月份是我作为援疆干部，在喀什二院工作的第一个月。从上班的第一天起，我就一头扎进了科室的各项工作当中。

上批援疆干部李超伦主任率先在喀什二院开展了南疆首例种植修复，打响了喀什二院口腔科的金字招牌，临床业务量也不断攀升。我在接诊中遇到一位患者，三周前在外院进行了种植手术，但术后一直肿胀疼痛，慕名来喀什二院就诊。经过临床和X线检查后，认为是严重的种植体周围炎拌骨缺损，决定二次手术探查。术中发现种植体四周有两个壁已出现大部分骨缺损，同时伴有大量的炎性肉芽组织。在将肉芽组织完全刮净，并决定去除已感染的种植体时，发现种植体的一部分已和骨组织形成了骨整合，我在没有破坏患者任何剩余骨组织的情况下，顺利将种植体取出。在此基础上，引入了引导骨再生技术（GBR），在患者的缺损区植入人工骨粉，并覆盖活性生物膜，从而修复了患者原有的骨缺损，为今后再次种植奠定了基础。这次在喀什二院实行的GBR手术再次谱写了南疆口腔的第一。

我作为喀什二院口腔科的主任，为了带动科室的整体发展，经过半个月的调研，为每个年轻医生制订了今后亚专业的发展方向，并为他们积极联系到九院进修，同时根据当地医生的特点，为他们量身定制进修计划。

虽然来了还不到一个月，但是对于今后一年半喀什二院口腔科的学科建设、人才培养、临床新技术的开展，我一直在思考，工作计划的雏形已在脑海中成型。我希望能为喀什二院口腔科的发展贡献自己的一分力量，同时也为自己的人生写下浓墨重彩的一笔。

（孙健）

附属第一人民医院

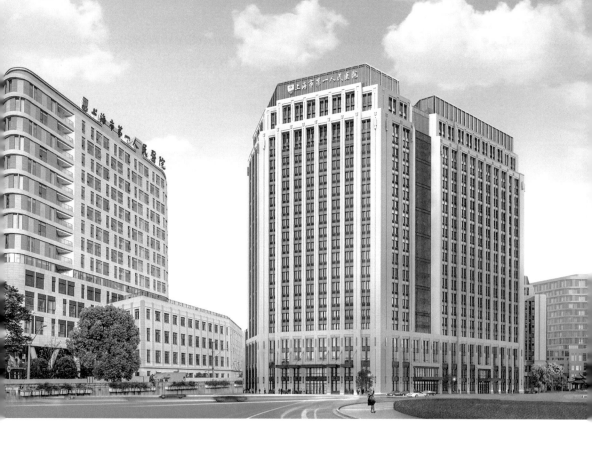

当祖国召唤的时候，挺起胸膛站排头

敬佑生命、救死扶伤、甘于奉献、大爱无疆，这是医生们的常态，也是对他们工作的最好形容。上海交通大学医学院附属第一人民医院（简称市一医院）几十年如一日参加各类援助工作，医生们留给当地的不仅仅是医疗技术，还有对基层医疗的一片关爱深情。

支援全国及全市医疗卫生建设

市一医院是上海市卫生局直属的综合性医院，临床科室较为齐全，医技力量也相对较强，市一医院在不同时期，根据上级决定完成支援全国及全市有关医疗机构的任务。

上海解放后不久，市一医院外科陶乃煌就奉命调离医院到军队医疗卫生部门工作。在20世纪50年代初，市一医院常宇川和徐济支援新疆，为少数民族服务。张秀彬、李颢、赵霖等支援苏州医学院附属医院工作。

国家为加强重工业建设，发展钢铁工业，在鞍山建设钢铁生产基地，所属医院急需充实各科专业技术力量，1956年，市一医院抽调部分医技骨干支援，徐炳青、张钟儒、陈桐、庄熙明、顾启湛、俞济安、郑埔瑚、徐振华等8位医师到该院工作，担任科主任，成为该院各科室技术骨干。

20世纪60年代初，医院潘良兴及张文娟支援西藏，为西藏人民服务；外科龚谦仁调到上海市卢湾区中心医院任外科主任；张金哲调宁夏回族自治区有关医疗单位工作；胡维勤、颜德华、殷济兰调卫生部干部保健局承担干部医疗保健工作。20世纪60年代后期，动员部分科室的医务人员到医院原挂钩医院——川沙县人民医院"落户"。其中有骨科王浩然、普外科昌明、内科诸祖德，并担任科主任。内科邱浩文到川沙县洋泾医院工作，后任该院院长；内科徐义泉、外科唐钟千、眼科王洪珍、检验科吴大卫（后调回医院）、吴中源等医师也都"落户"川沙、奉贤、嘉定的医疗卫生单位工作，为加强农村卫生建设出力。

后又调泌尿外科张安立，妇产科张桂芬到金山县人民医院工作，分别担任该院外科、妇产科主任，后来张安立任该院业务副院长。

20世纪70年代，国家为加强三线建设，将上海市上钢五厂特殊钢厂内迁至四川省江油地区，成立长城特殊钢厂，并建立钢厂总医院。为加强总医院的医技力量，上级决定抽调医院4名医技骨干支援该院。外科夏觉中、李正堂，麻醉科徐德正，五官科张振绮，成为该院主要医疗骨干和负责人。

此外，外科周文琪、泌尿外科乌家美先后调至江西省南昌市和湖南省长沙市军工单位的医疗部门工作。张遵哲调至宁夏回族自治区医院外科工作。

1971年，上级决定由上海市在安徽省池州地区建3所后方战备医院，由市一医院在贵池地区承建一所小三线战备医院，后定名为后方长江医院。从筹建到建成开院，市一医院共组织行政后勤人员72人，各科医师31人，护士42人，医技人员19人，共计164名员工调往该院工作。

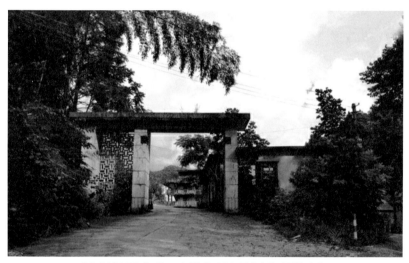

20世纪70年代，安徽省贵池后方长江医院大门

国内医疗队及巡回医疗

1947年，市一医院曾以"汽车流动医院"的形式至上海郊县及江浙农村进行医疗诊治工作。中华人民共和国成立后，根据党的卫生工作方针和上级卫生行政部门的要求，市一医院组成医疗队到上海工厂、农村、街道开展防治疾病工作，还派出医疗队赴江苏、浙江、江西、安徽、山东、河

南、河北、云南、贵州、黑龙江、西藏、新疆等地的山区、农村进行医疗服务。此项任务以 20 世纪 50 年代和 60 年代最为频繁，达到 190 余批次。在 50 年代后期，医院贯彻预防为主的方针，经常以医疗小分队的形式，深入工厂、农村、里弄开展职业病、寄生虫病、妇女病和流行性疾病的防治工作。1965 年市一医院曾抽调近三分之一的医务人员下乡进行巡回医疗。在六七十年代，响应毛泽东主席关于"把医疗卫生工作重点放到农村去"的号召，医院组织医疗队或农村卫生工作小分队，支援农村卫生建设。此外，医院还组织医疗队，执行特殊医疗抢救任务。

血吸虫病防治队

1949—1950 年，解放军驻上海市嘉定县、青浦县、宝山县等地的大批指战员感染血吸虫病，上海市组织大批医务人员到农村开展血吸虫病防治工作。1950 年初派出血吸虫病防治医疗队开展血吸虫病的防治工作，两批共派出 17 人。由于出色完成防治工作，市一医院受到表彰。

防洪救灾医疗队

1950 年 3 月，安徽省境内发生水灾，市一医院派出医护人员参加上海市卫生局统一组织的赴皖北防洪救灾医疗队到灾区开展医疗及卫生防病工作，历时 6 个月。

1954 年 7 月，安徽省芜湖地区发生水灾，市一医院组织医疗队赴灾区开展医疗及卫生防病工作。

1991 年 8 月，安徽省巢湖地区发生水灾，在上海市卫生局的领导下，市一医院派出一个 10 人医疗队赴巢湖地区抗洪抗灾、开展医疗卫生防病工作。

1998 年汛期，长江流域发生特大洪灾，职工纷纷捐款捐物。同年 9 月市一医院派出许海风、陈世福、温沁竹、刘友军、陶文通、唐知还组成 6 人医疗队，携带 11 万元药品器材，赴湖南省常德市安乡县参加抗洪救灾，圆满完成任务。

抗震救灾医疗队

1970 年 1 月 5 日凌晨，云南省玉溪地区发生里氏 7.8 级大地震。1 月 5

日下午 5 时医院接到任务通知,随即从各病区抽调值班的医护人员 10 余人组成医疗队,由王道民任队长,携带必要的药品器械立即参加上海市卫生系统统一组织的抗震救灾医疗队,当晚出发赴灾区,在通海县开展医疗卫生工作,历时一个多月。

1976 年 7 月 28 日,河北省唐山地区发生强烈大地震,上海市卫生局紧急组织抗震救灾医疗队。医院第一批医疗队 36 人,由王道民带队,于 7 月 29 日凌晨乘专列去唐山市郊抢救伤员,历时 29 天。10 多天后,又增派第二批人员,由唐孝均带队,并在唐山地区设立临时抗震医院。后来又增派第三批人员至新建的抗震医院工作。

2008 年 5 月 12 日,四川省阿坝藏族羌族自治州汶川县发生里氏 8.0 级地震。按照党中央、国务院要求"全力抢救伤员生命、医治群众病痛"的指示,医院在 5 月 13 日中午接到任务通知后,1 小时内迅速组建来自心外科、胸外科、骨科、神经外科、普外科、麻醉科、护理部等总计 18 名医护人员的抗震救援医疗队,由医院副院长许迅带队,于 5 月 14 日冒着生命危险毅然奔赴灾区,开展医疗救援。医院之后又根据灾区情况先后选派 3 批医疗队员奔赴灾区开展救援工作。

2008 年 5 月 28 日,18 名四川地震伤员转来市一医院治疗,市一医院南部立即设立抗震爱心病房。18 名伤员经过全力救治和医院心理科医师耐心细致的疏导,于 6 月 18 日至 7 月 16 日先后分 4 批康复出院。

援黑龙江医疗队

为落实毛泽东主席 1965 年 6 月 26 日关于"把医疗卫生工作的重点放到农村去"的指示,保卫边疆,为当地插队落户的上海知青服务,1973 年、1974 年市一医院分别组织两批医疗队赴黑龙江黑河地区。

援滇医疗队

2010 年 4 月,市一医院先后与云南省德宏州芒市人民医院、云南省德宏州人民医院、云南省德宏州陇川县人民医院签订对口支援协议。根据协议,以半年为一周期,开展疑难病例讨论、教学查房、培训讲座等实地指导。截至 2017 年底,市一医院共派出 16 批 79 名援滇医疗队员。

2010年4月至2014年10月，支援云南省德宏州芒市人民医院。针对对口支援医院情况，医疗队共开展手术及胃肠镜检查等312例，门急诊近2000人次，学术讲座近20次，参与会诊治疗各种疑难病例249例次，教学查房50多次，手术示教超过100次，进行义诊1176人次，接收芒市人民医院进修人员28人。为对口医院建成微创外科、消化内科、麻醉科三个专科。建立以腹腔镜手术为特色的专科技术，制定腹腔镜手术的诊疗规范以及标准操作流程，并建立患者随访数据库；建立完善妇产科疑难病例讨论、术前讨论等医疗核心制度。在科内普及新生儿窒息抢救技术，帮助当地医院抢救危重症患者（如重度子痫前期、HELLP综合征等）；消化内科以胃肠镜检查为特色，帮助芒市人民医院建立胃肠镜室，开展新式电子胃镜、电子肠镜技术；协助对口医院芒市人民医院护理部建立护理质控的全套制度，其中包括实行新的排班模式、制定相关规定与流程、对护士进行定期培训等。积极辅助芒市人民医院开展等级评审工作，芒市人民医院于2014年初顺利评上二级甲等医院。

2014年10月至2016年4月，支援云南省德宏州人民医院。

2016年5月至2017年，支援云南省德宏州陇川县人民医院。根据对口医院的发展需求和专科特点，理清技术设备、人才梯队和业务工作发展的实际需要，建立微信群，实时沟通队员的援滇工作和生活状况。开展手术3300余台，参与会诊及病例讨论1300余例，教学查房600余次，手术示教1100余例。派驻专家接诊患者达9700余人次，定期组织科室医务人员进行如"胆囊炎治疗新进展""肝脏移植""PBL教学法在临床护理中的应用""AO骨折的分类处理""腹腔镜在妇科肿瘤中应用的关键技术""腹腔镜下阑尾、胆囊切除术技巧"等257场次学术讲座，开展"术中经胆囊胆道造影术""带针胸导管胸腔闭式引流术""冠状动脉介入桡动脉止血器的使用""腹腔镜下阑尾胆囊切除术""腹腔镜下肌瘤切除及经阴道后穹隆取瘤术"等148项新技术和新项目。帮助受援医院妇产科以GDM的规范化诊治作为申报内容，完成陇川县科学技术进步奖的申报，进一步构建妊娠糖尿病（GDM）筛选、孕期监护、分娩管理和产后随访四大模块流程，提高科室对GDM患者的临床诊断和管理能力。协助受援医院呼吸科成功开展直接喉镜下可视化辅助困难胃管置入1例，为当地医护人员开启了多学科诊治（MDT）的临床思维模式。第十六批援滇医疗队员李朝军，帮助对口医院超声科采取"跨越式发展"思路，使陇川县超声诊断报告结构与美国托马斯杰斐逊大学放射报告结构直接接轨。初步建立起甲状腺和乳腺超声图像存储和诊断报告系统（TIRADS 和 BIRADS），使超声科在乳腺和甲状腺方面的诊断系统国际化，实现依据 TIRADS 和 BIRADS 报告标准，诊断甲状腺和乳腺疾病。

此外，还有援滇扶贫青年志愿者服务接力队。青年职工踊跃参加上海赴滇扶贫青年志愿者服务接力队，赴当地积极配合相关工作。

援疆医疗队

20 世纪 50 年代初，常宇川和徐济支援新疆。自 1999 年起，医院先后派出 4 批 7 名医生赴新疆阿克苏地区和喀什地区医院进行医疗服务。2008年 5 月，高会真医生参加上海市高龄委"银龄行动"，赴克拉玛依援助 2 个月。2015 年，医院完成 2 名援疆干部选派任务。2016 年，完成上级指令性援建专业技术人才选派工作，选派 1 人参加第九批援疆工作。2017 年，选派 1人参加援疆。

援藏医疗队

20 世纪 60 年代初，医院派潘良兴和张文娟支援西藏。2015 年，市一医院完成援藏专业技术人才 1 人的选派任务。2016 年，完成上级指令性援建专业技术人才选派工作，选派 1 人参加第八批援藏工作。2017 年，选派1 人参加援藏。

援黔帮扶工作

坚持"中央要求、上海所能、遵义所需"，市一医院承担起援黔医疗卫生对口帮扶工作。完成建设贵州省遵义市六大临床医学中心（遵义市心脏病临床医学中心、遵义市眼科临床医学中心、遵义市老年病临床医学中心、遵义市神经内科临床医学中心、遵义市消化病临床医学中心、遵义市泌尿疾病临床医学中心）。开展当地多例首例手术以及新技术，如：2017 年 7月 21 日，遵义市眼科临床医学中心开展遵义市首例内界膜剥离术；2017

年 7 月 28 日，遵义市心脏病临床医学中心开展遵义市首例不停跳冠状动脉搭桥术；2017 年 9 月 6 日，遵义市消化病临床医学中心开展遵义市首例内镜下精准胃食管曲张静脉断流术（ESDV 术）；2017 年 9 月 13 日，消化病临床医学中心成功开展遵义市首例无痛双气囊小肠镜检查；2017 年 10 月 13 日，遵义市心脏病临床医学中心开展贵州地区首例胸腺肿瘤加冠脉搭桥术；2017 年 11 月 13 日，遵义市心脏病临床医学中心开展遵义市首例体外循环下急诊心脏肿瘤摘除手术。

2014 年 11 月至 2015 年 10 月，钟力炜受中共上海市委组织部委派，挂职遵义市第三人民医院副院长。

开展大型培训、教学查房、义诊活动，与遵义市中医院签约，使其加入市一医院医疗集团，并捐赠一套价值 150 万元的奥林巴斯内镜系统一套。

抗击新冠肺炎疫情医疗队

自 2020 年除夕夜起，市一医院先后派出多批次医疗队奔赴前线抗击新型冠状病毒疫情。武汉、北京、新疆、上海市公共卫生临床中心都留下了市一医院医疗队专家、队员的足迹。他们之中年龄最大的达 66 岁，年龄最小的仅 24 岁。有作为领队携上海首批援鄂医疗队完成包括全国首例新冠肺炎患者病理解剖研究在内的多个前线新冠危重症救治"突破性成果"的郑军华教授；有带领市一医院整建制医疗队在雷神山前线留下一系列医学创新发明的刘军教授；有上海所有援鄂医疗队队员中最年长的周新教授；有曾获"中国最美女医师"、成功救治武汉 103 岁患者的市一医院急诊危重病科"女帅"王瑞兰教授……带去"上海模式"，带回"抗疫精神"，这是市一医院医疗队的共同特点。

2020 年 1 月 24 日，根据上级指示要求，上海首批医疗队正式出征武汉。上海首批医疗队领队、时任医院副院长郑军华，医师组组长、市一医院呼吸科学科带头人周新，急诊危重病科护师张明明，与上海医疗队共 136 位医护人员，连夜出发，踏上驰援防控新型冠状病毒肺炎的第一线。在 67 天里，医疗队在武汉建立了全国第一个抗疫临时党总支，上了第一堂党课。在前后方的共同努力下，医疗队提供了全国第一、第二例尸体解剖病案，发布了第一篇 JAMA 子刊高水平临床研究分析，在抗疫一线留下了许多临床创新发明和研究。

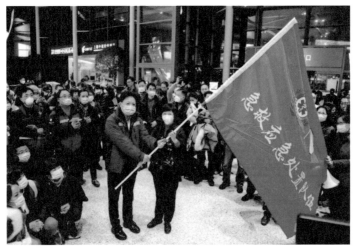

除夕夜出发援鄂时，郑军华（中左）接过宗明副市长（中右）授旗（2020年1月24日）

2020年1月28日，医院急诊危重病科主任王瑞兰、急诊危重病科主管护师沈燕，与第二批上海医疗队共146位医护人员奔赴武汉。在武汉三院，王瑞兰还带领团队创下了一个记录——成功救治了一位103岁高龄新冠肺炎患者（上海医疗队成功救治的年龄最大的患者）。

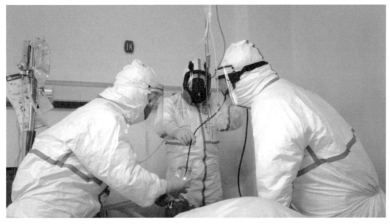

周新（中）为患者气管插管

2020年2月18日，根据上级指示要求，医院在最短时间内进行动员，组建了由156名医疗队员组成的医疗队，整建制随上海市第八批援鄂医疗队驰援武汉，支援武汉雷神山医院，医院副院长刘军任医院医疗队领队。这支队伍由 61 位医生、90 位护士和 5 位后勤保障人员组成，涵盖了呼吸科、急诊危重病科、心内科、心理科等 23 个临床科室，其中最大年龄 54 岁，最小年龄 24 岁。到达武汉后他们第一时间熟悉当地情况，积极开展工作。在一个半月时间里，全面接管 C1 病区，与兄弟医院共同接管 C3 病区和 ICU。医疗队充分发挥多学科、整建制医疗队跨学科合作的优势，在治疗上重视个体化、精细化，为每位患者制订最合适的治疗方案。援助期间共收治新冠感染确诊患者 118 人，其中重症 49 人、危重症 12 人。截至医疗队关舱返程，共有出院患者 93 人。

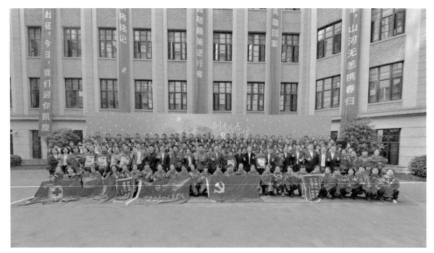

2020 年 4 月 21 日，市一医院援鄂医疗队回家

（1）医疗护理工作。

快速完成病房开办。医疗队克服各项困难，在短短三天时间内完成雷神山医院新建病房整体验收及各项开办准备工作。根据工作安排，接管一、三病区的 64 个普通床位及 7 张重症监护床位，是第八批医疗队中管理床位最多的单位。

完善高效组织架构。短时间内完善了各病区的医护人员配置，建立了主诊医疗组、护理组、专家会诊组、后勤保障组、院感控制组、综合联络组及宣传组，实现了医疗统一高效的专业化管理。其中，医疗主诊组 4 个，分别为感染三科一病区周小建主诊组（前组）、刘德志主诊组（后组），感染三科三病区徐浩主诊组、感染二科重症监护病区张鹏宇主诊组。成立感染三科一病区 5 个护理组，感染三科三病区 4 个护理组，ICU2 个护理组。13 名队员担任雷神山会诊组各专业的会诊专家。顾家荣负责后勤保障组，王文婕负责院感控制组，华莹奇负责综合联络组，苏琦负责宣传组。各职能小组的设立，使医疗队的运行顺畅高效。

落实科学的管理制度。根据实际情况，建立了队内医疗组长护士长联席例会制度、首诊负责制度、三级查房制度、分级护理制度、队内会诊制度、值班和交接班制度、疑难病例讨论制度、急危重患者抢救制度、死亡病例讨论制度、查对制度、危急值报告制度、病历管理制度、临床用血审核制度、定期业务学习制度等管理制度，对医疗流程和诊疗规范进行梳理和优化，实现了队内各病区同质化管理。

狠抓医疗质量安全。工作期间落实各项医疗核心制度，强调各病区危重病救治和医疗安全的管理工作。针对危重症救治相关的核心制度进行质控和督查，持续提升医疗质量，降低患者死亡率，实现了普通病区零死亡。相关工作得到雷神山医院医务部等各部门的赞扬，并在院内进行经验交流。

协同发挥多学科合作。充分利用医疗队多学科人才协同优势，成立队内专家组，常态化开展危重患者 MDT 讨论，广泛应用远程医学和 5G 通信优势，实现后方本部、驻武汉兄弟医疗队之间的急危重症患者实时会诊，与市一医院本部连线举行远程会诊 3 次，协助解决了患者复杂病情的处理，显著提高了急危重症救治水平。承担雷神山医院各病区的会诊请求总计 6 次。

统一规范整体护理。根据新冠肺炎疾病特点及武汉当地实际情况，以患者为中心，实施舱内患者 24 小时责任制护理，全面关注患者病情变化、心理康复、生活保障等。护理团队始终把市一医院标准化、精细化管理贯穿于整个护理工作中，明确各班职责，规范各项护理流程，建立护理专科团队及质控网络，并从护理安全、基础及危重护理、院感防控、专科护理、文件书写等方面进行了质控督查，累计 60 余次。在雷神山工作 48 天时间里，未发生任何护理不良事件，切实保障了患者整体护理质量与救治水平。

照护新冠肺炎患者时，护理人员将责任制护理、专科护理和心理疏导融为一体，为患者提供全面的优质护理服务，尽可能满足患者的各种需求，帮助他们积极地配合治疗与护理。以呼吸功能锻炼为例，胸外科的专科护士，把自己的专业知识带到了雷神山医院，指导新冠患者进行规律的呼吸功能锻炼，明显改善了患者的呼吸功能及感受。仅她自己照顾的患者，就先后有 15 位受益于呼吸功能锻炼，后期顺利出院。

严格把关院感防控。设立院感专员负责制，严把院感防控关，第一时间成立院感核心小组，由病区主任、护士长、质控专员组成。以 C1 病区为例，感控小组核心成员 5 人，每天 4 班设院感责任岗位，6 小时一班专职负责院感防控工作。优化病区院感防控流程，严格执行院感制度，创新院感防护设备，各病区实现院感同质化管理，做到三个"统一"（统一执行"三更""三脱"，统一防护标准，统一驻地管理）。切实掌握队员健康状况，采用生活组长与质控专员"双管理"模式，每日对上班及轮休的全部人员进行健康监测及上报。医疗队援鄂 47 天实现了医疗队员零感染，同时申请咽拭子采样防护屏和多功能防护罩等院感相关创新发明两项。

创新心理治疗模式。成立心理干预小组，建立线上和线下的心理干预模式，多途径识别医护人员心理状况和患者心理健康问题，及时进行干预。市一医院医疗队作为雷神山医院专家组组长单位，主持谋划了全院心理治疗和康复工作，取得了显著的成绩。

探索中医药治疗经验。传承市一医院国医大师诊疗精髓理念，发挥中医药治疗优势，在国家诊疗指南基础上，为新冠肺炎患者制订个性化治疗方案，住院患者中医药使用率超过 90%，积累了宝贵的诊治经验。

（2）教学科研。

推进临床科研创新。坚持以科研创新作为抗击新冠肺炎的有力武器，大力推进临床创新，开展了 5G 听诊新器械、血清抗体检测新试剂、抗炎症因子单抗新药，院感防护新设备等临床研究，积极申报专利，有望取得良好临床结果。医疗队在雷神山医院开展伦理审查并开展"普通型新型冠状病毒肺炎患者的代谢特征分析""雷神山医院新型冠状病毒患者心理应激状态分析及干预措施""体外膈肌起搏器在新型冠状肺炎患者康复中的应用""不同特征新冠肺炎患者凝血功能的改变及其对预后的预测价值""薄型泡沫敷料预防鼻部营养管致医疗器械相关性压疮的效果观察""口罩带子减压装置在新冠肺炎患者中应用的效果观察""新型冠状病毒肺炎患者负压隔离病房布局设施与管理体会""新型冠状病毒肺炎抑郁症患者的护理体会""新冠肺炎合并慢性肾衰患者行连续性血液净化治疗的护理体会""QCC在提高非传染病专科医护人员防护用品穿脱正确率中的应用""运动为基础的护理干预对新型冠状病毒性肺炎患者住院期间生活质量和睡眠的研究"等研究，完成论文，部分已发表。

坚持学习提高业务。每周两次，共举行九期业务学习，内容涵盖COVID-19的诊疗指南更新、临床技术要点、临床研究进展、流行病及病原学研究进展、护理工作要点和病例讨论，不断提高救治患者的业务水平，保持队伍战斗力。

业务学习的内容包括："新冠肺炎诊疗指南（第六版）解读""新冠肺炎影像学诊断及鉴别诊断""雷神山医院管理流程""新冠肺炎呼吸道支持""重症新冠肺炎患者的营养支持""新冠肺炎的中医药治疗""重症新冠肺炎患者的内环境管理""抗病毒药物及激素的使用策略""不同类型肺炎的抗生素治疗选择""医源性气胸的处治""疫情期间患者及医护人员的心理护理""新冠肺炎救治中 ECMO 的作用""抗新冠病毒免疫及疫苗研发""新冠临床文献更新解读""腹膜透析相关护理要点""儿童新冠病毒感染患者的临床特征""雷神山院感防控注意事项""新冠感染合并糖尿病的血糖管理策略""医疗质量管理的 7S 准则""血液透析在清除炎症因子中的应用""老年人新冠病毒感染患者的临床特征""新冠肺炎患者出凝血功能障碍病因分析及诊疗策略""新冠疫情下高血压患者的临床用药管理"。

（3）后勤保障。

精细实施后勤保障。成立后期保障组，高效管理医疗保障物资，建立驻地－病区防护物资层级化管理制度，建立物资消耗动态配置，有力保障医护个人防护用品的高质量持续供给。与队员多渠道沟通，做好生活物资、交通、住宿、餐饮等全方位的保障。市一医院人文关怀亮点不断，保证团队临床战斗力充分发挥。

（4）党建引领。

践行初心党建引领。充分发挥党团组织优势，积极在医疗队中开展"不忘初心、牢记使命"主题党日系列活动，发挥党员先进性作用，铆在关键处危险点，努力打造上海医疗温度，让党旗始终在雷神山一线高高飘扬。

期间，市一医院医疗队已有 12 名同志在雷神山抗疫前线光荣地加入中国共产党，57 名同志递交了入党申请书。

（5）医学人文。

融入医学人文关怀。医疗队注重医学人文关怀。由于病区建筑材质隔音效果差，出于安全需要走廊内灯光 24 小时开放，加之环境陌生心情紧张等因素，约 70% 的患者出现睡眠障碍。为改善这一情况，护理人员利用手边材料自制眼罩，先后发放给 65 名患者，其中 41 人睡眠质量得到明显改善，收到患者及同行们的好评。医疗队探索采用多种方式进行呼吸功能康复锻炼，包括体外膈肌起搏器、振动正压通气系统、呼吸康复操以及腹式呼吸功结合八段锦锻炼，形成了以心理支持和呼吸康复为主体的人文关怀方案，接受康复训练患者达 87 人，其中 72% 的患者反映排痰有力、呼吸改善。形式多样的康复训练受到患者普遍欢迎，在增进临床救治效果的同时，拉近了医患距离。

国外援助医疗队

抗美援朝医疗队

抗美援朝期间，上海医务界成立上海市医务工作者抗美援朝委员会，唐孝均任委员。1951 年 1 月至 1955 年 6 月上海市先后派出医疗队、专业队 9 批 19 队（团），历时四年半。市一医院参加其中的 7 批、共计 34 人次，

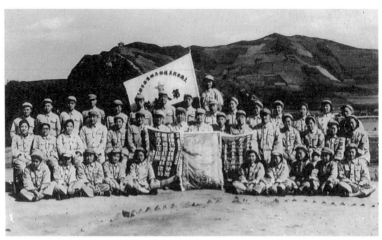

1952 年，抗美援朝医疗队第八大队，黄硕麟（第三排左六）荣获二等功

其中有 19 人立功受奖。由李颢、裴德懋组队的第一批 15 人参加医疗手术总队第三大队，于 1951 年 1 月 25 日出发，在中朝边境二道江地区工作。

援外医疗队

1963 年 4 月至 2009 年 10 月，根据卫生部下达的任务，上海市卫生局统一组织，市一医院先后派出大批医护人员，或单独组队或参加兄弟单位联合组队，执行援外医疗任务，为当地人民诊治疾病达 10 余万人次。20 世纪 80 年代市一医院开始派遣赴摩洛哥医疗队，到 2009 年 10 月止，先后派出 13 批共计 56 人次参加医疗队，分别在摩洛哥境内的塔扎（4 批 39 人）、沙温（1 批 1 人）、拉希迪亚（1 批 2 人）、萨菲（1 批 5 人）、布阿法（1 批 1 人）、本格里（1 批 2 人）、塞达特（1 批 3 人）等地工作，足迹遍布摩洛哥全境。每批医疗队援助时间为两年，每两年轮换一次。

除援助摩洛哥外，1963 年 4 月至 1981 年 4 月，市一医院派遣医务人员参加上海市卫生局组队的医疗队，分 9 批 19 人参与援助阿尔及利亚、多哥、柬埔寨、索马里的医疗工作。

闪光足迹

脱贫攻坚收官年
——市一医院援滇医生啃下“因病致贫”硬骨头

谁都不能否认，今天的中国，书写了“最成功的脱贫故事”。改革开放 40 多年来，8 亿多人口实现脱贫；全球范围内每 100 人脱贫，就有 70 多人来自中国。——2020 年第一天，《人民日报》刊发文章，总结中国脱贫攻坚成绩。

2020 年是脱贫攻坚决战决胜之年，中国不仅向世界贡献了脱贫成绩，还贡献了减贫脱贫的中国智慧。在中国“精准扶贫”理念中，精准的医疗帮扶就是让百姓最有获得感的减贫脱贫经验之一。

扶贫攻坚面对的“最后一群人”，基本上是底子最薄、条件最差、难度最大的“硬骨头”。而在“硬骨头”中，因病致贫、因病返贫是最大的扶贫壁垒。

拥有优质医疗资源的上海，主动担当"健康扶贫"的攻坚任务。早在2010年，市一医院积极响应号召先后与德宏州芒市人民医院、德宏州人民医院、德宏州陇川县人民医院签订对口支援协议。一批又一批市一医院援滇医生接力出征，他们投身健康扶贫的第一线，为当地医疗帮扶冲锋陷阵，他们以一往无前的奋斗姿态践行"健康中国"的初心使命。

近10年来，市一医院共派出20批援滇医疗团队，覆盖了眼科、泌尿外科、普外科、妇产科、心内科、神经内科、呼吸科、骨科、耳鼻咽喉头颈外科、消化科、超声科、麻醉科等临床、医技科室，以身体力行的帮扶，改变当地医疗质量，让患者大病不出县，助力扶贫攻坚。

"以半年为一周期，截至今年，医院先后派出99位援滇医疗队员。以市一医院对口支援的陇川县人民医院为例，2016年5月至今，市一医院援滇医疗队成员在陇川县人民医院三年间累积开展手术例数近5000台，接诊患者接近2.3万人次，为陇川县带来了许多新技术新方法。同时，我们也不断加强对当地的基层卫生人才队伍的培养，希望为当地留下一支'带不走的医疗队'。"市一医院党委书记冯运说道。

援滇医生为边陲医疗带来新面貌

2019年12月4日，经过近10个小时车程周转后，由市一医院党委书记冯运、党委副书记沈静及副院长郑军华带队的上海医疗专家团抵达了云南德宏陇川县，一支由即将完成交接的市一医院第十九批、第二十批医疗队队员及特别为这次义诊派出的市一医院五个特色学科科主任等近20位上海专家组成的义诊阵容吸引陇川县当地百姓排起了长队，3小时的义诊为300多人提供了医疗咨询服务。

即便是在紧凑的义诊行程中，第十九批援滇队员普外科顾海涛医生与市一医院普外中心主任裴正军还是特意留出时间完成了一台特殊的手术：当地一名胃癌患者接受了当地首例胃全切手术。"这名患者本来要去昆明做手术，得知上海专家要来，就安排在了县医院，节省了两地奔波的费用。"手术成功后，患者家属十分感谢裴主任的帮助，送上了锦旗表达心意。

市一医院眼科中心副主任刘堃义诊结束后几乎没有休息，立即"无缝对接"在手术室指导当地医生开了一台眼科手术。"今天来参加义诊的患者中，绝大部分都是白内障、慢性结膜炎、干眼病患者，对县医院来说，做好白内障的早筛工作有着显著意义。"刘堃说。

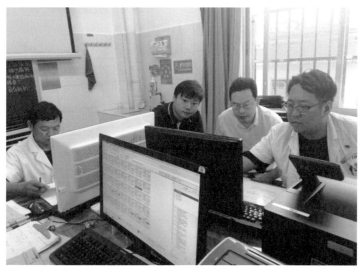

第十九批援滇医生参与缅籍人员误食"白毒伞"救治

陇川县，傣语称"勐宛"，意思是太阳照耀的地方，居住着景颇族、傣族、阿昌族等多个少数民族。遥远的边陲，亟待医疗技术和质量的提高，而市一医院的医生们，从 10 年前到达援助地的第一刻起，就开始参与医疗工作。从技术到管理，从诊疗规范到培养人才，上海医生们 10 年的努力，给当地医疗事业带来了新面貌。

2019 年 6 月 21 日，7 名在陇川务工的缅籍人员误食了超过 5 倍致死剂量的"白毒伞"，后被紧急送到县人民医院急诊科进行治疗。事件发生后，陇川县县医院紧急邀请援滇医疗队专家市一医院呼吸科医生谢国钢、普外科医生顾海涛参与救治，和云南省第一人民医院中毒急救专家共同会诊。当时，市一医院的第 19 批队员刚到陇川不久，任务突如其来，队员们经受住了考验，在全体医务人员的不懈努力下，治疗取得了显著效果。

作为第十九批援滇医疗队的队长，市一医院妇科医生缪懿总结这半年的工作，称收获满满："此次参加援建的科室都是陇川县人民医院的重点科室，各位队员在各科的制度建设和常见疾病的规范诊疗上付出了许多心血。我们的队员谢国钢承担了 ICU 的创建以及内三科的指导工作，带来了支气管镜检查，无创呼吸机等新技术；队员顾海涛在外科开展了腹腔镜、胆道镜双镜联合胆总管切开取石术等新术式；耳鼻咽喉－头颈外科医生陈歆维把纯音听阈测定、声导航测听等耳鼻喉科新检查项目以及耳内镜、支撑喉镜等微创手术引入了陇川县；骨科马小军医生为当地颈椎病患者开展了远程高清 AR 手术导航系统辅助下的颈前路手术，我所在的妇科则开展了腹腔镜下、宫腔镜下子宫肌瘤切除手术等。"

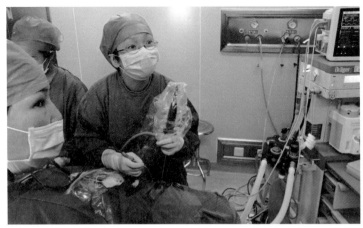

第十九批援滇医生陈歆维（右一）为当地患者手术

援滇医疗队的工作得到了陇川县人民医院院长彭腊么的高度肯定。他对记者表示，2019 年下半年，正值医院胸痛中心和卒中中心验收，同时又面临医院"提质达标"检查工作以及妇产科省级重点专科建设项目督导工作，在援建队员的指导下，医院顺利完成各项验收工作。"市一医院的各位专家通过手把手传帮带的形式，培养我们当地的医疗骨干。三年来，医院开展了 26 项临床新技术，在论文指导、实用新型专利申请、科研实验项目开展等方面都获得了很大的帮助。"

市一医院对陇川县的医疗帮扶，还在不断"升级"。2019 年 10 月，借助 SMART AR 智能解决方案和增强现实终端，市一医院第 19 批援滇医疗队队员骨科医生马小军与相隔 3000 公里的市一医院骨科主任蔡郑东远程交流，为当地颈椎病患者开展了远程高清 AR 手术导航系统辅助下的颈前路手术。通过信息化平台设备，蔡郑东用语音、标识笔将术中要点及需要防范的问题进行远程指导标记，每一个细节都能清晰地呈现在马小军的手术视野中，仿佛"面对面"。

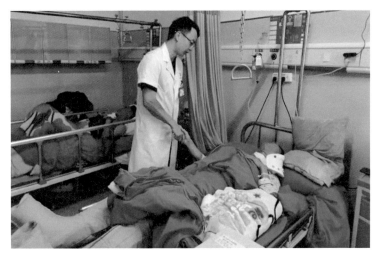

马小军与患者交流

2020 年是脱贫攻坚收官年，市一医院在医疗帮扶上又有新突破，与陇川县人民医院合作成立骨科远程会诊分中心。市一医院副院长郑军华表示，两地医院将借助科技化手段，打通远程医疗卫生服务体系的"最后一公里"，全面加强多层次、多渠道、多形式的协作交流。通过骨科远程会诊分中心，加强两地的学术交流和人才培养，提升当地的医疗水平，实现 90% 的骨科患者不出县的目标。

毫无保留，把最好技术留在当地

2019 年 4 月，习近平总书记强调，解决"两不愁三保障"突出问题，是贫困人口脱贫的基本要求和核心指标，直接关系脱贫攻坚战的质量，其中基本医疗保障更是重中之重，直接关系到人民的生活质量和幸福指数。

市一医院党委书记冯运表示，"市一医院深入学习脱贫攻坚重要部署和重要指示，按照'陇川所需、市一所能'的总体要求，紧紧聚焦陇川县基本医疗保障的突出问题，探索沪滇两地优质资源间的深度合作和交流，积极推广和开展新业务、新技术，整体提升医院能力水平"。

如今陇川县的老百姓都知道，遇到疑难杂症，不需要奔波到州里或者市里的医院，市一医院派出的专家团，每天都在陇川县人民医院出门诊、做手术，足不出县，就能享受到上海三甲医院的医疗服务水准。

在医疗队员和当地医生的共同努力下，陇川县人民医院诞生了多项"第一"：第一项"科技创新行动计划"国内科技合作领域项目申报，第一篇受援医院医生国际级会议论文的撰写，第一项国家专利的申请……"健康扶贫"工作取得实效，市一医院的援滇医疗团较大程度上提升了陇川县的医疗服务能力，加快了医疗卫生服务体系建设。不仅如此，市一医院坚持"输血"与"造血"并重，2019 年累计接受陇川县人民医院研修培训 15 人，为基层卫生人才队伍建设贡献了力量。

着眼于常见病、多发病的治疗，是此行接送妇科两批医疗队员来陇川的市一医院妇科主任祝亚平对陇川县人民医院的建议。"引进一些基础的设备，为当地妇女常见的宫颈病变提供治疗，在基层开展一些基础的筛查工作，是非常必要的。"

在帮扶中重温理想信念

2019 年 11 月，即将结束援滇任务的第 19 批队员谢国钢和马小军走进了陇川爱心献血屋。这段时间，由于种种原因陇川县医院和德宏州出现了血源供应紧张，得知这一消息，他们主动要求献血。温暖的 500 毫升的鲜血留在了急需医疗用血的陇川，两位医生也把牵挂留在了这片工作和生活了半年的地方。

上海医生牵挂着陇川，陇川人也牵挂着千里之外的市一医院医生王倩。2018 年，市一医院第十八批援滇医疗队儿科专家王倩医生，怀揣着一腔热忱、带着先进的医学技术来到陇川，在援助陇川的半年时间里，王倩医生看到太多的儿童因为经济困难不能得到彻底治疗，甚至完全放弃治疗，她每天守在这些孩子身边，给他们最好的治疗，也给他们最好的关爱。

几个月后，一个不幸的消息降临，王倩被查出患恶性肿瘤，不得不回上海复查治疗。但就在自己的治疗也需要花钱的同时，王倩决定拿出一万元捐给陇川县红十字会，用来救助无钱就医的儿童。王倩说，如果将来能够恢复健康，她一定还会回到陇川，继续在德宏这片热土上救死扶伤。

援滇任务，既帮扶了当地，又让医生们得到了锻炼，帮扶的过程中医生们深受教育，收获良多。据市一医院党委副书记沈静介绍，医院将援滇工作与党建结合在一起，此次陇川义诊之行中，市一医院骨科蔡郑东、普外科裴正军、眼科刘堃、耳鼻咽喉－头颈外科董频、妇科祝亚平、医务处胡国勇、护理部方芳等专家中不少既是临床科室医院、亚学科主任又是党支部书记，这样的公益活动对提高"双带头人"思想觉悟有很大帮助。

义诊第二天，第二十批援滇队员正式奔赴工作岗位。他们中，有宝宝刚满22个月的眼科医生赵姝芝，也有一边微信远程辅导孩子作业一边深夜修改科研论文的第二十批队长、妇科医生杨烨……他们说，在祖国边陲倾力工作，是对孩子最好的教育。骨科医生桑伟林奔赴岗位的第二天是周六，但他来不及休整就站上了手术台，完成了一台膝关节交叉韧带重建手术。

呼吸科医生张颖颖告诉记者："虽然设备和上海有差距，但得益于前几批队友们的工作，这里的诊疗规范做得很不错，诊疗水平比我想象的好得多。"当地医生们学习的积极性也给队员们留下了深刻的印象，普外科医生王敏刚到新工作岗位上，就被邀请参加当地医生组织的学术讲课。

在脱贫攻坚这场没有硝烟的战役上，无数人用无私奉献的担当，务实笃行的精神坚守初心、践行使命。在市一医院党委书记冯运看来，啃下"因病致贫、因病返贫"硬骨头，关键在于开对"药方子"、拔掉"穷根子"。

作为拥有优质资源的上海大型公立医院，应以保障和增进人民健康为宗旨，责无旁贷地响应国家号召，落实精准扶贫、健康扶贫任务。医疗帮扶决不能只是授人以鱼的"一阵风"，而应是授人以渔的长期功夫，通过加快医疗卫生服务体系建设，加强基层卫生人才队伍建设，真正提升所帮扶医院自身的医疗水平，留下"带不走的医疗队"。摘帽不是终点，而是新生活、新奋斗的起点。我们既要为健康脱贫跑好"最后一公里"，更要乘势而上开启健康中国新征程。

践行初心使命　战"疫"敢打硬仗
——上海市第一人民医院驻雷神山医疗队战疫"三模式"践行"三初心"

病毒，来势汹汹。疫情，险象环生。初春，一场与新冠病毒感染肺炎的遭遇战不期而至。自2020年除夕夜起，市一医院先后派出3批共计161位医务人员出征湖北，驰援武汉，其中党员62位，前方火线入党9位，占到总人数近二分之一。

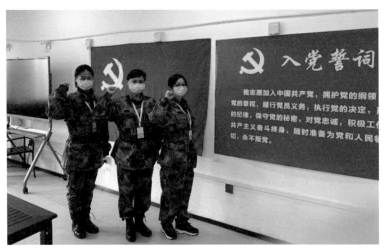

市一医院雷神山医疗队队员在前线火线入党

2020 年 3 月 8 日下午，市一医院驻雷神山医疗队临时党支部开展了一场"不忘初心、牢记使命"主题党日活动。开展此次主题党日的题中之意就是要以高度的政治自觉和严密的科学防控，主动做好精准防控、精准施策，这是初心更是使命。

出征之日，市一医院驻雷神山医疗队一小时集结完毕，156 人整建制出发，并成立中共上海市第一人民医院援鄂医疗队临时支部委员会。无论是党员医务工作者挺起胸膛站排头，火速集结的市一速度，还是多学科协同救治危重症患者的市一方案，医护结合开展特色护理的市一人文……医院以"市一速度、市一方案、市一人文"三模式积极践行"党员初心、医者初心、人文初心"三初心，积极担当传递上海医疗温度的光荣使命，让每名党员都成为一面鲜红的旗帜，每个支部都成为坚强的战斗堡垒，让党旗在防控疫情斗争第一线高高飘扬。

凝聚磅礴力量，发挥党的组织优势

——疫情如火，号令如山，听党指挥，闻令而动

加强统一领导，让行动更加一致

"众志成城，抗击疫情！"2020 年 2 月 18 日，156 位援助湖北医疗队医护人员共同喊出了激昂的出征誓言。12 个小时后，他们抵达了武汉雷

神山医院，与全国各地支援湖北的医疗队伍一起并肩奋战。

短短一小时，一支汇集了各科室医疗、护理骨干的156人队伍已经满员。"党员同志争当突击能手、救护先锋，主动请缨、踊跃参战，坚定冲锋在疫情防控和救治第一线，带头成为最美逆行者。"市一医院雷神山医疗队临时党支部书记、领队刘军告诉记者，医疗队抵达雷神山后，把疫情防控工作作为当前的重大政治任务，自觉用党中央和市委的部署要求统一思想和行动。"我们还建立健全临时党支部，确保认识统一、步调一致。"

积极纾困解难，让工作更加走心

3月8日，一场"不忘初心、牢记使命"主题党日活动在市一医院医疗队雷神山驻地展开。队员周小建、刘德志、徐浩等结合实际实际工作情况纷纷作了发言，而远在武汉三院的上海市第二批援鄂医疗队队员、市一医院急诊危重病科主任王瑞兰也通过云连线，隔空鼓劲。

其实早在入驻雷神山之初，队员们便深受首批援鄂医疗队领队、副院长郑军华及医师组组长、呼吸科学科带头人周新的影响。周新作为一名老党员，在战疫非常时期，以66岁高龄主动请缨，亲力亲为树立了良好的示范作用。郑军华的"勇担当、善作为，勇敢与患者并肩战斗"也成为市一医院雷神山队员们的"医者宗旨"。

如果说主题党日的开展是加固医疗队成员的"精神盔甲"，那么巴林特小组则是为医疗队成员铸造的"心灵铠甲"。医疗队队员、心理医学科专家程文红告诉记者，他们会根据医护人员关注的话题开设线上"聊吧"，分享经验、纾解压力，提出专业性的意见。

前方打硬仗，后方送温暖。此次156位队员中，还编入了5名后勤保障人员。这5位后勤保障人员，负责对外对内的协调工作，整个医疗队的吃喝住行、医疗物资的安排、与指挥部门的联系都需要他们，他们是这支队伍中最为特殊的逆行者。

疾风知劲草，铆在关键处危险点
——疫情如令，责任如山，挺身而出是担当

"当祖国召唤的时候，挺起胸膛站排头"

"不但是代表我们医院，而且是代表上海，白衣就像一件战袍，穿上

了就要无畏地向前冲，一定要打赢这场仗。"老党员、儿内科主任医师周小建52岁，是这支医疗队中年龄最长的临床医生。年过五旬，随队出征，周小建觉得有一种使命感在召唤着他。

而在市一医院雷神山医疗队护理组组长常健看来，疫情之下，直面生死，患者选择去理解、去努力，就是带给她此次出征的最大触动。她至今仍记得一对老夫妻相继确诊，老先生不幸离开，老伴因在治疗不能去看他最后一眼的悲痛场景。"我们经常在前线治病救人的同时也被患者感动着，护理姐妹们将这些感动纪录进镜头，落笔进日记，点点滴滴汇聚成强大动力，激励自己去更好地帮助他们。"

"无惧风浪、无畏险阻，用大爱忠诚、职业素养和责任担当生动诠释初心使命"

同样的喜悦与激动在他们正式收治患者的第三天也曾发生。市一驻雷神山医疗队利用CRRT（连续肾脏替代疗法）血液净化技术，成功救治一名新冠肺炎合并慢性肾功能衰竭的高钾血症患者，这是驻雷神山医院的新一批上海医疗队首次开展的一例床边CRRT治疗，解决了后续医疗过程中新冠肺炎合并慢性肾功能衰竭患者的治疗难题。"作为一支156人'整建制'医疗队，集结了多医学科领域的专家。患者的成功救治体现了医疗队良好的多学科合作救治能力。"刘军告诉记者，舱内不少患者有合并重症，多学科合作在救治上更具优势。此外，技术创新也离不开多学科交叉融合，内外攻关，包括医疗队目前正在使用的5G无线听诊器及呼吸装置等。

"关键时刻党员都在'往前跑'，入党积极分子向组织靠拢的志愿再度升腾"

2020年3月8日，武汉雷神山医院战"疫"一线医护人员"火线入党"。这一天，来自市一医院的裴传凤、顾春红、朱瑜君在党旗下成为一名光荣的预备党员。

90后护士朱瑜君说："我是一个渺小的人，是一抹微弱的光，而党组织就是一把火炬，有热度、有光明、有能量，所以我就有一种不由自主想向她靠近的感觉。"

习近平总书记在给90后党员的回信中曾写道："让青春在党和人民最需要的地方绽放绚丽之花。"作为此次医疗队中唯一的90后医生，同时也是一位共产党员，孟祥栋深受感动，"抵达武汉之后，发现医患沟通在这里成了和临床治疗同等重要的事情"。孟祥栋介绍，患者由于高龄、慢病、隔离环境……紧张、焦虑、恐惧的情绪难以避免。"这次的人生锤炼从医患沟通开始。"孟祥栋笑着说。

用心战"疫"，打造市一特色上海温度
——既有硬核力量，也有温暖瞬间，医学人文齐并行

医工交叉黑科技，舱内的硬核力量

"这位患者有广泛哮鸣音，可能存在气道痉挛，是不是能加一点激素，再用点解痉药物？"在武汉雷神山医院 ICU 内，呼吸科主任医师张鹏宇正在手机端上听取刚刚采集的一位重症患者的呼吸音。据介绍，这是医院最新联合研发的设备——"5G 无线听诊器"，可实时判断患者病情发展，并远程会诊。

同样帮助医患解决难题的还有便携式正压通气设备。心内科主任医师徐浩告诉记者，经过一段时间的使用，患者咳嗽、排痰症状以及恢复周期明显改善。"将临床难题提炼为科学问题，进一步转化为科研课题，最终再反馈临床，形成可应用的技术和设备。从临床来，回临床去，最终提升医疗的'硬核力量'。"徐浩说。

总有一种力量催人奋进，总有一个瞬间温暖人心

"昨晚是我入住雷神山医院以来睡得最舒心、踏实的一觉了。"55 岁的患者刘阿姨激动地向记者展示着市一原创助眠眼罩。

"由于病房内日光灯 24 小时开设，患者在病房内经常分不清白天黑夜，极易造成失眠。"市一医疗队队员华莹奇告诉记者，美小护们自制助眠眼罩，以市一特色护理为患者创造更好的睡眠条件，倾注更多的医学人文关怀。

一位美小护曾在日记中这样写道："大妈在收到眼罩后，一边大声说：'谢谢你们'，一边向医护人员用力地比赞、敬礼。我惊叹大妈面对灾难时的乐观积极，感动她用最真实质朴的方式表达感谢……"这一瞬间的温暖是医患给予彼此最好的鼓励与慰藉。

一笔一画，白纸上定格最美瞬间

无独有偶，市一医疗队在为患者打造上海医疗温度的同时也在创造着

属于自己的温暖瞬间,而创造这一温暖的则是"隐身"于本批医疗队内的"灵魂画手",90后护士邹芳草。

小邹说,每次进舱前也会有不当班的同事为他们留下工作照,但是时间久了就会变成手机相册里的一串数据,只有画下来,才能被记住,成为永恒。"希望每一个看到'插画版'日记的队友都能产生代入感,都能相信这是一本属于自己的雷神山日记。"邹芳草告诉记者,其实不止她,队员们在前线通过随笔、漫画、短视频记录下自己的所见所闻,也希望能将这一份感动在不久的将来带回上海,带回市一医院,让医院里更多的战友们看到。

市一医院驻雷神山医疗队临时党支部定期举行会议,组织学习文件精神,讨论前线队员入党等事宜,刘军介绍,队员们会通过网络在线视频、线下小组等各种形式,学习习近平总书记的讲话精神,并结合工作实际,切实把认识和行动统一。

"对于全体党员职工,关键时刻'站得出',危难关头'豁得出',才是真正的共产党人,也必定能汇聚起坚不可摧的前进力量。"在市一医院党委书记冯运看来,把初心写在行动上,把使命落在岗位上,敬佑生命,救死扶伤,无私奉献,大爱无疆就是为了履行每一个党员、医务工作者最初的诺言。

家书手记

有条件要上,没有条件创造条件也要上

光阴似箭,转眼间来摩洛哥工作已经一年有余,经历不断的磨合与适应,从最初值班时的茫然无措到现在的从容不迫,一路行来,艰辛与喜悦并存,既有在艰苦落后条件下行医救人的不易,也有成功施救后的喜悦,令人感触良多。

虽然摩洛哥已经是非洲发展得较好的国家,但与我国相比还有很大的差距。当地除了极少数大城市外,多数地方仍面临缺医少药的境况,这在公立医院表现得尤为突出。我们中国医疗队工作所在的塞塔特哈桑二世医院就是这样一个典型例子。作为塞塔特大区唯一,也是最大的一家各科室

比较齐全的综合性医院，塞塔特哈桑二世医院需要为塞塔特及其周边地区的 100 多万人口提供医疗服务，日常工作的繁忙可想而知。其中尤以我工作的妇产科为甚，妇产科作为医院第一大科室，工作量当之无愧遥遥领先于其他科室，其分娩量每年有 7000 ~ 8000 人次，相当于国内两三个三甲综合性医院产科的分娩量，但整个妇产科日常工作仅有 4 ~ 5 名医生（其中包括我们三名中国妇产科医生），日常工作的繁忙可想而知。

虽然患者众多，工作量巨大，但摩方管理制度多有疏漏，且及工作作风散漫，导致工作环境不尽如人意，主要表现多一个"缺"字，缺人、缺药、缺器械。初来乍到时，这三个"缺"让长期在国内三甲医院工作的我们颇不适应，也深深地体会到艰苦落后条件下行医救人的艰辛与不易。然而面对众多前来求医的摩人妇女，我们中国医生没有任何犹豫与怨言，而是迅速调整心态，迎难而上，充分发挥自身的聪明才智和主观能动性，在工作中创新，以创新推动工作，尽自己最大的努力为摩方患者服务，正如当年铁人王进喜所说的那样，"有条件要上，没有条件创造条件也要上！"

首先在应对缺人方面，我迅速调整心态与工作方式，加强自身的独立工作能力，努力适应新的工作环境。为此我学习了一些简单的阿拉伯语，以便助产士不在身边时也能完成一些简单的诊疗工作；上手术时，很多时候只有一个摩人护士和我，下面没有巡回护士帮忙，于是我尽量在术前想好术中需要的手术器械与缝线，以保证手术连贯进行；如今的我已经能够一个人独立完成产钳助产，而这在国内通常需要两名医生配合才能完成；在缝合阴道伤口时，我也学会了在患者自己拉钩的情况下完成整个缝合操作，这在国内是难以想象的。虽然这样的工作十分辛苦，但我也要感谢这样的磨砺与锻炼，正是这样的工作环境使我快速提升了自己的独立工作能力。

其次是药物的短缺。因为摩方管理制度不够健全及工作要求不太严格，一些常用的药物常常不能保证供应，往往在需要用时才发现储备的药已用完，药库上了锁没有钥匙，要再开处方让患者家属去院外药房购买，就连产科最基本的催产素也不能幸免。现在我已养成习惯，在剖宫产术前常规向手术室护士确认有没有催产素备药，以免发生术中无药可用的窘境。

除了"缺人""缺药"外，最后还要面对医疗器械的缺乏。由于摩方管理的不到位，科室唯一的一台检查灯坏了七八个月也没人修，也没人买新的，没有灯，一些常规的日常工作如人流刮宫、阴道伤口缝合等都无法进行，但这也难不住我们中国医生，每当进行这些操作时，我都会戴一个头灯照明，效果还不错。这里的医院与国内不同，许多药物和医疗器械都要去院外的药房买，我就碰到过一个流产大出血的患者需要急诊清宫，可是手术需要的吸管需要去院外购买，由于当时是半夜，患者又是由外地转诊而来，家属对这里的环境不熟，不知道该去哪里买吸管，但患者当时出血较多，又需要马上手术止血，正当大家一筹莫展时，我突然发现手术室里平时麻醉师用来气管插管的导管粗细合适，于是当机立断对气管插管进行了一点小改造，用改造后的吸管完成了清宫操作，帮助患者解除了危机。由于当地人漫不经心的工作作风，往往不能保证手术器械的齐全，这时为了保证手术的顺利进行，就需要充分发挥聪明才智，想尽办法地"凑活"，没手术刀柄就用血管钳夹着刀片代替，没手术铺巾就用一次性手术衣剪个洞代替，没有宫颈钳就用血管钳或卵圆钳代替，凡此种种，不一而足。

如今两年的援摩工作已然过半，尽管面临着许多这样那样的困难，但我作为一名共产党员，将始终牢记习总书记的指示，不忘初心，牢记使命，继续发扬艰苦奋斗的精神，尽自己的最大努力为摩洛哥人民解除病痛，为巩固中摩两国的传统友谊，也为祖国的"一带一路"建设贡献自己的力量！

（妇产科 邵嘉申）

援藏手记

自 2018 年 8 月 19 日进藏，至今已一周时间，因为出现了较为严重的高原反应，没有被允许立即投入临床工作。为了不因个人的问题而拖累整个援藏医疗团队的工作进程，我努力让自己平静下来，根据别人以往的经验，少说话少走动，坚持吸氧。这次 20 人的医疗团队，来自上海多家大型医院，大家成立了一个名为"日喀则兄弟连"的微信群，这个微信群给了我很大帮助和支持。这一周虽有些煎熬，但经过调整和服用药物后，高原反应得到了明显的缓解。

8 月 26 日至 29 日，医疗援助团队利用"珠峰文化节"假期，先后奔赴萨迦县、定日县和拉孜县进行义诊活动，除 2 名队员因为患重感冒无法参加，其他 18 名专家组成员都报名参加了，我身体状况已改善很多，作为援藏医疗团队中唯一的眼科代表，也参加了这次义诊活动。

从日喀则到下面县区的公路，位于山水之间，但这并没有什么美景可言。整个日喀则地区都环绕在喜马拉雅山脉中，在这里举目环顾，四面皆山，起伏连绵，不知所止。说起水，只有那条浑浊流淌的雅鲁藏布江。公路就是沿着雅鲁藏布江修建的，在陡峭的山谷中穿行，随江蜿蜒，曲曲折折，仅容两辆车相向而行，一侧紧靠着高耸的大山，另一侧则是悬空的，又称为"沿山公路"。

从车内向外看，道路上也到处可见散在的落石，大小不等，行车都十分小心缓慢。在一些特别危险路段沿山建有铁网，铁网内落满了大小不等的石块。原来公路峭壁全是裸露的风化岩石，比较松垮，稍微大一点的风和雨水就会让山石滚落到马路上，自身安全好像需要寄托于运气，让人难免产生不安的感觉。

这三天义诊，每天车程近 10 小时，路况颠簸曲折，海拔落差较大，从海拔 4000 米到 5000 多米，最多时一天会经历 4 次，所有成员都感到十分疲劳，不同程度地出现高原反应。但当到达义诊的县医院时，都会得到当地政府和医院领导的热烈欢迎，当地百姓也会向我们献上洁白的哈达，藏族人民的朴实和善良深深打动了我和队友们，身体的不适仿佛也缓解了很多。

在义诊过程中，发现当地人民普遍缺乏医疗常识，病患常常因为得不到及时的诊治，病情加重，这也与当地医院医疗水平落后有一定的关系。但患者一直用充满信任和尊敬的眼神看着医生们。这时，我脑海里只有这一个念头：要尽全力帮助他们解除病痛。希望通过我们的努力能使当地的医疗水平和人民群众的就医意识迈上一个新台阶。义诊后，医疗团队专家多次针对当地医院现状进行讨论，专家们各抒己见，运用新颖、前沿的管理理念和医疗技术，结合各县人民医院的实际情况，提出多项可行性的建议和方案，得到了各县人民医院领导的一致认可和高度赞许。

（眼科　石广森）

附属第六人民医院

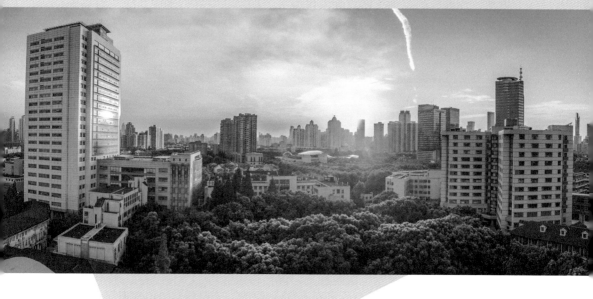

不忘医者初心，守护人民健康

从纷乱的 1904 年，到庆祝中国共产党成立 100 周年，从一所专门收治外侨的隔离医院，到蝉联 6 届全国文明单位殊荣……回首百年，筚路蓝缕，上海交通大学医学院附属第六人民医院（简称市六医院）在祖国波澜壮阔的征程中，走过了悠长而又不平凡的历史。六院人始终坚持"仁爱、诚信、敬业、创新"的院训，把"为人民服务"的初心写在行动中，把"为实现健康中国目标而奋斗"的使命落在岗位上。从抗美援朝到抗震救灾，从扶贫帮困到对外医疗援助，直至抗击新冠肺炎疫情……六院人始终沿着前辈的红色足迹奋勇前行，为人民健康保驾护航。

逆行抗疫，勇担重任，尽可能挽救患者生命

1904 年 12 月，由上海工部局决定建立的上海西人隔离医院开诊，这就是市六医院的前身。斗转星移，沧海桑田，百十年来，医院名称和建制几经变迁，但不变的是一代代六院人敬佑生命、救死扶伤、甘于奉献、大爱无疆的医者情怀。1907 年，霍乱、天花大流行，当时的上海西人隔离医院多次对医疗用房进行扩建和改造，为遏制传染病的传播作出了贡献。1988 年，上海甲型肝炎流行，医院肝炎门诊接诊累计达 11 359 人次，收治病员共 1692 名，出色完成甲型肝炎的防治工作。2002 年，SARS 来袭，医院作为第二批 SARS 患者收治市级定点医院，组建 SARS 应急救治医疗队，为抗击"非典"贡献力量。2020 年新冠肺炎疫情来袭，自除夕夜开始，医院先后派出 55 名医务工作者驰援武汉、派出 37 名医护人员入驻上海市公共卫生临床中心，共同完成抵抗疫情、护佑生命的使命。

待命的 24 小时，又多了一名队员

"领导，我再次请求，让我去武汉吧。无论是做管理，还是做医疗，我都能派上用场。"王鹏是一名有着 10 多年临床经验的感染科副主任医师，

同时他也是市六医院院感办主任。自从新冠肺炎疫情暴发，王鹏一直工作在防控防疫的第一线，每当有兄弟姐妹们出征，他总是一遍又一遍叮嘱大家"防护高压不能忘"。这次，看着50人的六院援鄂医疗队整装集结，王鹏的心又一次按捺不住了。

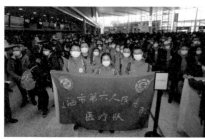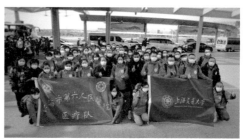

市六医院援鄂医疗队出征

"因为是半夜接到通知，短时间内就要求我们组建50人的医护队伍，所以最直接的就是从临床抽调符合专业需要的队员，并未考虑行政管理人员。"时任市六医院党委副书记的范小红坦言，她也是占了"天时地利"才凭借呼吸内科医生的身份毛遂自荐成了此次援鄂医疗队的领队。

从集结队伍，到临行培训，再到待命出征，这看似漫长的24小时却让王鹏看到了"希望"。"目前还没有接到明确的任务，但从这两天的新闻看，武汉还有大规模的'方舱医院'要启用，感染防控形势严峻……""作为一支整建制的医疗队，对外联络、科学管理都是需要考虑的问题……"一方面是院党政领导的全盘考虑，一方面是王鹏一再的主动请缨，最终医院同意王鹏作为第51名队员随队出征。

"我妻子也是一名医务工作者，她一直吵着说要去武汉支援，现在我代她去了。"在得到批准的第一时间，王鹏给妻子打了电话，妻子二话没说就来了一句——"好！回家赶紧给你收拾东西！"

而与此同时，"市六医院援鄂医疗队工作群"也多了一个组员，领队范小红"毫不客气"地开始布置任务，要求王鹏再一次培训、指导队员们穿脱防护服，确保人人过关，牢记于心，成为习惯！

隔离不隔爱，满意百分百，援鄂满月之际交出"高分答卷"

医疗服务质量 100%、护理服务质量 100%、保洁员服务态度 100%、伙食质量满意度 90%……在第八批上海援鄂医疗队驰援武汉"满月"之际，一份来自武汉雷神山 C2 病区的出院患者智能满意度测评报告让市六医院援鄂医疗队的医疗服务有了量化评价指标，28 位新冠肺炎出院患者中有 21 位接听了满意度回访电话，成功接听率达 75%。

作为上海市第八批援鄂医疗队的一部分，市六医院 51 人的援鄂医疗队于 2020 年 2 月 19 日抵达武汉雷神山医院，受命接管 C2 病区。在病区运作"满月"之际，21 位出院患者先后接到了来自六院的智能满意度回访电话。

"满意啊！都蛮好的。""很满意的，他们都辛苦了！""都是营养餐，安排很合理。""很满意！我非常感谢那个……我不记得他名字，我只记得他穿的那个服装，是那个陈主任！""服务比较好啊！在我的印象当中，他们都像我的亲人，都挺好的。"在 2 分钟的电话回访中，除 1 位受访者通话质量不佳外，其余 20 位出院患者回答了语音助手的全部 8 个问题，其中涉及医生和护士的医疗技术、服务态度，保洁人员的服务态度，伙食的满意度等方面，对此，受访者皆给出了"满意"的评价。

市六医院党委书记陈方表示："一直以来我们秉承用患者的满意度作为考察我们医疗服务质量评价的'金标准'。我们援鄂医疗队带去的不仅是先进技术、治疗理念，更是我们有质量、有温度、有情怀的医疗服务，我们走到哪里就要把六院的'金标准'带到哪里。"

对于这份"高分答卷"，市六医院援鄂医疗队队长范小红表示："疫情防控工作直接关系着人民生命安全和身体健康，我们只是做了白衣战士的分内事，救治患者是我们医护人员的使命所在。在这场疫情大考中，人民是主考官。援鄂医疗队员深入一线，冲锋陷阵，为新冠肺炎患者提供精准有效的医疗救治服务，向人民交出一份答卷。在援鄂'满月'之际，来自患者的满意度是对我们最好的肯定。"

据悉，市六医院"隔离不隔爱 满意百分百——人工智能（AI）满意度测评工具在武汉雷神山医院出院患者场景中的创新运用"入选上海市卫生健康系统"援鄂创新医疗服务项目"，将"上海服务""上海温度"带给武汉三镇的患者。

生死竞速护你周全，"重症救治天团"日夜坚守

自新冠肺炎疫情暴发以来，在上海市委、市政府的统筹下，市卫健委、申康医院发展中心抽调了 5 支重症医学队伍前往上海市公共卫生临床中心参与重型和危重型患者的救治。市六医院援上海公卫中心医疗队就是其中一支，他们为守住上海的"战斗堡垒"日夜奋战，共同捍卫生命的最后一道关口。

时任市六医院重症医学科主任的李颖川 2013 年曾参与过 H7N9 人感染禽流感患者的救治。他说，对于新发传染病，最难的是认清病毒，摸清病情发作的"套路"。入驻上海公卫中心的第一天，他就接手了一位 65 岁的女性危重症患者，其一周前就已插管，生命屡次拉响警报。在李颖川接班的当晚，患者血氧饱和度数值又跌到了 60 多，心率突然减慢。"第一天来就要送走患者吗？"李颖川来不及发怔，马上投入生命保卫战。

重症医学科医生要胆大心细，对患者的情况要摸透，考虑治疗分几步走，出现什么问题采取什么措施。"一开始怀疑这个患者可能有些气道方面的问题，她的胸部剧烈起伏，肢体也在不断抽搐。情况非常紧急，但我们仔细评估发现，这并不是气道问题所致。"李颖川说，进一步了解患者情况后发现，原来这是一个有着 10 年精神分裂症疾病史的患者，需长期服药，但新冠疫情打破了她的常规服药方案，导致癫痫发作。后来，李颖川为她调整了用药方案，再也没有出现过什么突发情况。此后，她的呼吸功能逐渐好转，拔除了气管导管，可以自由呼吸了！她微笑着，伸出右手拇指做出"赞"的手势。

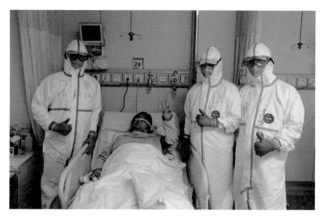

在上海公卫中心，患者为医务工作者点赞

"人体就像是精密的仪器，现在躺着的重症患者，和所有的治疗仪器组成了一个大方阵，医生所要做的就是让主机恢复、改善。"李颖川说。

作为持续奋战在上海公卫中心救治一线的重症医学科医生，李颖川和团队

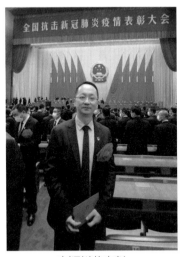

李颖川获表彰

成员深知自己肩上的责任，在隔离舱紧张奋战，为极危重患者迅速建立高质量的ECMO，上演"死亡线上的拉锯战"，竭尽全力救治患者。在公卫中心的"战疫"进程中，市六医院重症医学团队2位医护人员获批"火线"入党，团队成为上海公卫中心战斗团队里唯一一支全部由党员组成的重症医生队伍，在抗疫前线建成了医疗救护技术过硬、思想也过硬的"战斗堡垒"。

市六医院重症医学团队在疫情的大考中完成了淬炼与升级，彰显了党员医生勇于担当的特质。他们时刻牢记"人民至上，生命至上"，坚定攻坚克难的信心，与时间赛跑，与死神搏斗，尽最大可能挽救患者生命。疫情不灭，我们不退，直至这场疫情防控阻击战迎来胜利的曙光！

附："数"说抗疫

2020年1月24日，除夕夜，市六医院重症医学科副主任医师汪伟、重症医学科副护士长钱海泳作为上海第一批援鄂医疗队队员，出征驰援武汉金银潭医院，成为除夕夜的最美逆行者。

2020年1月28日，大年初四，援鄂的集结号再次吹响，市六医院呼吸内科主任医师郭忠、呼吸内科护士谢亚莉作为上海市卫健委第二批援鄂医疗队队员，前往武汉驰援。

2020年2月1日，由市六医院感染科主任医师汤正好、心内科护士洪雯和老年科护士朱燕三位同志组成的医疗队，派驻上海公卫中心开展新型冠状病毒感染肺炎的医疗救治工作。

2020年2月11日，市六医院重症医学科团队入驻公卫中心，李颖川团

队作为上海公卫中心的"五大天团"之一，持续奋战在救治一线，不舍昼夜，无惧生死，坚守72天，成功救治多位重症、危重症患者。援公卫队员们用行动践行了"提升治愈率、降低病死率"的承诺，他们被上海公卫中心党委书记卢洪洲称为当之无愧的救治"天团"。

截至2021年5月，市六医院共派出55名医护人员入驻公卫中心，支援公卫中心62人次。

2020年2月19日上午，市六医院援鄂医疗队51人出征武汉，踏上防控新冠肺炎疫情的最前线。这批援鄂医疗队由21名医生、30名护士组成，涵盖急诊医学科、呼吸内科、神经内科等学科。医院党委副书记、呼吸内科主任医师范小红任市六医院医疗队队长，这也是市六医院派出的第三批援鄂医疗队。他们坚守了52天，是上海市最后一支回沪的援鄂医疗队。市六医院所负责的雷神山医院C2病区累计收治患者116名，出院107名，数据为上海医疗队分管病区之最，保持了"零死亡""零感染"，病区的医疗质量得到雷神山医院的高度肯定。

以民为本，健康扶贫，共建共享健康中国

健康扶贫工程对于保障农村贫困人口享有基本医疗卫生服务，防止因病致贫、因病返贫，推进健康中国建设具有重要意义。市六医院积极开展医疗扶贫工作，通过建立医联体、对口支援和帮扶等方式促使优势医疗资源下沉到基层，提升基层医疗卫生服务水平，共建共享健康中国。从1950年的血防医疗队，到1965年郊区巡回医疗队，再到1973年派出援藏干部对口支援西藏，1998年派出援疆干部对口支援新疆……六院人积极响应国家号召，勇担使命，对口帮扶永远在路上。

精耕医院管理，以最好的成绩在西藏"创三甲"

2016年，对狄建忠来说是不一样的一年。在第二个儿子未满7个月的时候，狄建忠接受了援藏任务，成为上海市第八批援藏干部联络组大家庭中的一员。援藏三年，在西藏"创三甲"是狄建忠的主要工作，通过科学规划、合理推进、扎实工作，在西藏同级医院评审过程中，日喀则市人民医院以最好的成绩成功"创三甲"。为进一步加强医院管理，狄建忠推进

医院制度化建设，确保医院制度制定的规范化、制度执行的延续性和制度更新的及时性。结合日喀则市人民医院实际，狄建忠牵头编写《日喀则市人民医院管理丛书》《临床诊疗指南》《护理诊疗常规》《处方集》《上海专家教程》等一系列书稿。

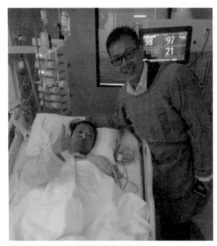

狄建忠与患者

如今的日喀则市人民医院是西藏单体面积最大，拥有最好、最新设施的现代化三级甲等综合医院，合理的就医流程、干净的病房、齐全的设备，让医院的服务能力大幅提升；热情的医护人员让患者的就医体验明显改善。在西藏自治区"创三甲"的所有医院中，日喀则市人民医院取得了最好的成绩，而这一切就发生在狄建忠的援藏历程中。

援藏期间，狄建忠在院内开展员工素质提升工程，目的是培养"一支带不走的医院管理队伍"。经过专业的培训管理，如今的日喀则市人民医院中层干部都能主动去发现问题，并主动寻求解决问题的方案，管理能力明显提升。院感的次琼主任不仅将医院院感工作开展得有声有色，还可以培训县医院的院感人员；药剂科的多布拉主任已经成为西藏自治区的药事管理专家，参加多家三甲医院的药事评审工作。

在临床工作方面，成功救治患者带给狄建忠无比的欣慰和满足，倍感援藏日子的珍贵。寒冬的深夜，当地同事的亲人重症肺部感染、呼吸衰竭，他及时制订的治疗方案让她转危为安；凌晨车祸外伤的患者，持续的胸腔出血让当地的医生束手无策，他果断运用止血措施成功救治该患者；高原上吸着氧，狄建忠亲手做腹腔镜手术，看到患者术后第二天就能下地，并称呼他为"angel"（天使），他热泪盈眶；遇到急性上消化道大出血的患者，当地的消化内镜室在狄建忠的支持下，独立完成急诊内镜明确病因并成功救治。

援藏的日子，是磨砺的日子，是牵挂的日子，伴随着狄建忠援藏三年，日喀则市人民医院中层干部队伍不断成长成熟，三级甲等综合性医院的认定获得成功，医院临床医学中心不断成长，经手治愈出院的患者不断增多、编撰的书籍越摞越高……这是日喀则日子的记录和写照。

情系雪域高原，援藏干部一心为民

一次援藏行，一生援藏情。在呼吸都觉困难的西藏日喀则，有这样一位援藏医生，他为救治患者倒下三天，最终换来患者奇迹般康复，远离瘫痪的担忧；他以自己的精湛医术与敬业精神，挽救了一个藏族家庭的幸福。

藏族小伙子多吉在修毡房时不慎跌落，颈5/6骨折完全脱位，四肢几乎瘫痪。当面包车载着他从500公里外的牧区赶到日喀则人民医院时，援藏医生张伟惊呆了：这是个生命的奇迹，如此严重的颈椎外伤，一路颠簸转运，最终活着被推进医院。张伟当时只有一个强烈的念头："救活他，给他重生的机会，给其家庭一个幸福的未来！"

然而，要在日喀则实施"颈椎前后联合入路骨折复位减压植骨内固定手术"，难度比想象中还大：麻醉科表示从没操作过，重症监护室表示术后监护没经验，手术室表示连手术床都没有配套的……多吉眼里闪烁的求生的光亮，让骨科医生张伟下定决心：小到一个手术垫的改造，大到多学科联合讨论手术方案，千方百计做足术前准备，也要救治这位危重的小伙子。

手术开始了，1小时、2小时……在缺氧环境下奋战近8小时，手术最终成功。术中没有输血，术后没有感染，这填补了西藏地区颈椎疑难手术的历史空白，也开创了当地多学科协作诊疗的先河。可还来不及庆祝，来不及欢呼，放下手术刀时，张伟就倒下了。原来，在氧含量极低的高原，一台近8小时的手术几乎耗尽了他全部体力：心率130、氧饱和度80%。张伟差点也被送进重症监护室。他整整三天爬不起来，一直吸着氧。20天后，当多吉在家人陪同下，自己下地走出医院时，张伟无比满足，"这一切都不重要了。用我倒下三天，换他一辈子站立，值！"这场手术也见证了市六医院骨科红色基因的传承，早在20世纪70年代，骨科医生曾炳芳不畏艰辛来到西藏，在高原手术室持续奋战16小时完成高难度左肩关节肿瘤切除、远端肢体再植手术。这个故事也激励着年轻党员坚定理想信念、继续奋斗，用心、用情去做好援藏工作。

据悉，张伟在进藏一年内，主刀开展了22项填补当地历史空白的新手术。他与团队成员共同帮助当地打造了一支"带不走的医疗队"，发起捐建"骨科微型图书室"，首创了"双主刀"手术模式，举办了西藏首届骨科论坛和手术技术学习班，填补了西藏骨科学术和继续教育的历史空白。在他的努力下，日喀则人民医院骨科从一般学科的中游发展成为排名第一的重点学科。

三次走进喀什抗"糖"，搭建糖尿病防治平台

2015年，周健同时拿到了两份通知，第一份是出国访学批准通知，期待已久的加拿大访学近在眼前；第二份是援疆通知，他的名字出现在上海市第八批第二轮的援疆名单上。为了援疆，周健毅然放弃了加拿大访学计划。

上海援疆的喀什二院当时正在组建内分泌代谢科，周健是这方面的专家，各项工作都压在了他的身上。他一直致力于研究糖尿病的持续葡萄糖监测技术，并把这个课题做到了国际领先水平。

在喀什，有一位反复腹痛、脂肪泻多年，严重消瘦，胰岛功能极差的糖尿病患者来到内分泌代谢科求医，后来确诊为新疆首例胰腺纤维钙化性糖尿病患者。对症下药，患者得到了妥善的治疗。周健说，这次确诊，让大家对新组建的内分泌代谢科信心十足。

为帮喀什的同行们更精准地定位，周健根据每位医生的专业特长，开设了特色专病门诊。I型糖尿病、妊娠糖尿病、肥胖症、代谢综合征、甲亢及甲减等亚学科逐渐成熟，一批有影响力的专家队伍正在形成。周健喜欢思考，他观察着喀什老百姓的饮食，后来组织人手编写汉、维文对照的系列科普材料，并制作成精美的宣传版面悬挂于病房走廊两侧，喀什老百姓看了很高兴，说这些科普材料很贴切，还知道他们爱吃什么。

2017年，周健结束了一年半的援疆，回到上海后，仍关注着喀什二院内分泌代谢科。前阵子，一个曾因库欣综合征而"面目全非"的喀什姑娘，通过微信给周健发来近影，周健帮她治好了顽疾，经过喀什二院内分泌代谢科其他医生的后续治疗，她已康复，想让周健看看她现在健康红润的脸庞。

喀什的美景留在相册里，人民的朴实记在心里，对周健来说，对口帮扶最大的收获就是为喀什人民尽了自己身为一名上海医生的最大努力，搭建起糖尿病防治平台，让喀什人民在当地就能把病看好。

附："数"说扶贫

1. 赴西藏医疗队

1973 年 6 月，市六医院派遣耳鼻咽喉科医师沈平江参加由上海市卫生局组建的第 1 批上海市赴西藏医疗队，为期 2 年；随后杨世埙、张志祥、郭奕麟（医化所）3 人参加第 2 批上海赴西藏医疗队；曾炳芳、侯国成 2 人参加第 3 批上海赴西藏医疗队；黄玉耀参加第 4 批上海赴西藏医疗队；汪刘权参加第 5 批上海赴西藏医疗队。

2. 赴新疆医疗队

1990 年 6 月 8 日，根据卫生部和全国"三康办"文件精神，眼科医师陈国辉作为医疗队员赴新疆开展白内障手术，为时 1 个月。

1998 年 3 月 6 日，市六医院骨科主治医师孙玉强作为上海第 1 批援疆干部，赴新疆阿克苏地区的阿瓦提县医院工作 3 年。同时，医院接受阿瓦提县医院骨科医生和手术室护士来院进修学习。同年 9 月 21 日，根据卫生部、中国残联和国际狮子会（慈善机构）联合签订的"视觉第一中国行动"（1997—2002 年）计划要求，眼科王文清参加上海市组派的第 2 批医疗队赴新疆实施白内障复明手术，工作 30 天。

1999 年 6 月 23 日，市六医院外科副主任医生艾开兴作为上海第 2 批援疆干部，赴新疆阿克苏人民医院，任医院副院长，为期 3 年。

2003 年 7 月 30 日，骨科何鹤皋作为上海市"银龄行动"高级退休医务人员，赴新疆阿克苏地区进行为期 3 个月的技术援助。

3. 赴云南医疗援助

1999 年 9 月 1 日，医学超声科青年医生卫春芳受团市委派遣作为上海第 2 批青年志愿者接力队队员，赴云南墨江县人民医院开展医疗扶贫工作，为期 5 个月。随后，医院又陆续选派骨科傅一山、王韬、王建伟参加上海青年志愿者赴滇扶贫活动。

2010 年 3 月 8 日，根据卫生部、财政部等《城乡医院对口支援工作管理办法》《关于东西部地区医院省际对口支援工作有关问题的通知》的精神，市六医院对口支援云南省西双版纳州景洪市人民医院，时任院长何梦乔代表医院与景洪市人民医院院长段世泽在昆明正式签订《援滇协议》，结成 3 年一周期的一对一对口支援计划。医院成立以分管副院长为组长的工作小组,制定对援滇队员的管理制度和考核制度,每年选派 2 批医务人员和管理人员赴云南西双版纳景洪市人民医院工作。援滇人员分别在受援医院骨科、外科、内科等科室担任执行主任和副主任职务,参加门诊、急诊、义诊、查房、讲座、手术等工作;免费接受云南省县级医院骨干医师来医院培训和进修。管理方面,协助当地医院制定和完善专家和专科门诊管理制度及流程,以及护理管理、行政管理、党务管理和人事管理等制度。经共同努力,至 2010 年 12 月底,医院先后派出 2 批共 12 人的医疗团队赴云南开展对口支援工作。同时,接受 8 名云南医务人员、6 名中层干部来医院学习和挂职锻炼。

4. 支援"三线建设"

1968 年 3 月,为贯彻"备战、备荒、为人民"支援"三线"建设精神,中共上海市委批准市卫生局在贵州遵义 061 基地新建一所 500 张床位的综合性医院——贵州凯山航天部 3417 医院,以市六医院为主,杨浦区沪东医院协助负责包建。原有关上级部门提出的意见是"六院整体内迁,个别不合适内迁的人员另做安排"。1969 年 6 月 14 日,革委会相关领导提出,"市六医院是一所国内外均有影响的医院,特别是断手再植等项目,需要继续研究和发展。因此,全部内迁不一定妥当,可一分为二,去一部分人员支内"。根据市委决定,截至 1971 年 1 月 20 日,市六医院在"好人好马上三线"的号召下分批输送 137 名优秀医务人员支援该医院建设,该院于 1970 年 12 月 26 日正式开诊。

3417 医院正式对外开诊后,设有病床 500 张,有临床科室 13 个,医技科室 6 个。市六医院陈万春、杨思源、王智金、陈曾德、陈尧南、郭秀清、周志援、唐韵芳、胡崇惠、陆冰、陈禹丞、杨子介、邹其昌、万琳等分别任各科室负责人或技术骨干。至 1971 年 1 月 20 日,医院 137 名优秀医务人员及家属(其中大部分也是医务人员)克服各种困难,响应国家号召,奔赴黔北山区安家落户。由于赴黔医务人员大多是原医院的技术骨干,医院开业后各科运行良好。3417 医院已是遵义市具有一定实力的三级乙等综合性医院。

全力做好对外医疗援助，让党旗在"一带一路"上飘扬

对外医疗援助是我国医疗系统的光荣任务，医务人员担当着突击队和先行者的角色。市六医院积极开展对外医疗援助工作，保障受援国民众健康。在医疗援助中，六院援外医疗队员还着眼于长远，为促进受援国卫生事业的稳步发展，传授医术、培训人员，给当地人民留下一支"带不走的医疗队"。六院人以坚定的信念、精湛的医术、高尚的医德，弘扬救死扶伤的人道主义精神，全心全意为受援国民众服务，不断促进中外文化交流，彰显中华民族的文化软实力。

"19名党员就是19面旗帜"，援摩队员用行动书写忠诚

"当接到上级组织同意我参加中国援摩洛哥医疗队并担任总队长的通知时，我的内心是十分激动的。在参加工作的33年中，我一直坚守在护理岗位上，在党组织的培养教导下，我从一名护士成长为三甲医院的护理部主任。我曾带领团队抗击SARS，选派过护士参加抗震救灾，到对口帮扶医院讲课、指导，却从未有过支援非洲的亲身经历。能够在职业生涯即将结束的阶段，获得这样一次人生体验，我觉得是非常值得珍惜和自豪的。"许燕玲如是说道。

2017年10月15日，许燕玲带领援摩医疗队总队部一行4人，经过21个小时的长途飞行，抵达位于摩洛哥首都拉巴特的中国援摩洛哥医疗队总队部，正式履行第十五届总队长的职责。

为尽快适应新的工作环境、掌握分队的情况，许燕玲带领总队部在2个月内走访了5个分队，包括塔扎、沙温和驻扎在沙漠边缘的拉西迪亚分队。队员们驻地条件十分简陋：没有猪肉，蔬菜品种少得可怜；业余生活单调，除了看手机上网，没有其他娱乐活动；宿舍外的街道，一到晚上冷冷清清。就是在这样的生活环境中，我们的医疗队员要坚守两年！即便这样，在会议室里，大家还是谈笑风生，讲述援摩工作、生活中的种种趣事，分享抢救患者成功后的喜悦，充满职业自豪感。

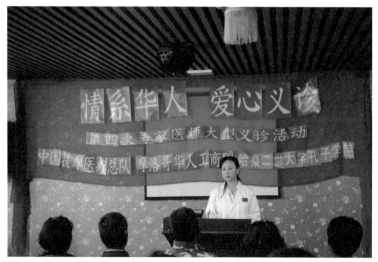

许燕玲援摩义诊活动

身居国外，远离祖国，要带好一支来自不同医院、不同单位、不同职业的队伍，最重要的是党建工作。在 2018 年 1 月，经使馆党委批准，成立了新一届中国援摩洛哥医疗队临时党总支委员会，在大家的推荐下，许燕玲担任党总支书记，5 名委员分工明确，肩负起援外的党建重任。在总支部领导下，有 4 个基层党支部，19 名党员都归属其中。党支部在援外工作中，起到了桥头堡的作用，鲜红的党旗飘扬在黄沙漫漫的沙漠中、乡村小镇的山顶上，19 名党员就是 19 面旗帜，在分队中起着榜样的作用。

中国驻摩洛哥大使馆李立大使高度赞扬中国援摩医疗队的白求恩精神，充分肯定了援摩医疗队在为华人义诊、配合使馆的党建、促进中摩两国合作与发展中所发挥的重要作用和作出的巨大贡献。

"患者对我的信任就是最高的荣誉"，在老挝践行白求恩精神

2021 年是中老建交 60 周年，援老挝意义重大。老挝是联合国公布的世界最不发达国家和地区之一，当地的各项条件都非常恶劣，气候炎热，热带病肆虐。医疗条件非常落后。

2016 年 6 月 13 日早上 8 时，11 名志愿者踏上赴老挝的征程，市六医院骨科医生江潮胤也是其中一员。在到达老挝一周后，志愿者们陆续开始志愿服务工作。江潮胤被安排在老挝武警总医院担任外科医生。

初到老挝万象，江潮胤就受邀旁观了一场肾结石取出手术，由于设备原因，原本预计 2 小时的手术，进行了 4 个小时还无法取出结石，现场能感受到医生和护士的疲惫和焦虑。于是江潮胤和同事把这个患者的 X 线片资料传回市六医院，寻求泌尿外科同事会诊。会诊结果从 X 线片看，是一个非常少见的肾结石类型，手术难度及风险极大，在国内也是一个极具挑战的手术。"但若是在国内，已经普遍使用微创内窥镜的方式来进行手术，风险和创伤会降低很多，但在落后的地区只能用最原始的方式，患者险些出现意外……许多在国内看来很简单的手术，在这里却因器械匮乏而放弃。"江潮胤立下志愿，不仅要在贫瘠的环境下全力救治病患，还要尽力提高老挝的医疗水平。

针对老挝车祸创伤患者较多的现象，江潮胤多次与医院领导进行沟通协商，为老挝 109 医院外科医生提供到上海进修学习骨科技术理论的培训机会，真正做到"授之以渔"，让老挝医生的骨科理论及手术水平向中国靠拢，为老挝人民谋福利。每当有友人来老挝旅行探访江潮胤，他都不忘让对方带上手指钢针等医疗器械，无时无刻不在想如何提高手术治愈率，更好地服务患者。正如当时老挝团中央副书记坎帕·听玛宋所说，中国志愿者的到来，体现了中老两国之间更加密切的

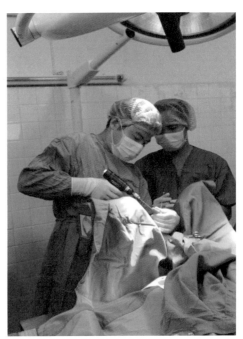

江潮胤（左一）为患者做手术

合作，也将进一步加强两国的友谊。"患者对我的信任就是最高荣誉！"江潮胤说道，"患者无国界，大爱无疆界，白求恩同志就是我最好的榜样。"

2016 年，第 49 届东南亚国家联盟（东盟）外长会议在老挝首都万象开幕。第八批中国（上海）青年志愿者赴老挝服务队一行 11 人在中国驻老挝大使馆的安排和指导下，参与了此次会议的中方活动志愿服务工作。从 7 月 22

日到 27 日，从晨光熹微到披星戴月，在老挝国家会议中心、在代表团入驻的酒店、在大会临时工作间随处可见志愿者忙碌的身影。

作为志愿者之一的江潮胤负责住房联络、酒店双边会见厅保障、协调临时工作间等工作。这些天，代表团在酒店举行了近 10 场双边会见，通常一场会见刚结束，另一个国家的外交使团已经坐在了双边厅的桌椅上。在短短不足 5 分钟的时间里，会见厅的清洁布置、桌旗确认、同传设备调音，都需要江潮胤来完成。在他看来，每一刻都要绷紧自己的神经，不容丝毫松懈，最终在大家的共同努力下东盟外长会议以及系列会议成功落下帷幕。

会后，包括江潮胤在内的在临时工作间工作的志愿者们有幸与王毅外长合影。王毅在与志愿者合影时指出：志愿者是我国一张最闪亮的名片。这句话将永远激励着这批中国（上海）青年志愿者赴老挝服务队的全体成员。

附："数"说对外援助

1. 抗美援朝医疗队

1951 年 1 月 25 日，市六医院医务人员参加抗美援朝志愿医疗手术队，第 1 批共 3 人（张楠森、沈瑛、郭惠芬），第 2 批共 2 人（陈素贞、朱梅）。其中，张楠森记二小功，沈瑛记一小功。1952 年 2 月 25 日开始，金宁恬、葛赛银、邹仲、陈光明（3 月 10 日）、金隐秋（9 月 15 日）、茅慧慈（9 月 15 日）6 位同志先后参加抗美援朝医疗队。其中，金宁恬、邹仲、金隐秋、茅慧慈分别记一小功。1953 年 4 月，检验科任关仁参加抗美援朝医疗队。1954 年 5 月 10 日，泌尿科周永昌参加抗美援朝国际医疗服务队，任 27 队副队长，荣立三等功。

2. 援瓦努阿图医疗队

1993 年 9 月 1 日，根据上海对外经济技术合作公司文件要求，市六医院组建以吕善庆为队长，孙正庭、陆道瑯、王健雄为队员的医疗队赴瓦努阿图首都维拉港中心医院工作，为期 2 年。2 年中，医疗组共诊治患者 42 377 人次，其中抢救重危患者 97 次，手术 1220 例，实施全麻醉 1509 例，针灸 5799 人次，受到瓦国领导和人民好评。1995 年 10 月 27 日，瓦国总统亲手授予吕善庆国家级勋章一套 2 枚，并颁发证书。

3. 援摩洛哥医疗队

市六医院援助摩洛哥医疗队的派出始于 1983 年，由神经内科吕善庆为队长的首批以市六医院为主赴摩洛哥国际医疗队共有 14 人，医疗队中市六医院有 9 人，其他医院有 5 人。1987 年和 1997 年 3 月，市六医院又先后组织第 2 批、第 3 批赴摩洛哥国际医疗队，队员共计 29 人，其中市六医院 24 人。队长分别为徐佑璋、袁莹涛。1988 年，黄秀娣医师参加由华东医院带队 15 人组成的赴摩洛哥医疗队。2009 年，市六医院组织第 4 批赴摩洛哥医疗队，队长为盛加根，队员 6 人。从 1983 年至 2010 年，28 年间，市六医院先后负责组建或参加派出赴摩洛哥医疗队 7 批，共计 43 人次。

人民至上，生命至上，全力投入抢险救援

人民的需要就是我们的所在，六院人不畏牺牲，用生命践行医者誓言，守护着人民群众健康。1976 年唐山大地震、1998 年长江洪水、2004 年印度洋海啸、2008 年汶川地震……无论灾难发生在何地，六院人都第一时间全力参与救援，数不清的身影不断传承和弘扬着抗震救灾精神，为国家的发展和历史的前进贡献着自己的力量。他们的事迹表明，用血与泪铸就的抗震救灾精神正在不断融入六院人的血液，在未来的道路上，抗震救灾精神将激励六院人克服艰难险阻，勇往直前。

汶川！这个可能许多人从没听说过的美丽山城，从 2008 年 5 月 12 日 14 时 28 分地震灾难发生的那一刻起，就烙印在人们的记忆深处。紧急关头，各方反应快速有序，力量迅速集结，奏响了一曲"万众一心、众志成城、一方有难、八方支援"的救灾救援壮歌。当天晚上，市六医院就迅速组织起一支由 18 名医护人员组成的医疗救援队前往灾区参与救援。

为了抢救地震中的幸存者，2008 年 5 月 16 日，范存义带领的市六医院抗震救灾医疗队深入汶川震中映秀镇，这是上海第一支被空投到汶川震中映秀镇的救援队伍。96 个小时后，映秀镇发出封城令，这支 18 人小分队最终通过急行军徒步走出了映秀。

对于救援队队长范存义而言，抗震救灾，刻不容缓，时间就是生命，每一次救援行动都要十几个小时，对救援队员的体力而言是巨大的挑战。谈及最难以磨灭的记忆，范存义说："灾难无情人有情，这次地震让我看到

了国家精神在每一个具体个人身上的体现。记得在成都凤凰山机场，唯一的一架救灾直升机上只有8个座位，10个队员没有一个胆怯，都抢着要上去，当时我们第一批8个队员空投到映秀后一直杳无音信。由于震后地形发生严重改变，我们乘坐的这架直升机不久就在空中失事。没有人知道前方等待我们的是什么，没有人知道这一去何时能归来，可当时大家还是拼命地往机舱上爬，有的女护士一边哭一边喊'让我去，让我去'，最后为了挤上去，我们扔掉了大量饮水食品，只带了一些抢救用药。"那时的映秀，到处弥漫着腐尸的气味，周围是成群的毒虫，有的人一边给伤员打点滴，一边自己翻江倒海地吐。但是，没有一个队友对范存义说要回去，他们用实际行动证明，即使是平凡人也有发自内心的崇高，也会胸怀家国大义。

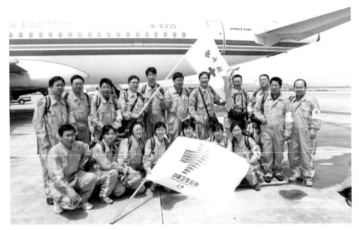

市六医院赴汶川救援医疗队出发

人民至上、生命至上，这是我们党初心使命的集中体现。救死扶伤是医者的使命，在大灾大难面前挺身而出，在关键时刻有牺牲自我的精神，这正是共产党员的初心、使命和责任！

附："数"说救灾

1.唐山抗震救灾医疗队

1976年7月28日凌晨，唐山发生里氏7.8级强烈地震，根据上级指示，市六医院立即组织第1批赴唐山抗震救灾医疗队。医疗队共有31名队员，其中医生 15 名、护士 10 名、医技人员 5 名、行政人员 1 名。医疗队前后奋战 25 天，于 8 月 22 日返回。

第 2 批赴唐山抗震救灾医疗队共有 25 名队员，其中医生 9 名、护士 6 名、医技 3 名、行政 2 名、后勤 5 名。在山区奋战 10 天左右，医院第 2 批医疗队又奉命急赴唐山西缸窑，参与筹建临时抗震医院。9 月 24 日，返回上海。

与此同时，医院还和上海其他兄弟医院混合组建 3 支医疗队（也属上海赴唐山第 2 批医疗队），于 7 月 30 日至 8 月 2 日分别奔赴唐山救灾第一线：由周永昌主任等 10 位医护人员与上海遵义医院组建的医疗队，先后赴河北省遵化县郊区和唐山市胜利路；由骨科姜佩珠医生等 6 位医护人员与上海精神病分院组建的医疗队赴唐山市丰润县；由外科周文申医生等 5 位医护人员与上海传染病分院组建的医疗队，赴河北省遵化郊区，后转战唐山市西缸窑。1976 年 8 月 22 日，根据指挥部部署和安排，完成第一阶段抗灾任务后返回上海。

第 3 批唐山抗震救灾医疗队以市一医院与市六医院为主，共 11 个单位、173 人参加。市六医院以院党委委员李杏才为领队，召集 43 人，其中医生 14 人、护士 14 人、医技 7 人、后勤 5 人、行政 3 人。1976 年 9 月 25 日出发，1977 年 7 月 1 日返回上海。

第 4 批唐山抗震救灾医疗队以市六医院和胸科医院为主，有 13 家单位参加，共 186 人。市六医院由副院长江光胜领队，召集 64 人，其中医生 24 人、护士 23 人、医技 8 人、后勤 5 人、行政 4 人。1977 年 7 月 1 日出发，1978 年 3 月返回上海。

2. 湖南抗洪救灾医疗救援

1998 年夏，长江洞庭湖全流域发生特大洪水灾害。为确保大灾之后无大疫，上海市卫生局首批组建了 12 支长江抗洪抢险医疗队。医院以方秉华为队长，邹扬、朱金水、陈忠、罗海明、丁慰祖、戎伯英、杨敬业，另加 2 名防疫站人员共 10 人组成"青年志愿者医疗队"，赴洪灾最严重地区之——湖南省澧县抗灾防病，出色地完成了任务。

3. 印度洋海啸医疗救援

2004 年 12 月 26 日，印度洋突发特大地震海啸。12 月 30 日上午，卫生部致电上海，要求迅速组建卫生救援队赴印度洋海啸灾区开展救援工作。

12月31日凌晨，第1支卫生救援队飞赴泰国，进驻重灾区之一普吉府，其中就包括市六医院外科副主任艾开兴、骨科创伤外科副主任罗从风、感染科副主任余永胜3人。在为期9天的工作中，队员们先后深入3个难民点和社区、学校开展卫生防病治病工作，开展义诊，同时向泰国卫生部门提供加强灾区饮水卫生、食品卫生和消毒隔离的工作建议。

4. 汶川地震医疗救援

2008年5月12日，汶川里氏8.0级地震灾情发生后，医院立即组建由骨科、普外科、神经外科、心胸外科、泌尿外科、麻醉科、心内科、急诊医学科和手术室等科室组成的抗震救灾医疗队。医疗队由12名医生（其中6名副高以上医师）和6名护士组成，骨科范存义任队长，高洪任副队长。随队携带救灾必需药品和物资80余种，空降抵达受灾最严重的汶川县映秀镇。医疗队克服断水、断电、断交通、断通信的困难，设立临时医疗点，对灾民、救援官兵进行医疗救治，并深入灾民临时居所进行防疫咨询和疾病诊治，共救治伤员602人，危重患者15人（含救治被埋124小时和150小时的2名伤员），圆满完成任务。市六医院获上海市卫生系统抗震救灾先进集体，1人获全国抗震救灾模范、1人获卫生部抗震救灾医药卫生先进个人。

市六医院还承担从四川转至上海的30名地震伤员的救治工作，设立了专门救护病房，组建救治领导小组和专家组，顺利完成所有伤员的治疗、康复和护送返乡工作，并组织全院医护人员捐款累计480 906.7元。

闪光足迹

妙手仁心，守护高原健康
——记市六医院副院长狄建忠

新时代是奋斗者的时代，脱贫攻坚是时代赋予每一位扶贫工作者的时代任务和光荣使命。2021年2月25日，在北京人民大会堂举行全国脱贫攻坚总结表彰大会，市六医院副院长狄建忠荣获"全国脱贫攻坚先进个人"称号。狄建忠表示，今后将继续以咬定青山不放松的工作态势，脚踏实地加油干，在乡村振兴新时代的征途上创造出更多的"春华秋实"！

培养"一支带不走的医院管理队伍"

2016年，对狄建忠来说是不一样的一年。在第二个儿子未满7个月的时候，狄建忠接受了援藏任务，在焦虑、纠结之中，满怀着对家庭、对爱妻、对儿子、对父母的歉疚，服从组织安排，成为上海市第八批援藏干部联络组大家庭中的一员。

狄建忠初到日喀则市人民医院，认为开展员工素质提升工程是重中之重，要培养"一支带不走的医院管理队伍"。

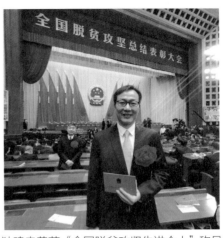

狄建忠荣获"全国脱贫攻坚先进个人"称号

首先是培训中层干部。在西藏开展人才培训，尤其是医院管理队伍，一缺教材，二缺师资，怎么办？狄建忠从派出单位市六医院，找齐了院办、党办、医务处、护理部、总务、门诊办公室、药事、病案统计室等医院各行政职能部门管理课件；没有老师，狄建忠自己先学习这些课件，一个人担任所有课件的讲师。

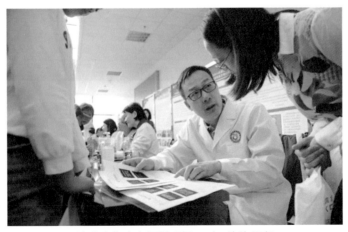

狄建忠为患者提供现场一对一咨询服务

狄建忠吸着氧给日喀则市人民医院中层干部授课，每天排满课程，一天要讲六七个小时。工作的高强度、身体的疲惫不是最苦恼的，最纠结的是一提问、一交流、一互动，看到的都是低下去的脑袋，所有学员回答问题都是这样一句话："老师，好的。"这是狄建忠听到最多的一句话，也是唯一的答复，唉……

半年过去了。"老师，……这样好吗？"这是狄建忠在日喀则半年来听到的最美妙的音符，也是他期盼已久的答案，是他和学员们一起经历过艰辛、痛苦、漫长过程后走向收获的转变。

如今的日喀则市人民医院一支成熟能管理的中层管理队伍初具雏形，假以时日，"一支带不走的管理队伍"必将成为日喀则市人民医院发展的重要基石。

以最好的成绩在西藏"创三甲"

在西藏"创三甲"是狄建忠的主要工作。在这一过程中，狄建忠带领日喀则市人民医院的同仁坚持以评促建，以评促改，评建并举，重在内涵的原则，以"质量、服务、管理、安全、绩效"为方针。健全工作机制，建立"创三甲"联席会议机制和"创三甲"工作小组会议机制，实现"创三甲"工作常态化、常规化。

为了进一步加强医院管理，推进医院制度化建设，确保医院制度制定的规范化、制度执行的延续性和制度更新的及时性，结合日喀则市人民医院实际，狄建忠牵头编写了一系列书稿。

狄建忠看着书柜内整齐摆放的近百册图书，就像看着自己培育成长的"孩子"，喘不过气的日子、反复流鼻血的日子以及半夜憋醒的痛苦都成为幸福的回忆。

如今的日喀则市人民医院是西藏单体面积最大，设施齐备的现代化三级甲等综合性医院，"王"字形的医院主体建筑充分利用了光照条件，合理的就医流程、干净的病房、设备齐全的医院硬件配置使得医院的服务能力大幅度提高；热情的医护人员让患者的就医体验明显提升；在西藏自治区"创三甲"的所有医院中，日喀则市人民医院取得的成绩最好。这一切就发生在狄建忠的援藏历程中，狄建忠也为医院的巨大变化中有自己的辛勤付出而感到深深的自豪。

编撰《高原特色病例精选集》

"高原特色病例精选集"系列（三册）是狄建忠最宠爱的"孩子"。西藏平均海拔 4000 米以上，地域辽阔，人口稀少，缺医少药，严重制约着当地临床诊疗水平的提高。

"高原特色病例精选集"系列是高原地区临床各学科的诊治经验的汇编，结合医学的发展和西藏当地的诊疗水平编撰而成，也是组团式援藏医疗队根据临床治疗的亲身经历，"师带徒"成果的结晶，对于西藏临床医学的发展具有较高的指导性；对当前高原疾病的诊治具备较好的参考价值。

开办国家继续教育学习班，实现零的突破

在日喀则开展国家继续教育学习班并颁发国家继续教育一类学分在当地是零的突破！

刚开始时，办培训班要下行政命令才会有学员来参加。后来，狄建忠主持的院感培训班暨国家级继续教育学习班每一期都是"人满为患"，这让他又喜又忧！也促使他尽最大的努力去接待众多的参会者，力争让他们学有所获，来有所得。

培训班的学习一方面帮助医务人员提高了院感意识和整体管理能力，让日喀则市的院感工作走到西藏自治区的前列；另一方面，培训班学习获得的一类学分能帮助学员不出日喀则就完成职称申报的学分要求。除此之外，更开阔了学员的视野，激发了他们的求知欲望。在 2020 年抗疫中院感学员成为主力军。

如今培训班已经成为常态，院感国家继续教育学习培训班每年都举办，是所有培训班参加学员最多、自治区影响力最大的培训项目之一，成为日喀则市人民医院培训班的一张名片！

成功救治当地患者带来无比的欣慰

紧张的临床医疗工作让狄建忠充分理解了医生的价值，成功救治患者带给他无比的欣慰和满足，让他倍感援藏日子的珍贵。

援藏兄弟急性发病，他及时诊断和处理，使其得到成功救治，并且后期恢复顺利；寒冬的深夜，当地同事的亲人重症肺部感染、呼吸衰竭，他

及时制订治疗方案，让她转危为安；凌晨车祸外伤的患者，持续的胸腔出血让当地的医生束手无策，他果断地运用止血措施成功救治了该患者……

回望三年后狄建忠的小家——援藏出发前还怀抱着的幼儿已经飞奔嬉戏在幼儿园；大儿子已经通过中考，以优异的成绩进入心仪的高中；爱妻两鬓白发明显增多、身形更加瘦削；岳母经历了大手术；父亲和岳父腰背更弯了，动作更慢了，满脸沧桑……

不忘初心，砥砺前行。在日喀则的日子，援藏的日子，融入血液的日子，刻入脑海的是一幅幅美丽的高原画卷；印入心扉的是一串串令人难忘的名字；留在记忆里的是一个个令人牵挂的生动故事。日喀则的日子终生难忘！

用心守护，让爱发光
——市六医院骨科医生阮洪江

西藏是一片神圣的净土，也是让人敬畏的高原。

我此前从未想过，自己会以一名医生的身份来到这里，并用心守护这里的人民。是的，这是命运的使然，也是使命的必然。

2020 年春夏之交，党组织的号召对我来说就是吹响了集结号，纵然有内心的担忧、家庭的牵挂，但我知道，这是我的时刻，我要去高原，我的事业在那高山神湖之上。

于是，我主动报名参加上海市"组团式"医疗干部人才援藏工作，在经历了体检、等待、忐忑，期待等一系列的过程之后，8 月初，按照上海市委组织部的统一组织安排，带着医院领导及科室同事的鼓励和支持，家人的充分理解，我随医疗队一行 20 人从上海整装出发了。

理新海拔，心理新高度

虽然医疗队在拉萨 3500 米的海拔短暂适应了一天，但当我们踏上日喀则的土地时，很多队员还是出现了不同程度的高原反应，我也不例外。

伴随着头痛，乏力，心慌等临床症状，平素自我感觉良好的身体各器官普遍出现了不同程度的预警，我心中也有些顾虑，毕竟高原之于我们还是那么的陌生。通过科普讲座和领队的指导，我们也逐渐了解了适应高原的过程，尽量放慢节奏，注意休息和吸氧，逐步适应这里的气候环境。

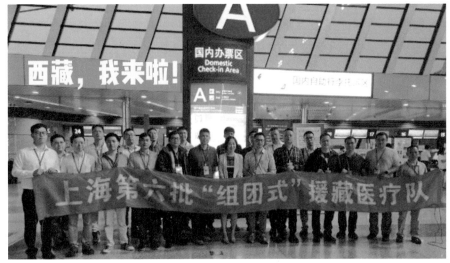

上海第六批"组团式"援藏医疗队出发

前一批老队员也对我们十分关心，除了提供便利的生活物资以外，也指导我们放松心情，适应这里的生活节奏。

8月9日下午，日喀则市人民医院在医院大礼堂隆重举行了第六批医疗人才"组团式"援藏医疗队员欢迎会，并进行第五、六批压茬交接，我有幸代表第六批队员表达了我们的决心，继续发扬援藏前辈的奉献精神，尽快适应环境，不忘初心，牢记使命，助推日喀则市人民医院整体水平再上新台阶。

发言完毕，我感觉自己充满了干劲，短短十余天，我从一名上海的骨科大夫逐渐转变为青藏高原的"安吉拉"，我需要利用自己的专业优势为这里做一些实事。

组团多学科诊治，孕妇保踝又保婴

秋天的日喀则，艳阳高照，微风拂面，一片壮丽的高原景色让人驻足赞叹。对于上海市第六批"组团式"援藏医疗队队员们来说，是正式驻点日喀则市人民医院开展医疗帮扶工作的第二个月。

2020年9月7日，从医联体单位白朗县医院转来了一名左踝关节严重骨折脱位的女性患者。骨科接诊医生发现患者是一名怀孕 8 个多月的孕妇。

到底能不能给她进行手术治疗呢？

当班医生犯了愁，当地也从来没有给孕妇做过骨科手术的先例。孕妇和家人也非常担心手术和麻醉对胎儿造成不良影响，犹豫许久后还是遗憾地转身离开了医院。

次日早交班，我得知了这个消息，在科内进行了讨论，提出该患者踝关节骨折合并严重的脱位，若等待近 2 个月孕妇产后再进行手术，将错过治疗的窗口期，大大增加手术难度，患者踝关节从功能上将很难彻底恢复，踝关节畸形愈合造成的残障可能影响终身。

讨论认为，应在保障孕妇围手术期安全情况下进行骨科手术。

我在援藏医生群里进行了呼吁，邀请专家进行多学科会诊，很快得到援藏"兄弟团"的积极响应。副领队娄佳宁副院长、上海仁济医院麻醉科潘志英主任和上海市第一妇婴保健院产科周奋翮主任一起加入了我们的多学科诊疗。援藏"兄弟团"的多学科会诊意见坚定了我的诊疗决心和信心，他主动电话联系了这名患者及她的家人。

在骨科办公室中，我们向患者本人和家属详细解释了积极外科手术治疗的益处，也讲明了术后可能存在的并发症风险和预防手段。并就今后孕妇的分娩问题提出了保障计划。看到医生们如此的热心，一心为病患考虑，这名孕妇及她的家人也非常感动，最终采纳了我们的治疗意见。

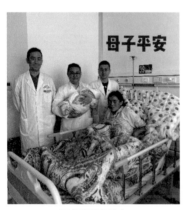

孕妇母子平安

入院后第三天，在麻醉科潘主任精准麻醉和监护下，我和骨科黄骏主任给孕妇的踝关节进行了骨折复位和内固定，一个半小时后，踝关节成功复位，骨折也进行了钢板和螺钉固定，手术顺利。术中为了减少透视给胎儿造成的辐射，我们把手术用的铅衣披在了孕妇的肚子上。经过多学科专家全力合作，这名孕妇术后经过一个星期的观察，伤口恢复良好。

孕妇出院后进行了定期的围产保健，孕情非常平稳，在孕 39 周临产入住妇产科。经产科和骨科共同评估后，行剖宫产分娩出一个体重3300克的健康男孩。产后，产妇踝关节恢复良好，可以辅助下地行走，看到经共同努力为该孕产妇争取到最大化的健康利益，我感到十分欣慰。

专业特色显锋芒，日喀则首例断指再植术

西藏的九月底，是日喀则市一年一度收获青稞的季节。

2020年9月22日，住在拉孜县查务乡的29岁藏族女同胞索朗，在农忙时发生了意外，右手食指不慎卷入了收割机，几乎被完全割断，只剩下3毫米左右表皮相连。亲戚们随即将她送至县医院，却被告知无法进行断指再接手术，但听说日喀则人民医院有上海来的骨科援藏专家。

下午3时许，受伤2小时的索朗被送至日喀则市人民医院急诊，骨科接诊的雷毅医生第一时间向手术台上的我和李坛珠主任汇报病情。我仔细查看病情后指示"开通绿色通道，抓紧时间术前检查，立刻通知手术室术前准备，尽快实施急诊手术再植"。

在上海出发之前，我特意向第五批组团式骨科援藏队员，也是我的同事唐剑飞主任咨询了日喀则市人民医院骨手外科的情况，这次我赴藏准备的显微器械派上了用场。医院采购的骨科显微镜还没到位，我就向神经外科借来了显微镜，虽然仅能供一名医生显微镜下操作，但我相信完成手术没有问题。患者被迅速送入手术室，经过2个多小时紧张有序的努力，手术顺利完成，患者手指接上后，血运良好。

术后患者回到病房，我又犯了难，由于没有断指再植的经验，科室没有烤灯等术后护理的设备，医院药房也没有低右、罂粟碱等抗凝解痉的药物，久居高原的患者自身红细胞反应性增高，血管容易栓塞，且低压缺氧的自然环境，手指吻合的血管易产生痉挛，最终导致手术失败。

这时我想，断指再植术后护理的关键就是保温，于是我让家属买来热水袋，外面包好毛巾，保持患手温暖的环境，然后反复嘱咐家属水温控制在50℃～60℃，注意防止烫伤。实践也证明，我的"热水袋"护理方法是稳妥可行的，在接下来的2例断指再植和1例小腿毁损伤保肢中运用该法都获得了成功，被当地医务人员戏称"热水袋大法"。

在医护人员的精心护理下，索朗的食指安全度过危险期，终于成功保

住了，这是日喀则市有史以来的第一例断指再植成功案例。

在日喀则这样高原缺氧的环境下，长时间术中精细操作和术后康复护理对医生、患者和家属，都是巨大的考验。这时我心里深深地感谢市六医院骨科对我的培养，和我多年的显微外科工作经验。

想患者所想，急患者所急，创造条件开展高难度手术

2020 年 10 月 18 日，一个阳光明媚的星期天，下午 4 时左右，我接到了值班医生平措的电话，急诊转来一名左小腿严重损伤的患者，我急忙翻看手机的微信工作群了解病情。

原来家住南木林县米如村的索朗旦增在耕田的时候，不小心被犁压到了小腿，家属急忙把他送到南木林县医院，但被告知伤得太严重，脚已经发白发凉了，没办法治疗，只能做截肢处理。索朗旦增只有 44 岁，是家里的顶梁柱，如果没了小腿，家里的生计都成了问题。患者和家属抱着试试看的想法，要求转到日喀则市人民医院，听说那里有上海援藏的医生，说不定能保住腿。

我急忙赶往医院急诊室，检查了索朗的病情后，我判断患者小腿严重开放性骨折，并伴有血管断裂，受伤已经有 2 个多小时，如果不及时接通血管，也只能做截肢治疗了。我们尽快为患者开通绿色通道，抓紧时间进行术前检查，明确血管损伤平面，同时通知手术室做术前准备。半小时后，检查结果验证了我的判断，患者小腿的两条大血管都断了，和家属沟通我们将手术尝试保住患者的腿，家属拉着我的手哭着说什么，虽然我听不懂藏语，但我能感觉到她的期盼和信任。

经过 4 个多小时的努力，我们终于完成了骨折的固定，也吻合成功患腿的胫后动脉，患者脚部恢复了血运和感觉。安顿好患者，已是接近半夜，虽然我是吸着氧气完成的手术，但没来得及吃晚饭的我还是感觉很疲惫。这一刻，我才真正感受到了当年十八军修路进藏的决心是多么坚决，真正体会到了"缺氧不缺精神"的真正精神内涵。虽然因为损伤严重，索朗的小腿内侧一块巴掌大的皮肤术后出现了坏死，骨头又露了出来。但经过几次清创后，2020 年 11 月 8 日，我又帮索朗做了一次手术，利用交腿的方式，使用对侧小腿的皮肤覆盖了患肢的皮肤缺损，皮瓣成活后，索朗的腿算是

彻底保住了。

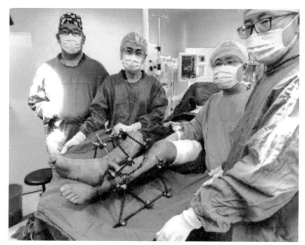

为患者进行手术

2020年12月15日，曲美乡患者格桑次仁因车祸左大腿严重开放损伤，不但股骨粉碎骨折，一大段骨头都飞出了体外，被送到当地县医院进行了清创手术。患者用手帕包着断骨转院到拉萨，但跑遍各大医院，均建议转北京或上海。患者想留在西藏治疗，后经人介绍知道日喀则市人民医院有上海援藏医生，于是闻讯赶来。

12月29日，当我看到患者的时候，已是他受伤两周后，左股骨髁上骨缺损13厘米，掉出体外的骨头是无法回植的，唯一的治疗办法就是应用外固定支架行骨搬运术了。患者和家属的无比信任也给了我克服困难的动力，这边没有类似病例治疗的先例，也没有可使用的外固定支架，我紧急向医院申请采购。经过一周多的等待，器械调配到位，手术如期进行，经过4个小时的奋战，左侧桡骨、股骨髁间骨折内固定，骨缺损断端修整、外固定支架固定及股骨近端截骨均一期完成。

手术完成，患者还有漫长的治疗过程，术后我耐心地指导科里的医生及患者调整支架，以每天1毫米的速度进行骨延长，并指导他做好钉道护理以及功能锻炼。经过共同的努力，术后3个月，患骨仍在继续延长，复查的X线片显示延长和成骨情况良好。

在深入学习贯彻中央第七次西藏工作会议精神，学习贯彻习近平总书记关于年轻干部要想干事、能干事、干成事的讲话精神指引下，我们援藏医疗队按照"人民至上，生命至上"总要求，时刻把群众安危冷暖放在心上，起而行之，勇挑重担，以过硬本领展现作为，幸不辱使命。

接棒创伤中心建设，建急诊创伤优势学科

2019年12月，在第五批医疗人才"组团式"援藏队员唐剑飞主任的推动下，日喀则市人民医院急诊创伤中心启动创建，整合急诊科、骨科、普外科、神经外科、胸外科、泌尿外科、重症监护室等临床学科，以及影像科、输血科、超声科等平台学科，初步形成多学科协作（MDT）创伤救治模式。在此基础之上，我接过唐主任的援藏任务，继续完善创伤中心的建设。

2020年10月，我开始着手"西藏自治区急诊创伤临床医学研究中心"的申报工作，顺利通过答辩和审批。

2021年新年伊始，喜讯传来，日喀则市人民医院牵头的"西藏自治区急诊创伤临床医学研究中心"获得自治区科技厅和卫健委审批同意筹建。本次获批筹建的四家自治区级临床医学研究中心为西藏自治区首批，其中三家牵头单位为自治区级医院，日喀则市人民医院系唯一的地市级三甲医院牵头单位。这标志着日喀则市人民医院在上海"组团式"医疗援藏帮扶下，打造以市人民医院为龙头、辐射各区县及周边地区的"上海—市医院—县乡"三位一体新型医联体模式，从单纯临床型向研究型、创新型迈进，走出更加坚实一步。

2021年1月，我响应上海援藏联络组的冬季值守的号召，报名第一批留守，在此期间，我收集整理前期中心建设相关资料，开始"中国创伤救治联盟"区域性I级创伤中心建设单位的认证申请。

2021年3月，中国创伤救治联盟的认证申请获通过后，按照联盟要求，在信息科的帮助下，创伤中心引进"智能急救医疗管理系统"，目前正开展医务人员培训，实现创伤患者伤情信息的院前院内信息共享，打通院前与急诊的信息连接、急诊与各专科之间的信息连接，为院前创伤患者的自动分级与预警，缩短创伤患者救治时间，提高患者生存率。我将继续依托上海对口支援日喀则的优势，充分调动创伤中心多学科骨干积极参与，确保中心建设项目的顺利完成。

这是一段短暂而充实的岁月。

盛夏而至，经历了秋日的金黄和冬夜的冷酷，还来不及和家人好好团聚，在万物复苏之际又回到了这片美丽的土地上继续工作打拼。有人惊叹于我们的敬业与专注，有人感慨于上海精神与速度，但我知道，我是一名来自上海市第六人民医院的骨科医生，我的意志来自信仰，我的能力来自专业的素养，无条件付出是因为我是守护这片美丽土地和淳朴人民的"安吉拉"。

援藏是一项伟大的事业，绵绵用力，久久为功，工程有我而不必在我。作为一名"组团式"援藏医生，我的使命便是用心守护，让爱发光，用心诊治好每一名病患，带动当地的学科发展，无悔于自己这段在高原的青春岁月。

（阮洪江）

仁心雨露济世情
——记市六医院骨科医生唐剑飞

市六医院援藏医生、上海市第五批医疗人才组团式援藏医疗队队员、日喀则市人民医院骨科主任唐剑飞将多日真情化作数千文字，让我们随着他的文字去感受他在日喀则挥洒青春和汗水的日子……

一张 X 片背后的问题

2019 年 9 月 16 日，周一，一个平常的工作日，按照要求今天的早交班必须对上周五、周六、周日急诊处理的患者进行汇报。值班医生一边放幻灯一边说明对患者的处理，我依次对患者情况和处理情况进行询问。突然有一张 X 片引起了我的注意，这是一张骨盆的片子，值班医生汇报说，这是个年轻患者，家里重建房子时被塌下来的墙砸到了，周六晚上送到急诊，拍片显示有一点耻坐骨支骨折，不严重，已经让患者回家了。

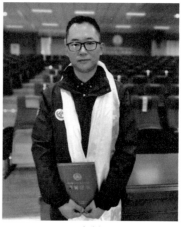

唐剑飞

我追问："有没有询问患者大小便的情况？有没有检查骨盆挤压试验？CT 检查了吗？"值班医生摇摇头说："都没有。"

我立刻要求值班医生通知患者今天来医院找我复查，必须由救护车平躺送过来。幸亏这个患者住在南木林县，离市区不是很远，三个小时后患者由家人陪同推到我面前。我详细询问了病史，大小便排便情况，当我给患者做骨盆挤压分离试验时，患者痛得叫了起来。"立刻安排患者做急诊CT！"我对值班医生说。很快 CT 就出来了，结果很清楚地显示除了耻坐骨骨折并移位外，还有明显的右侧骶髂关节分离。这是不稳定的骨盆骨折，如果处理不当会造成患者明显的后遗症，影响日后的工作和生活。

我严厉地批评了那天的值班医生："对任何患者都必须仔细询问、查体和检查，因为我们的疏忽会给患者造成无不可挽回的损伤，甚至是生命的代价。"2 天后，按照术前计划我为这名年轻患者实施了经皮微创骶髂螺钉固定手术。手术很成功，仅 1 厘米的小切口，术后第二天患者已经可以在病床上坐起身了。出院时患者紧紧握着我的手一个劲地说"拉托其"（藏语：谢谢）。现在患者已经完全恢复正常。

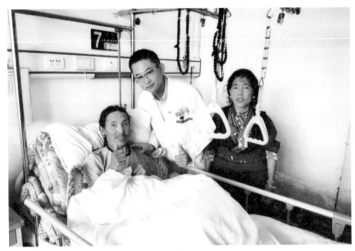

唐剑飞（中）与患者

这件事之后，我虽然批评了当班医生的责任心问题，但事情本身反映的对年轻医生的教育和培养问题引人深思。援藏帮扶最重要的是扶智，要变输血为造血，学习是非常重要的环节。

　　入藏以来，我非常重视营造科室的学习气氛，积极开展教学工作，包括业务学习、教学查房和手术示教。每月组织科室全体医护进行2次业务学习，要求本地医护人员不但听课而且讲课，通过教与学让本地医护人员逐渐掌握新的知识，并训练他们的表达能力和思维能力。每周一次的教学查房是结合具体病例进行教学，对临床中出现的问题进行分析避免再次出现。我本人选择典型病例和疑难病例进行手术示教30余次，开展日喀则18区县冬季培训工作，组织本地医务人员赴区内外参加学术交流，带领本地技术骨干赴上海参加第十四届COA学术大会并做学术交流。疫情以来由于线下会议受到影响，我又多方寻找资源，积极组织网络课程学习，也取得良好的效果。

"听说市医院来了上海专家"

　　2019年11月26日，日喀则市人民医院手术室里大家像往常一样紧张地忙碌着。百级层流手术室里，我正在准备为一名中年男性患者实施左膝关节手术。这是一例因高处坠落导致左侧膝关节粉碎性骨折的藏族患者。一周前他在自家房顶上干活时不慎踩空跌落，受伤后立刻被送到当地县医院，县里医生给他拍了片子后告诉他和家人这个骨折太严重了，治不好就会留下终身残疾。他的家人一听就懵了，他可是家里的顶梁柱啊……

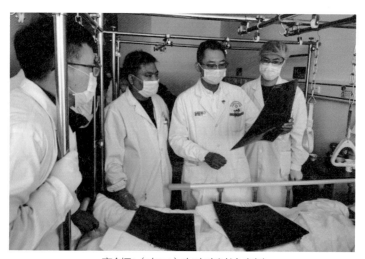

唐剑飞（右二）在病房讨论病例

在听说市医院来了上海专家后，他们连夜赶到了日喀则市人民医院。我在对这个患者进行详细体检、仔细分析影像资料后制订了周详的手术计划，决定对这个患者采取"膝前经髌旁入路复位内固定过伸型胫骨平台骨折"的手术方案，同时在同一切口复位固定胫骨结节骨折和髌骨骨折。手术开始了，我有条不紊、娴熟地操作着，分离保护软组织，复位粉碎的骨折块，用螺钉和钢板细致的固定每一个骨块。术中透视机上显示所有骨块都被复位，每个螺钉都固定得恰到好处，手术助手和参观的医生都不由得发出赞叹。

14 项临床新技术

这一刻只是援藏的三百多个日子里平常的一天。入藏以来，我已经做了 30 余台复杂疑难手术，开展了 14 项临床新技术，包括：Gibson 入路结合大转子截骨治疗复杂髋臼骨折技术，Stoppa 入路固定髋臼骨折技术、胫骨平台排钉固定技术、股骨近端粉碎性骨折倒置 LISS 钢板固定技术、内踝截骨入路固定距骨骨折技术、腰骶髂系统固定骶骨骨折技术、微创骶髂螺钉技术、带线锚钉重建喙锁韧带治疗肩锁关节脱位技术、腓肠肌肌瓣转移修复小腿软组织缺损术等。这些新开展的技术都是日喀则首例甚至是西藏地区首例，填补了当地创伤骨科领域的空白，促进了当地骨科疾病诊疗技术的发展，更为当地广大患者带来了便利。

重大交通事故抢救现场

2019 年 12 月 17 日下午 14 时 35 分，我刚刚结束上午的手术，手机铃声突然响了。接起电话，里面传出急诊科索片主任急促的声音，"唐主任，甲措雄乡发生重大交通事故，请立刻到急诊室来！"我一边接听电话，一边赶往急诊室，电话里索片主任已经简短地汇报了 120 传回来的信息，

"车祸导致 7 人受伤，5 名成人，2 名幼儿，其中 1 名幼儿死亡，1 名成人重伤，生命体征不稳，已采取急救措施，其余伤员伤情较稳定，救护车大约 20 分钟后到达急诊！"开通绿色通道，通知骨科、胸泌外科、普外科、神经外科值班主任，通知超声、放射、检验等辅助科室做好准备！ 15 时 05 分，三辆救护车依次到达，事先已经等在急诊室门口的医护人员立即与 120 急救人员进行交接，迅速转运伤员，询问病史，测量血压，根据伤

情轻重佩戴红、黄、绿腕带。那名重伤员立刻被送到抢救室，面罩供氧、心电血压监护、静脉补液、深静脉穿刺、血液指标检测等相关处置正在有条不紊地进行。

我迅速召集骨科、胸泌外科、普外科、神经外科的值班主任对这名重伤员进行多学科联合会诊，对伤情进行仔细评估及制订诊疗方案。根据相关检查结果，该重伤员诊断为"脑挫裂伤、硬膜下出血、脾破裂、腹腔积液、多发肋骨骨折、血气胸、骨盆骨折、左侧肩胛骨骨折、失血性休克"，随后通过实施一系列有效的创伤控制性操作，稳定循环和呼吸，抗休克，胸腔闭式引流，急诊实施腹腔探查、切除脾脏、彻底止血，术后伤员被送至ICU，转危为安。其余轻中度伤员经急诊和各专科救治后被收到病房和观察室进行进一步观察和处理。

本次救治工作是创伤中心自2019年12月9日成立以来的首次联合救治，救治效率较之前有了明显的提高，体现了多学科联合诊治的优势。这也是创伤中心成立半年以来平常的一天，创伤中心建立以来已经妥善处理多发伤107例、高坠伤312例、骨折942例、汽车事故511例，其中群体性伤亡的大型车祸和建筑事故7起。根据日喀则市人民医院"113510"整体规划和五大MDT中心建设要求，建立创伤中心等五大中心是医院目前阶段的重点工作。关于创伤中心建设虽然国家出台了指导意见，但是还没有具体实施细则，一切都要从零开始，创建区域创伤中心无疑是一项非常艰巨的任务。

在院部和医务科的支持下，在多位援藏专家和本地主任的帮助下，我在很短的时间里就完成了《日喀则市人民医院创伤中心建设实施方案》，并制定了创伤救治流程和相关制度，方案顺利通过了医院党委会和院务会的审批，日喀则市人民医院创伤中心成立时间仅比国家创伤中心晚2天。根据医院的工作安排，我担任创伤中心主任，负责创伤中心日常工作。

创伤中心成立以来通过整合院前急救、急诊急救和专科救治的技术资源，优化创伤救治工作流程，提升了创伤救治特别是严重创伤救治的效率，大大缩短伤员的救治时间，提高创伤患者的生存率。我们计划创伤中心下一步的工作重点是通过持续改进和优化，加强教育培训，逐步建立以日喀则市人民医院为核心，联合各区县乡镇医疗机构的创伤急救网络，建立起覆盖整个日喀则乃至山南、阿里、那曲的创伤救治联盟。

"安吉拉"

　　这一天，19岁的藏族姑娘白玛曲珍来医院找我复诊，并且带来了亲手制作的锦旗和洁白的哈达送给亲爱的"安吉拉"（藏语：医生）。白玛是我入藏后第一例手术患者，当时刚考上大学的她因为车祸导致严重的髋臼骨折，2019年8月22日我为她实施了精准的手术，现在她不仅可以正常走路，还可以继续她最喜爱的舞蹈。白玛感到非常高兴，虽然因为疫情原因她没能如愿以偿回到大学校园，但她说下次再来复查时一定会穿着美丽的藏装为我们跳藏族舞蹈。

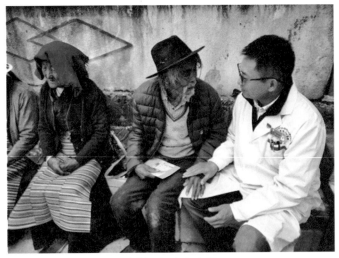

唐剑飞与患者交谈

　　中年藏族汉子扎西也来复诊了，同样带来了锦旗、哈达和对"安吉拉"的祝福。3个月前因为喝了酒驾驶摩托导致交通意外造成了右肩部粉碎性骨折，作为家里主要劳动力的扎西一度非常沮丧，生怕自己以后不能担负起这个家。我为他实施了"异体腓骨重建粉碎性肱骨近端骨折手术"，现在他肩部的功能已经恢复了80%，X片显示骨折也愈合得很好。扎西又恢复了往日的开朗，还计划等全部恢复了再多养几头牦牛和几十只羊，让家里人生活过得更好些。

　　看着患者经过我们的治疗顺利恢复到原来的样子，重新燃起生活的希望，甚至变得更好，这比得到多少面锦旗都让人感到欣慰，感到高兴！我们也十几次不顾路途遥远，深入农牧区、乡镇卫生院和边防哨所为当地的老百姓和我们最可爱的边防军警义务诊疗、送医送药、送去温暖。"治国先治边，治边先稳藏"，西藏的安定团结关系到我们整个国家的稳定和人民的幸福，我们也愿为这份安宁尽绵薄之力。

台上一分钟，台下十年功

"台上一分钟，台下十年功"，手术台上精准的手术是通过长期的临床实践获得的。我来自在中国骨科界享有盛名的上海交通大学医学院附属第六人民医院骨科。1963 年世界第一例断肢再植就是在市六医院完成的。在市六医院工作期间，我每年要做 900 多台的各类手术。

工作 17 年来，无法计算有多少次手术工作到凌晨，第二天心里牵挂着患者又早早地来到了医院，天天早出晚归使得儿子常常一两个星期都见不到爸爸。虽然舍不得家人，儿子也很需要父亲，但当西藏人民需要的时候，我还是义无反顾地来到雪域高原。而在入藏的前一个月，我刚刚结束贵州遵义的援建回到上海。

这次援藏已经是我第三次离开上海支援西部地区了，比前还支援过云南。经常有人问我为什么会有三次支援西部的经历。这是一种责任，也是一种传承。我的父亲是一位老支边，20 世纪 60 年代从上海来到同样遥远的新疆，我出生在天山脚下并在那里长大。父亲在新疆工作生活了 40 多年，直到退休才回到故乡上海。没有当年上海等省市支边青年的奉献就没有今天的新疆，他们为祖国边疆的发展奋斗了一生，我们这一代不能忘记这种精神，只要祖国需要，我会毫不犹豫地再次踏上征程。来到西藏并没有感到辛苦而是满满的幸福。因为在这里我会感受到藏区人民对上海医生真挚的感激之情，休息时与儿子视频聊天也会感受到一名医生父亲的责任和使命。

攀登者致敬攀登者

2020 年 5 月 27 日，我国珠峰高程测量登山队登顶珠穆朗玛峰的消息振奋着全国人民的心。我们也接到任务为珠峰高程测量登山队提供医疗保障。在上海市第九批援藏干部人才领队、日喀则市委副书记孟文海同志带领下，我们来到海拔 5200 米的珠峰大本营为国家登山队和国测一大队的队员做体格检查。在和这些队员的接触中，我们被他们的这种不畏艰险、勇于攀登的精神深深地打动。向攀登者学习、致敬！把攀登精神注入我们的工作学习，不忘初心，牢记使命，努力为保障日喀则人民生命健康奉献自己的智慧，努力成为新时代援藏事业的攀登者，交出无愧于时代赋予、上海重托、人民期望的答卷。

（唐剑飞）

三次走进喀什抗"糖"
——记市六医院内分泌代谢科副主任周健

喀什很美，《中国国家地理》说这是人生必去一次的地方。周健已经去过三次了，其中一次在喀什住了一年半。

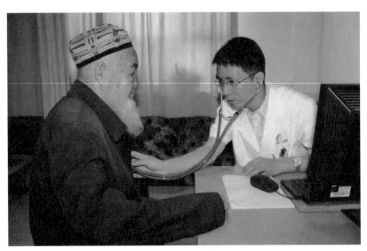

周健为患者诊治

放弃访学，踏上前往喀什的旅程

2013 年，周健在荣获银蛇奖二等奖的时候，喀什二院还没有内分泌代谢科，喀什地区也没有糖尿病专科委员会。这一年，14 名银蛇奖得主组成的医疗队赴喀什义诊，周健也去了，他对喀什的医疗环境有了一定的认知。因为饮食习惯等问题，喀什糖尿病高发，但防治相对落后，而这恰恰是周健的专业所在。周健觉得，自己以后可能还会再来。

第一次去喀什，前后一周，蜻蜓点水；这次援疆，要在喀什工作一年半，周健想要做点事。周健是一个很执着的人，大学毕业后进入市六医院内分泌代谢科工作，他一直致力于研究糖尿病的持续葡萄糖监测技术，并把这个课题做到了国际领先水平。周健说："我从来没有换过研究方向，我觉得持续葡萄糖监测这一新技术对我们的患者和临床医生很有帮助，我聚焦这一个点，就坚持做下去，导师贾伟平教授也鼓励我做下去。我不会跟风，不盲从，聚焦一个点，把学问做精做透，使我们的临床工作能真正受益。"

在喀什，这种执着的劲头，也鼓励着周健不断地在新环境里开拓着，遇到挫折，停一停，把问题想清楚了，继续上；遇到成功，歇一歇，把经验好好总结，继续上。在上海援疆医疗队总领队吴韬的支持下，周健整章建制，形成规范；又在当地经验丰富的专家努尔曼的大力配合下，逐步完善了喀什二院的糖尿病病理生理精确评价体系和血糖监测、治疗精确技术。

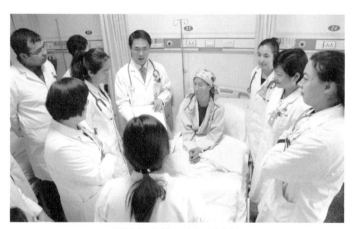

周健与当地医生探讨病情

带出队伍，才是援疆最好的奖赏

2016 年，上海援疆医疗队成为当年度的感动上海十大人物，总领队吴韬带着周健和附属仁济医院顾乐怡，代表第八批援疆医疗队上台领奖。

总领队吴韬对周健说，要不拘一格，大胆培养，因为上海医生来喀什，病看不完，刀开不完，关键是留下一支"带不走的队伍"。周健觉得自己做到了。

璞玉要绽放光华，需在对的时间，遇到对的人。喀什二院内分泌代谢科的年轻医生是幸运的，他们在最好的年华，遇到了周健。其中一位副主任医师，在周健的指导和鼓励下，撰写的论文发表在《中华内科杂志》上，并成功申报获得喀什地区自然科学基金。周健重点培养，并推荐到上海进修 6 个月的当地医生曾秀琴，现在已是可以独当一面的喀什二院内分泌代谢科主任了。

青年医生的成长需要平台，青年医生的成材更需要引领。周健对这点特别有体会，2006 年，项坤三院士和贾伟平教授推荐周健在第十次中华医学会糖尿病全国学术会议上做专题报告。当时周健只有 6 年工作经验，还不到 30 岁，学历是硕士在读，名不见经传。做完那次专题报告以后，周健在临床和学术研究方面更自信了。2010 年，周健拿到博士学位，他的论文获得"上海市优秀博士学位论文"；至今，他以第一 / 通讯作者（含并列）发表论文百余篇，其中 SCI 论文 40 篇，总影响因子超过 130 分，2 篇发表于糖尿病领域权威杂志《糖尿病护理》（Diabetes Care）。

周健一直信奉，一个医生最重要的是毕业后的前十年，一定要一个好的老师带路，把发展方向定好，如果一个医生 35 岁之前都没有找到自己的方向，那么他的路会走不顺，也难有大成就。这句话，周健在上海的科室里说过，在喀什的科室里也说过。

周健还说，很庆幸他的医学生涯，有项坤三和贾伟平这样的学术大家的引领和培养，使他能少走弯路，健康成长。

因为援疆做出了突出的成绩，周健拿到了一些荣誉，获得了一些表彰。但周健觉得，带出一支队伍，才是对他援疆成绩最好的奖赏。

自我加压，跑得更快一些

2018 年，周健第三次来到喀什，除了看望喀什二院的同行们，他还有一项任务，就是看望喀什地区医学会内分泌糖尿病专科委员会这个大家庭的成员们。这个专科委员会是周健援疆时提议成立的，当时喀什人民医院半真半假地抱怨，喀什二院的上海医生水平高，糖尿病患者都往喀什二院跑，周健顺势提议，我们建立专科委员会，资源共享，一起进步。

事情就这么成了。时至今日，周健仍是这个专科委员会的名誉主任委员。如果说组建内分泌代谢科是援疆前就定下的任务，如果说留下一支"带不走的队伍"是总领队吴韬的要求，那么搭建喀什地区内分泌代谢病医生的交流平台，完全是周健的一次自我加压。

周健经常说，我们年轻一代要自我加压，这样才能跑得更快一些。上海交通大学120周年校庆，纪念刊物上有一个栏目是"老中青感言"，周健作为青年代表，他的感言是传承和奔跑。他所说的传承，是传承来自上一代的智慧；他所说的奔跑，就是在压力下奔跑。

为了推进糖尿病防治工作，团结整个喀什地区的糖尿病防治队伍，加强学术交流和糖尿病的宣教工作，周健成功举办了首届新疆自治区级继教项目"糖尿病诊治新理论新技术"，这又是一项费心费力、自我加压的工作，收获了极好的效果。援疆为什么，援疆做什么，援疆留什么，周健说："我找到了答案。"

周健觉得，他一定还会第四次、第五次去喀什的，喀什二院内分泌代谢科他始终牵挂着，而喀什地区医学会内分泌糖尿病专科委员会也总是希望他前来指导。他深知搭建一个平台不容易，把平台运作常态化更不容易，把好事做好，才是人民的福祉。

家书手记

朝气蓬勃的"后浪"，祝你实现自己的梦想

写信人：范小红

上海第八批援鄂医疗队副队长、市六医院援鄂医疗队队长、呼吸内科医生。

亲爱的儿子，韶光流转，中考的脚步越来越近了。妈妈还记得你刚进初中时的懵懂与青涩，而如今你已经成长为一名小大人了。此刻的你正站在人生的节点上，回首过去，是悄然流逝的童年时光；向前展望，青春的帷幕徐徐向你拉开。初中四年里的每一次考验都帮助你成长，妈妈看到了你成长的印记，也欣喜于这些变化的悄然发生。

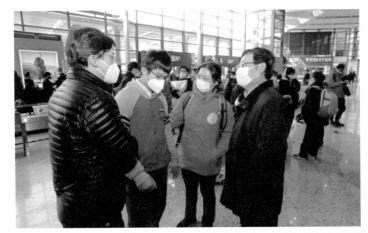

范小红（右二）和家人（左一、左二）在机场告别，市六医院院长殷善开
问候家属（右一）

人生像条大河，可能风平浪静，也可能惊涛骇浪。今年是特殊的一年，突如其来的新冠肺炎疫情，打乱了我们的正常生活节奏。因为疫情而产生的焦灼，是我们所有人都需要面对的。在人类历史上，我们和病毒的战斗从未停息，希望你能够学会敬畏自然，同时不畏惧困难。妈妈是医护人员，肩负着救死扶伤的使命，自然要义不容辞地赶赴"战场"。

由于参与援鄂工作，我没能陪伴你走过疫情下的学习之路，虽然有些许遗憾，但这对你来说，却是一个极好的锻炼自我的机会。我在武汉雷神山医院与新冠肺炎病毒作斗争，忙完一天的救治工作，挤出仅有的一些时间和你视频，我所能做的，就是在精神上鼓励你。

孩子，你需要逐步懂得这个道理：父母不能陪伴你走完所有的人生路，但父母所能带给你的精神财富将惠及你的一生。这次疫情下的居家网课学习，就是对你很好的锻炼。我欣喜地看到，你学会了自律，已经能够成为时间的主人，自觉形成了学习知识的意愿以及抵御外界诱惑的自我约束力。为此，我感到分外自豪与骄傲。

对青少年而言，形成正确的价值观至关重要，这将影响你未来的一生。中国近代著名思想家、文学家梁启超先生曾在散文《少年中国说》里写道："故今日之责任，不在他人，而全在我少年。少年智则国智，少年富则国富；少年强则国强，少年独立则国独立。"少年是祖国未来发展的希望所在，"功崇惟志，业广惟勤"。希望你树立起正确的人生目标，同时坚持不懈地为之奋斗。妈妈希望你成为善良、无私的人，多去经历与感受生活；希望你学会倾听、学会包容，进而学会辨别与区分，在独立思考后看清事物本质，去其糟粕而取其精华；希望你在遇到困难时，不畏艰险，勇于担当责任；希望你在历尽千帆之后，对生活永葆一颗赤诚之心。

对于中考，不要患得患失，要培养良好的心理素质，从战略上藐视它，从战术上重视它，以平常心应对考试，注意劳逸结合。古人言："盛年不重来，一日难再晨。及时当勉励，岁月不待人。"现在的你正值青春年华，是朝气蓬勃的"后浪"，你应该努力把握当下，发扬拼搏精神。中考近在眼前，是你冲刺的时候了，祝你实现自己的梦想，找到人生下一阶段的新起点！

深爱你的母亲

驰援雷神山的日子

写作人：黄翠琴
市六医院妇产科副护士长。

2020 年 2 月 25 日，下班回程的车刚开出 10 分钟，接到任务，立马掉头

早班，酒店距离医院大约半小时，每天都有专用公交车。感谢可爱的司机师傅们，真正地随叫随到，毫无怨言。匆忙中吃好早饭，怎么感觉时间永远不够用。到达医院，第一次晨间大交班，书记、主任、护士长嘱咐嘱咐再嘱咐：做好防护。每一次进舱，都是带着千万个叮咛进去的。

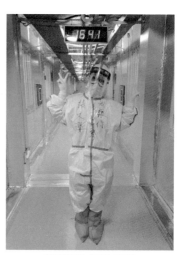
黄翠琴在隔离病房

新的医院、新的系统、新的环境、新的同事，大家都在努力融入，努力磨合。在我身边，能真切地感受到雷神山所有建设者、抗疫者、后勤保障人员、志愿者都在诠释着"武汉必胜 中国必胜"。每天虽然很累，但是对新的一天充满着期待。

忙忙碌碌的一天，终于等到下班，回程的车子刚开出 10 分钟，书记说，马上要收 18 个患者，立马让司机调转车头。将军一声令下，将士们二话不说，直接做好战斗准备。车子刚停，书记和主任奔向病区，准备迎接患者，又是一场热火朝天的场面。一抬头，晚上 10 点多了。有几位患者晚饭也没吃。姑娘们从休息室搬出牛奶，热热装好，和面包一起，给舱内的患者送进去。快 11 点了，还有一位患者没来。我们等啊等，感觉有点站不住了，找个地方靠一靠。看到书记眼睛里全是红血丝，想想这位女侠真是巾帼不让须眉。等患者都安顿好了，已是晚上 11 点了。消毒、重新回家。辛苦了，亲爱的战友们！

2020 年 2 月 24 日，第一个夜班，嘱咐好患者，检查完药品，有点气喘吁吁

第一个夜班，在上班之前脑子里不停地在想流程。怎么合理？怎么安排人员？向其他医院的小伙伴们取经，还得预留时间应付突发事件。和组员们

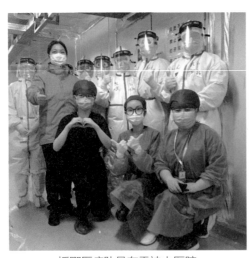

援鄂医疗队员在雷神山医院

沟通了一下，早点去接班，早点熟悉流程，毕竟是第一个夜班。

路上，我们乘坐的公交车与白班的小伙伴们擦肩而过。辛苦了，我的小伙伴们！

接好班，换好衣服，群里消息不停在响，一定是白班小伙伴们的千叮咛万嘱咐。放心吧，我们会带着你们的关心，保护好自己的。换好衣服，进舱，患者大部分都睡觉了。有些醒着的，看到我们巡房，会和我们招手打招呼。不早了，早点睡觉吧，充足的睡眠有利于康复。

嘱咐好患者，我们检查所有药品物品。做完这些，已经满屏雾气，有点气喘吁吁了。出舱，护士台也在忙碌着。安排小伙伴们两人一组进舱……早晨抽血、发饭，给年纪大的患者喂饭，帮患者处理生活垃圾，忙忙碌碌

的一个夜班，有点累。

白班的小伙伴来接班了，仔细交班、嘱咐、洗澡、消毒，回到酒店已是晚上 11 时。

今天还是我们周文杰宝宝的生日，书记准备了一个好可爱的草莓蛋糕，酒店老板还准备了一份长寿面。迷迷糊糊中给孩子办了场生日会，孩子很腼腆，但红了眼眶。

2020 年 3 月 7 日，今天，我在雷神山入党了

楼下白玉兰已经怒放了，一树繁华。隔壁的一株紫色玉兰花也默默地在排队等着开放。天气暖和起来了，这种天气适合坐在院子里，就看着这蓝蓝的天空，打打盹，惬意。仅幻想一下吧……

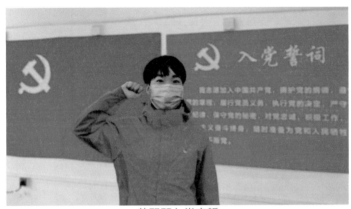

黄翠琴入党宣誓

今天病区又有一位患者拿到了"毕业证书"，开心回家了。女神节要到了，整个雷神山和酒店都为女神们准备了礼物。雷神山的口红、酒店的郁金香，让这个女神节特别难忘。

支援武汉是人生中意义重大的决定，我一定平安归来，等我！

写作者：谢亚莉
市六医院呼吸内科护师。

身为 90 后的我已经在市六医院呼吸内科工作了 8 年，积累了丰富的呼

吸道疾病的诊治经验。由于冬季是呼吸道疾病高发的季节，这个春节我原本就留守在市六医院值班。随着武汉新型冠状病毒疫情的愈演愈烈，我主动报名参加了第二批上海医疗队并入选。

从接到出发通知到现在，内心还是有些紧张。从新闻媒体的报道和第一批前往武汉人员的反馈信息中了解到，目前武汉当地医护人员的工作节奏十分紧张，我已经做好了6小时换班的准备，周围的护士同事还建议我带好成人纸尿裤，因为穿防护服不方便上厕所，而防护服又比较紧缺，所以带着尿不湿可以应急，以备不时之需。

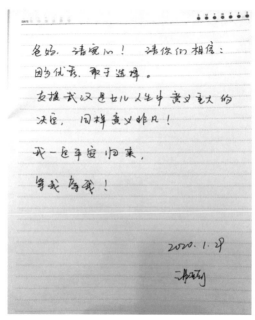

谢亚莉写给父母的信（部分）

作为第二批上海医疗队的一员，这次前往武汉驰援，我并未第一时间告诉安徽老家的父母，怕远在异地的他们为我担心。在2020年1月28日的机场送行中，别人都有家人陪伴，而我得到的则是市六医院护理部主任胡三莲一个"妈妈式"的拥抱和祝福，这也有着别样的温暖。飞机抵达武汉之后，大家在找自己的行李中花费了较多的时间，有了首批医疗队的经验，这次，大家的行李和驰援物资都备得很足，以至于本次运输的行李总共有十几吨。

抵达酒店休息已是凌晨1时多，7时我们就起床待命。上午培训开始，首先我们得知这批上海医疗队被分配到武汉市第三医院，之后将会分到不同的病区，和武汉的医护人员一起工作、协同作战。培训增强了我们抗击疫情的信心。

本来瞒着父母前往武汉支援的消息，也因为新闻报道和朋友圈的转发被父母知晓。妹妹还偷偷告诉我，妈妈为此还落了泪。为安抚他们的情绪，我抽空和他们视频了一会儿，减少了父母的担忧，他们再三嘱咐我注意身体，但依然对我的工作表示了支持。如今，有了父母的支持，我也可以放下"隐瞒"着的包袱。

经过一天的培训与休整，我原本紧张的心情也渐渐平复，等着随时进病房，投入战斗状态！

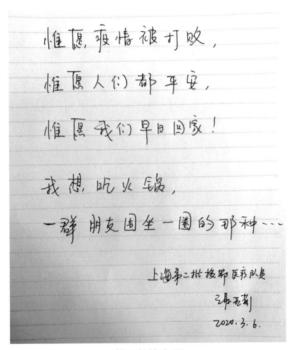

谢亚莉的心愿

1月31日是我来到武汉的第四天，我正式进入武汉三院光谷院区11楼的ICU病区，被分到重症护理组工作。在前往病区之前，我首先进入位于8楼的清洁区更换随身衣物，穿上手术衣、工作鞋，然后再前往7楼的缓冲区穿戴防护用品，最后来到 11 楼的 ICU 病区投入"战斗"。

根据今天的排班，工作时间从中午 12 时到下午 4 时，由武汉三院的护士老师带领我们两个来自上海医疗队的护士，主要负责 7 个患者的护理工作。其中有 3 位危重患者均无法自主呼吸，需借助外部器械辅助。一人采用气管切开插管方式，另两人需使用无创呼吸机，情况都较为严重，需要重点护理。武汉三院的护士老师带领我们尽快熟悉工作环境，让我们对患者的情况有了初步的了解。今天主要为患者更换补液，帮助他们服用药物，进行基本的生活护理。

由于穿着隔离服，一下午都不能上洗手间，我从中午开始就不敢喝水了。今天实际工作了 5 个多小时，一直到晚饭前才开始补水。当我脱下护目镜和口罩时，才发现面部、耳朵都被压出了一道道明显的印痕。密闭的隔离服十分闷热，贴身的衣服都被汗水浸湿了，只能靠意志力坚持着！

虽然武汉的气温寒冷，今天的工作也十分辛苦，但令人感到温暖的是大家都在背后默默地支持着我们。上下班有爱心车队接送。在昨晚我们医疗队收到了上海市卫健委寄来的棉大衣。在武汉寒冷的冬夜里，我的内心充满了温暖和前行的力量！一场没有硝烟的战争已经打响，我将在抗疫一线做出自己微薄的贡献。

期待春暖花开，等女儿！等女儿！

一封父亲的来信

谢亚莉作为市六医院第二批援鄂医疗队队员驰援武汉，从 2020 年 1 月 28 日出发至今已有一个月的时间了。远在安徽老家的父母通过新闻报道得知女儿驰援武汉的消息后，虽有不舍与担心，但仍旧表示全力支持。

俗话说"儿行千里母担忧"，父母对于远在异乡一线奋战的女儿十分牵挂，时刻关注着武汉新冠肺炎疫情的相关消息。

2 月 21 日，市六医院工会老师收到了一封"特殊"的来信，来自谢亚莉的父亲。

据谢亚莉的妹妹回忆，她们的父亲在 2 月 20 日深夜偷偷写了这封饱含思念之情的信件，写完后也不给家里其他人看，偷偷将这封信发给了市六医院工会老师。

看到这封信后，谢亚莉立刻感受到远在后方的父母对自己的思念。她说："父亲在我印象中一直是很严厉的一个人，在家话不多，平时我和父亲的交流挺少的，有一种若即若离的感觉。很多时候，如果父亲有事找我，都是通过母亲来转达消息。这次父亲给六院领导写信，还真有点出乎意料！"

人们常说"父爱如山，大爱无言"，父亲对女儿的关心常常是默默付出，润物细无声。这次支援武汉，谢亚莉体会到了不言说的父爱。父爱是沉默、严厉、刚强的，更是深厚、质朴、真诚的。

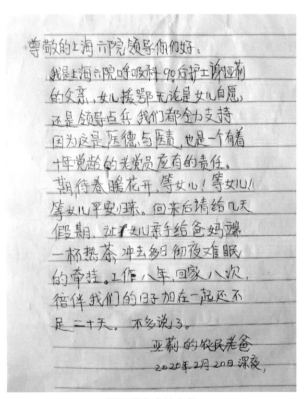

谢亚莉父亲的来信

"军功章里有我的一半，也有你的一半。"一线医护人员每一次坚守、每一次出发的背后都有默默无闻支持的家属，使广大医护人员能够安心、放心去担当、去战斗、去奉献！在此，向谢亚莉的父母以及更多一线医护人员的家属，致以最崇高的敬意和诚挚的谢意！待到花开疫散，便是亲人团圆之时！

附属上海儿童医学中心

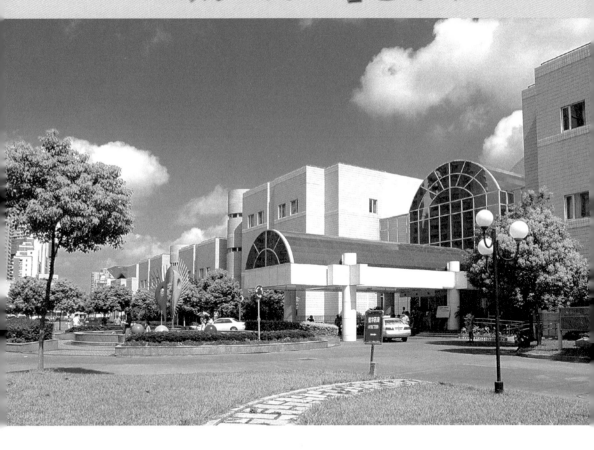

只要祖国呼唤，我一定全力以赴

国家儿童医学中心（上海）、上海交通大学医学院附属上海儿童医学中心（简称儿中心）是由上海市人民政府与世界健康基金会合作共建的一所现代化三级甲等儿童专科医院，是国家"211工程""985工程"及"双一流"儿科学重点建设单位。建院20多年来，医院党委高度重视"软实力"建设，积极发扬"海纳百川，追求卓越"的上海城市精神，创新服务模式，彰显人文情怀；心系精准扶贫，实现优势传播；拓展志愿内涵，凸显大爱精神；整合多元平台，助力健康促进；以"一切为了孩子"为宗旨，以"奋斗、创新、包容、感恩"文化为引领，致力于打造最具品质、最有温度、最富贡献的国家儿童医学中心。

打造上海市东部儿科医疗联合体

儿童健康事关家庭幸福和民族未来，遵照《中国儿童发展纲要（2011—2020年）》和《上海市儿童健康服务能力建设专项规划（2016—2020年)》等文件要求，在上海市卫健委、浦东和奉贤区政府、上海交通大学医学院等各级领导的关心和支持下，儿中心携手两区卫健委及下属各级医疗机构，于2016年2月3日正式成立了上海市东部儿科医疗联合体（简称儿联体），至今覆盖85家基层单位，年门急诊总量达400万人次。儿联体以"统一诊疗常规、统一专业培训、统一医疗信息发布，统筹转诊会诊、统筹特检项目、统筹临床质控、统筹儿童健康管理"的"三个统一和四个统筹"为工作原则，紧紧围绕补齐儿科短板，加快儿科专业人才培养和队伍建设、夯实儿童健康管理、推进儿科分级诊疗，切实提升了东部地区儿童健康服务水平，让老百姓感受到新医改带来的实惠。

儿联体为基层医护人员量身定制了"儿联体基层医护人员高级研修班"，采用"三段式"教学法，鼓励学员将儿科适宜技术带回社区自行开展，并配备导师和政策支持。先后分四批共招收医护学员超100名，产生的7名优秀学员均已在儿中心开设了专病门诊。同时，先后有 36 个新技术植入社区，64 项临床培育在基层开展， 10 个项目获得区卫健委科研立项。累计 21 家社区新设立儿科门诊服务，受到当地百姓的热烈欢迎。

儿联体紧紧瞄准"儿童哮喘"这一重大儿童健康问题，牵头制订了儿童哮喘 + 分级诊治的管理路径，指导社区配置了 30 多种儿科基本药物、标准肺功能评估仪和雾化设备；开发了"哮喘无忧"手机 App，创造性探索了一系列人才培养、双向执业、质量督查、绩效考核等配套制度，形成卓有成效的"上海东部儿童常见疾病分级管理模式"，覆盖了浦东 / 奉贤地区 92% 的综合医院儿科和 33% 的社区卫生服务中心。平均每年完成雾化治疗近 20 万人次，肺功能随访 4000 余人次，新增管理哮喘患儿 2000 余名，社区儿童完全控制率达 79%，达到了分级诊疗预期目标，相关经验被国际知名期刊 *BMJ Open* 以中国佳稿推荐。

以哮喘为示范，带动儿联体早期生长发育示范基地、学龄前儿童听力筛查网、危重症急救转运体系等纷纷投入运行，有效保障了社区儿童的身心健康，解除了基层医护的后顾之忧。先后托管 6 家区域医疗中心儿科，9 家单位获得"上海市综合性医院标准化示范儿科门急诊"项目，新开 4 个亚专业和 22 项新技术，获批 3 个上海市儿科住院医师规陪基地，配合检验检查协同平台、放射影像联合团队、儿童护理联盟等，实现儿联体医疗服务的同质化。

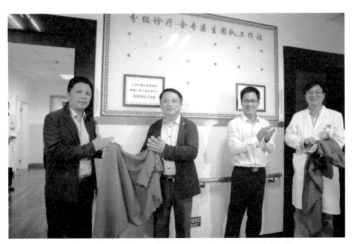

儿中心优质的呼吸学科资源下沉至医联体单位

新冠肺炎疫情防控期间，儿联体开展了上海市第二批人工智能试点应用场景——"基于人工智能的儿科分级诊疗应用"的建设，着力探索在人工智能的辅助下实现急慢分治、上下联动的"智慧儿科"诊疗新模式。包括独立研发完全知识产权的国产智能听诊器——云听，建立超过15万例的生理音数据库，研发生理音智能辅助算法，综合准确率达到90%以上。结合智慧辅助心超，为先心病的"早发现、早诊断"探索出了一条新路，荣获世界人工智能大会最高荣誉"SAIL AWARD"榜单项目。

此外，儿科门诊智慧就医系统，服务对象超过25万人次，覆盖90%儿科常见病，导诊精确度接近95%，人均节约90分钟等候时间，荣获国家卫健委2019年度"进一步改善医疗服务行动计划全国医院擂台赛"金奖和上海市"第三届医改十大创新举措"。

"民生无小事，枝叶总关情"，儿联体让社区"接得住"、百姓"愿意去"、本地"管得了"，基层儿科门诊量较前增长15%，住院量增长26%，儿中心普内科则下降35%。"一上一下"充分体现了全社会对儿联体建设的认可，儿联体也因此荣获了上海市"首届医改十大创新举措"和国家卫健委"进一步改善医疗服务行动全国医院擂台赛"银奖。

（周敏）

帮助西藏打造"带不走"的儿科医疗队

自2015年起，儿中心连续派出6位同志承担为期一年的援藏任务，分别为医务部陆奕、奚文华，重症监护室张建，财务部陈峰，资产管理科印春光、孙国君。他们先后担任西藏日喀则市人民医院儿科主任、装备部主任、财务部主任、信息科主任等，为西藏地区的儿童医疗事业做出了应有的贡献。

医疗援建，提升儿科诊疗水平

2015—2016年，连续派出儿内科专家担任日喀则市人民医院儿科主任，帮助当地制定儿科临床规范、组织疑难危重患者的抢救和医疗业务讲座。创新开展儿科气管插管、机械通气等10项新技术，切实提高了日喀则市民医院临床水平。实现儿科多个第一，首次落实儿科"三级"查房制度、首次建立日喀则新生儿专业团队、成立全院首支抢救小组、成立西藏首支获

AHA 认证的基础生命支持导师团队。在雪域高原上留下了一支"带不走"的儿科医疗团队。

管理赋能，规范医院体制机制

2017 年至今，医院的援藏干部在信息、设备、财务等重要管理保障部门担任主任，为日喀则市人民医院成功获评"三甲"提供了有力的保障。引入了全面预算管理理念，实现医疗设备的精细化管理。开展了"银联通"业务，优化患者付费流程、提升患者满意度。搭建了远程智能医疗体系，将远程机器人查房、远程会诊与培训引入当地儿科病房。特别在 2020 年疫情期间，开发的智能移动远程机器人诊疗系统，在边防口岸地区防疫工作中发挥了巨大的作用。

特色项目：智能"小白"将上海诊疗规范嵌入西藏医院

在国家儿童医学中心 – 上海儿童医学中心的远程会诊中心，重症医学科的张建医师正通过屏幕与远在千里之外的西藏日喀则市人民医院重症科次桑医生讨论一名极重度贫血的 11 岁患者。而让他们能够顺利进行远程医疗会诊的是一台名为"小白"的机器人。

"小白，请你往前一点，让我看看患者的肤色。"张建医生一边说，一边轻触手边的遥控器。屏幕中，像是一双人眼慢慢接近患者，通过镜头，医生清楚地看到患儿的肤色、反应，甚至能直接对话。

小白的学名叫"airface"——智能移动艾菲仕远程医疗机器人系统。张建医生介绍，随着网络技术的普及，远程会诊早已不新鲜。但小白的独特在于，他的"千里眼"可以穿越万里，实现基于激光雷达及机器视觉技术的自主移动、跟随及避障功能；他还能实现基于深度学习的自然语言交流及语音识别功能等。这些功能让张建的"西藏情缘"生生不息。

2016 年张建作为上海市第二批组团式援藏医疗队成员来到日喀则市人民医院，帮助这里建立新生儿科，将儿中心的"规矩"带到日喀则。这次隔空对话，不仅是会诊患者，更是对次桑医生的一次临床技能考试。在讨论病情中，张建一次次的提问，让次桑医生有些紧张，而次桑医生的回答让张建心中暗喜，原来他留下的"规矩"，如今还在。

通过小白，沪藏两地的医学交流还将不断"升温"。小白的功能不仅是开展远程医疗，还能真正实现移动查房、移动教学。长期以来，中国不同地区之间的儿科水平差异较大，但以往的教学培训或是医疗援助往往一批队员一批技术，成本很高但效果难以持续。如今，"互联网＋健康医疗"的有效推进，在提升医疗卫生现代化管理水平、优化资源配置、创新服务模式、降低服务成本、解决供给侧矛盾、满足人民不断增长的健康与医疗保障需求方面发挥了重要作用。

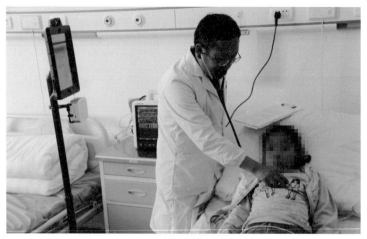

智能"小白"成为援藏工作的好帮手

现在，小白已成为日喀则市人民医院的一名"员工"。在智慧医疗支持下，医院除了每周定期开展疑难复杂儿科疾病远程移动临床诊疗会诊以外，更承担着儿科医护专业人才进修培养以及儿科重症救治远程移动教学和培训等任务，未来将为藏区儿科医疗临床与培训提供常态化、嵌入式的支持，真正落实务实援藏、智慧援藏，打造一支"带不走的医疗队"！

（张瀛）

援助新疆实施儿科振兴计划

从"心"开始，提升先心患儿治愈率

2012—2014年，儿中心连续派出胸外科和心内科专家帮助喀什二院开展先心病患儿的筛查和治疗。在短短时间内完成500余次心脏超声检查和

百余例心脏直视手术的同时，创造了诸多南疆地区"之最"，最小孕周（20周）的胎儿超声检查，最低体重、最小年龄的法洛四连症、房间隔缺损封堵术等。同时，建立了心脏外科常态化手术工作体系、小儿超声分段诊断规范体系等，帮助完善临床诊治和护理工作的规范化流程。援建期间，实现先心成功率97%的成绩，达到上海的平均水平。

从"新"出发，降低新生儿死亡率

2015年至今，儿中心先后派出新生儿监护室、重症监护室、呼吸内科的骨干医生担任喀什二院的新生儿科主任、儿内科主任，帮助建立了一支规范化的新生儿和重症医学医护团队。在南疆地区建立了首个高危新生儿随访门诊、完成了南疆地区首次早产儿视网膜病变筛查项目、成功抢救了南疆地区第一例新生儿肠闭锁病例、完成了首例肠神经发育不良早产儿手术、首次举办了儿童高级生命支持培训班、培养了南疆地区首位PALS培训导师等。同时，关注体制机制创新，和成人ICU合作收治儿科危重患儿，彻底改变喀什二院不能收治儿科危重患儿的状况。搭建沪喀远程会诊平台，助力南疆地区首个儿科专病医联体建设。为实现"让生活在祖国同一蓝天下的儿童，享受同样优质的医疗服务"的理想，做出儿中心人的贡献。

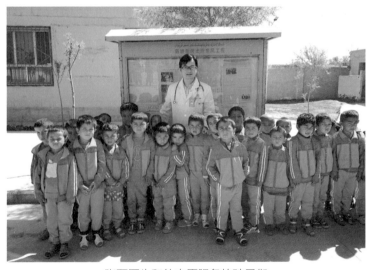

张磊医生和他志愿服务的孩子们

特色项目："院士＋博爱"助力西部儿科振兴计划

为更好地响应国家"一带一路"倡议，加快西部地区儿科医疗供给侧发展步伐，2016 年在陈竺院士的倡导与关心下，国内学术界 12 位院士捐赠并发起成立了"院士＋博爱"基金，开展了"院士＋"西部儿科培训项目，儿中心是项目首批定点医院，为来自新疆等地区的医务人员提供为期三个月的儿科医护培训。截至目前，已经圆满完成 8 期培训，共有 160 余名来自新疆、内蒙古、宁夏、贵州等地的学员完成在沪的学习。

儿中心充分发挥医院国家重点学科在国内的领先优势，聚焦小儿先心、血液肿瘤、新生儿、重症医学四大专业，采取"配套成组""导师制带教""订单式培养"的创新培训模式为每位学员配备一名导师，实行一对一带教，量身定制培训方案。通过诊疗规范、诊疗技术培训和组织学员参加新知识讲座、学术论坛以及基础生命支持与高级生命支持培训与资格认证考核等方式，整合优势资源，实现儿科医疗的有效对接、优势互补，在最短的时间内最大可能地提高学员的技术水平。发挥"触媒"和"火种"效应，履行医院"国家队"的辐射引领作用，初步实现基本儿科诊疗由本地承接，推进儿科分级诊疗实施，助力西部儿科振兴计划。

（张瀛）

援助云南开展儿科医疗建设

儿中心在上海市卫生健康委的统一领导下，根据国家卫生健康委等五部委《关于印发加强三级医院对口帮扶贫困县县级医院工作方案的通知》（国卫医发〔2016〕7 号）文件要求，从 2016 年 6 月起对口帮扶云南省景谷县人民医院至今已有 4 年多时间。

景谷傣族彝族自治县地处云南边陲，连绵的山脉阻碍制约了这里的发展。目前县群众总人口约 29 万，其中农业人口占 86%，以傣族、彝族为主的少数民族人口占 48%。

对口支援的景谷县人民医院始建于 1937 年。2014 年 1 月获云南省卫生厅批准为"二级甲等综合医院"。2015 年 7 月获云南省卫计委确定为普洱市助理全科医生培训基地。景谷县人民医院占地面积约 3.5 万平方米，总建筑面积 2.7 万平方米。医院集医疗、预防、保健、康复、教学、科研为一体，是全县的医疗、急救服务中心，承担全县危急孕产妇救治中心工作、承担普洱市助理全科医生规范化培训工作及其基地建设工作。

景谷县人民医院儿科于2013年6月18日医院整体搬迁时成立（之前为内儿科），承担景谷县大部分儿科疾病防治、儿童预防保健和基层医院转诊工作。儿科主要问题为医师队伍专业能力不强，缺乏专科特色，收治病种单一。因检验设备及医生技术力量薄弱其他专科疾病无法诊治，不能满足患儿需求。另外，新生儿病房尚未开设，新生儿只能在产科诊治，重症患儿全转到市级医院诊治。

在儿中心10批医疗队的帮扶下，该院儿科得到了很大的发展。医护人员从当时的医生5人，护士14人，核定编制床位23张发展到目前医生10人，护士24人，核定床位40张，实际开放74张，并开设了新生儿病房，病床12张。门诊诊疗由2016年的19 976人次增加到2020年的31 385人次；出院由2016年的1660人次增加到2020年的2962人次。在儿中心医疗队的帮助下，该院儿科于2017年3月获得云南省重点专科补短板培育项目；2018年10月该院开设新生儿病房，并在2019年12月顺利通过了普洱市危重新生儿救治中心的验收。在儿科医疗服务项目上，开展了哮喘门诊的规范化治疗，开设了标准化的儿童雾化室，开展了儿童无痛胃肠镜检查先天性心脏病的筛查与随访、肾病综合征的规范化治疗。儿科收治病种由原来的以呼吸、消化系统疾病为主，拓展到肾脏、泌尿、神经、内分泌等系统疾病。在儿中心援滇医疗队的指导下，该院开展了新生儿蓝光治疗，新生儿黄疸、腰穿治疗，新生儿ABO溶血病筛查，无创呼吸机应用等多项新技术，使新生儿的转诊率从90%降到10%。此外，该院儿科收治了当地第一例心肌病、第一例糖尿病酮症酸中毒、第一例免疫性血小板减少……这些工作得到当地各界的肯定，对口帮扶已见成效。

（任益炯）

与宁德市医院开展党建联建

为搭建党建共建平台，儿中心与福建宁德市医院，结合双方医疗专业优势特点和两地红色教育资源，共同探索长期化、有效化、精准化的基层党建共建新机制。

2019 年，由上海交通大学福建校友会牵线，儿中心与宁德市医院先后两次洽谈医学帮扶和党建联建事宜。宁德市医院希望借助儿中心在全国儿科领域的影响力，以党建为引领、以联建为平台，通过"传帮带"的方式，分阶段将上海的先进医疗技术带到闽东，提高宁德市医院儿科诊疗服务水平和临床科研能力，为解决当地患儿看病难问题提供帮助和支持。

2020 年 7 月，儿中心党委与福建省宁德市医院党委签署党建联建协议，结合双方医疗专业优势特点和两地红色教育资源，共同探索长期化、有效化、精准化的基层党建共建新机制。以"健康扶贫"为切入点，通过组建专科联络员、建设儿科实训基地、建立病例会诊机制、畅通转运转诊渠道等形式，搭建"上海 – 福建宁德地区儿科医疗共建平台"，推动宁德市医疗卫生事业健康有序发展。

该项目开展一年来，双方完成了签署小儿外科共建协议并建立了"党建联建小儿外科工作室"，先后开展"不忘初心　牢记使命"党建联建促小儿外科发展系列活动 4 次，完成专家义诊 4 次，服务患儿超过 800 余人；完成远程会诊 10 例；开展了宁德市小儿疝气、隐匿性阴茎、新生儿脐茸等义诊手术 7 例；完成脊髓脂肪瘤，尿道下裂患儿绿色转诊 6 例。常态化开展有效解决了宁德地区儿童看病难，看病远的问题，让闽东儿童在家门口就能享受上海优质诊疗服务，取得了良好的社会效益。

在完成义诊等医疗帮扶的同时，通过考察赤溪村、下党乡、宁德新时代、屏南革命老区等，现场追寻红色记忆，重温峥嵘岁月，感受宁德革命老区在习近平总书记扶贫开发战略思想指引下滴水穿石、久久为功，扎实推动精准扶贫、精准脱贫的生动实践。红色教育，更加坚定了共产党员的党性和初心。

（张瀛）

援助海南省三亚市儿科建设

2017 年 6 月，海南省政府、省卫健委和三亚市政府等领导赴儿中心考察并洽谈合作办医事宜。随后儿中心与三亚市政府密切互动，于 2017 年 11 月 25 日，由江忠仪院长率队赴三亚，与三亚市政府共同签署了合作办医协议。2021 年 3 月 20 日，在三亚市政府和市卫健委的主导下，为充分发挥上海交通大学医学院附属上海儿童医学中心作为国家儿童医学中心的辐射带动作用,进一步加深沪琼两地卫生健康事业合作,促进三亚市医疗机构技术水平和管理服务能力的整体提升,合作双方一致同意根据新形势、新要求和原有合作协议,在已有的良好合作基础上,进一步加强联动,深化合作。

过去三年,儿中心以"品牌输出、管理输出、技术输出"为基本指导方针,在双方的共同努力下,取得以下建设成效。第一,加速新院区基础建设。新院区建设于2013年启动,上海团队介入后,积极推动基本建设完工,并于2018年底顺利实现整体搬迁。第二,助力医疗等级提升。2018年底医院从二级甲等升格为三级乙等,医疗服务能力明显提升,目前分娩量占全市总量约50%,位居第一位。第三,推动现代医院管理。深入开展绩效考核,加强内控体系建设,实施全面预算管理,引导医院走上良性发展道路,月度绩效简报目前已经持续发布35期,得到省市主管部门高度认可。第四,引入高端医疗技术。率先在三亚地区开展新生儿听力筛查、先心病筛查体系建设,同时帮助三亚地区建设筛查、诊断、治疗、随访为一体的健康管理体系;在政府专项资金支持下,率先在三亚免费开展人工耳蜗植入(19例)和先心病手术(65例)。第五,关注妇幼健康管理。加强妇女群体"两癌"(乳腺癌、宫颈癌)筛查,重点关注地中海贫血等区域特发疾病的风险防控,重度地中海贫血患者分娩量得到有效控制,特别是2020年度,通过初筛阻断10例重症地中海贫血患儿出生。第六,加强人才梯队培养。上海地区专家团队服务百余人次,当地医护人员及中层管理干部到上海轮训约200人次,在全国范围引进及以上人才7人。第七,启动科研教学工作。SCI实现零的突破,省级课题实现零的突破(2021年拿到4项)。第八,开展教学培训工作,包括BLS、PALS等有序启动。

在海南自贸港建设如火如荼之际,上海儿童医学中心与三亚市人民政府进一步更新合作办医协议,全面托管三亚市妇幼保健院,其第二冠名为:上海交通大学医学院附属上海儿童医学中心三亚市妇女儿童医院。希望通过政策支持、内部管理、技术支持、国内外合作交流等形式,进一步提升三亚市妇幼保健院的整体学科发展水平和服务能力。

（张云婷）

助力打造福建省儿童医院

根据《国家卫生计生委办公厅关于印发国家儿童医学中心及国家儿童区域医疗中心设置规划的通知》要求，为补齐福建省区域医疗卫生服务短板，应福建省政府邀请，经认真研究，儿中心于 2020 年 8 月 21 日与福建省政府签订协议合作共建国家儿童区域医疗中心——福建省儿童医院。

按照国家关于推进区域医疗中心建设的总体工作部署，福建省儿童医院将加快推进学科建设，力争在 5 ~ 10 年内把福建省儿童医院建成集医疗、预防、保健、康复、科研、教学于一体的国家区域儿童医疗中心。建设完成后，将全面提升福建省儿童医院的医疗服务能力，重点提高医院在儿童出生缺陷、儿童血液 / 肿瘤、儿童保健、儿童重症医学、儿童感染等疑难危重症方面的救治能力，有效减少跨省域异地就医。

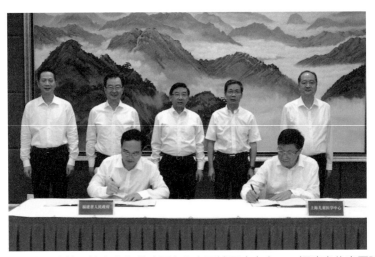

与福建省政府签订协议合作共建国家儿童区域医疗中心——福建省儿童医院

福建省儿童医院建成后，冠名上海交通大学医学院附属上海儿童医学中心福建中心。儿中心主导医院的管理和经营，负责福建省儿童医院的医疗、教学和科研管理等工作，确保实现国家对区域医疗中心的职能要求和相应的绩效目标。福建省儿童医院实行党委领导下的院长负责制，设书记一名、院长一名、执行院长两名。儿中心负责提名院长和执行院长人选，并派相关临床科室主任兼任福建省儿童医院临床科室主任，选派临床骨干担任执行主任满足各项医疗工作的需要，并可以根据业务发展需求或特殊情况，实现上海儿童医学中心与福建省儿童医院的技术平移和同质化管理；协助支持福建省儿童健康和重大疾病重点实验室建设，通过人员交流、科技合作等输出先进技术、新项目、新疗法，助推学科建设发展水平，树立医院品牌；围绕实现国家对区域医疗中心的职能要求和业务主管部门下达的绩效目标，力争在 5 ～ 10 年内，使福建省儿童医院的儿童出生缺陷、儿童血液 / 肿瘤、儿童保健、儿童重症医学、儿童感染等专科水平达到或接近国家临床重点专科标准；负责为福建省儿童医院培养一定数量的专科领域骨干专业医护人员和管理人员，积极吸收福建省儿童医院医务人员参与由儿中心牵头的重大科研和重大国际交流项目，提升区域医学科研水平和影响力。充分利用上海儿童医学中心的资源优势，指导并支持福建省儿童医院申报国家重大科研课题、科研成果及国家级临床重点专科建设项目。

2020 年 12 月 25 日，福建省儿童医院、上海交通大学医学院附属上海儿童医学中心福建中心在福州隆重开业。福建省委副书记、省长王宁，副省长李德金，福建省卫健委党组书记、副主任黄如欣，上海交通大学医学院副院长胡翊群，国家儿童医学中心 (上海) 主任、上海儿童医学中心院长江忠仪，上海交通大学医学院附属上海儿童医学中心副院长、福建省儿童医院院长张浩等领导嘉宾为医院揭牌。活动由福建省卫健委主任柳红主持。

福建省儿童医院是福建省卫生健康领域民生补短板重大项目，列入省委、省政府为民办实事、省重点项目和百个重中之重项目，是《福建省"十三五"卫生计生事业发展专项规划》省属重点建设项目。占地面积约 15.5 万平方米，建筑面积 22.7 万平方米，总投资 33 亿元，按照国家区域儿童医学中心的设置标准，编制床位 1000 张，作为高水平的三级甲等医院，肩负起福建全省儿科医学发展的重任。

（任益炯）

援助摩洛哥儿科医疗

儿中心自 2009 年起加入了援助摩洛哥医疗队的工作，至 2021 年共有四批次 5 位小儿外科医生及重症监护室护士参与援摩工作。其中三批已顺利完成任务回国，第四批正在执行援助中，将于 2022 年 10 月完成任务。

儿中心四批援摩医护人员均在梅克内斯穆罕默德五世医院的小儿外科及儿科病房工作。当地小儿外科专业范围兼顾小儿骨科、小儿普外科、小儿泌尿外科等。在语言不通、人手少，病种覆盖面广又缺乏设备和药物的情况下，医疗队员们重新摸索，快速学习法语、阿拉伯语；快速适应，结合当地小儿外科疾病谱，开展多项当地适宜新技术，提高当地医疗服务能级；克服困难、自己动手，改造陈旧的医疗器械；加强沟通，联系协调本单位，向当地医院捐赠手术设施等，为当地医院小儿外科建设和保障当地儿童健康安全方面做出了贡献。

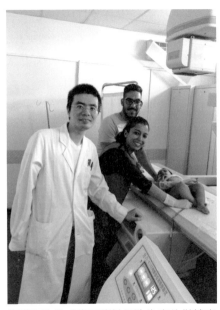
援摩医生陈盛指导当地医生为患儿做检查

第一批队员徐云美、孙芙蓉护士对当地重症监护室陈旧的监护设备进行改造，培训当地 ICU 护士规范的工作流程。第二批胡明医生帮助新开设的小儿外科进行学科建设规划，完善了一系列的管理制度，规范了小儿外科急诊流程。第三批陈盛医生带领摩洛哥同事开展了第一台空气灌肠治疗儿童肠套叠，改变了摩洛哥儿外科通过手术治疗肠套叠的传统，使大多数患儿可避免手术。陈盛医生还用中国捐赠的腹腔镜，带领摩洛哥医生开展了穆罕默德五世医院第一台儿童腹腔镜手术，为接下来系统性地开展腹腔镜治疗奠定了基础，使儿童微创手术在梅克内斯推广开来。正在执行任务的外科赵华颖医生巾帼不让须眉，成功实施多例急诊手术，并多次为产科医院新生儿诊治，成功抢救了一名腹裂患儿，受到当地医院的肯定。

同时，梅克内斯医疗分队是"领事保护"单位，为在摩洛哥工作的华人、中国游客、大使馆工作人员等提供健康保障，受到领事馆肯定。优异的工作业绩使队员们获得多项荣誉，包括"上海交通大学校长奖""最佳援摩医疗队称号"等。

援摩工作是光荣的使命，也是"一带一路"倡议的重要组成部分，援摩医疗队的工作虽然艰苦，但意义深远，队员们用自己的专业知识给摩洛哥人民带来健康、快乐，使他们更了解中国，热爱中国。

（夏琳）

援助孟加拉国小儿心血管学科建设

2013年10月下旬，肩负着世界健康基金会和上海儿童医学中心的期望，一支由7人组成的小儿心胸外科医疗团队带着上海人民的深情厚谊，来到了位于南亚的孟加拉国首都达卡。该医疗团队由世界健康基金会上海项目总监徐丽华女士、心胸外科张海波主任、麻醉科白洁副主任、心彩超张玉奇医师、体外循环张蔚医师以及心脏外科监护室李志浩医师、陈雅萍护士组成。

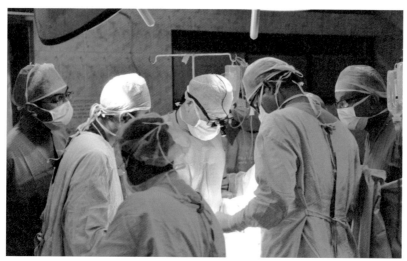

儿中心手术团队指导当地开展复杂先天性心脏病手术

孟加拉国经常遭受龙卷风袭击，很多地区处于经济贫困状态，政治局势很不稳定，罢工、爆炸时有发生。当地的医疗条件十分落后，缺医少药，设施匮乏。我们的医护团队克服了环境恶劣、食物不足等诸多困难，在短短的6个工作日里完成了7台复杂先心手术，向当地医护人员传授了先进的小儿心脏手术、体外循环、麻醉、护理等技术。大动脉转位手术、全腔肺静脉与肺动脉连接术、二期法四根治术等手术技术为孟加拉国开创了此类手术的先例。

此次援孟行动受到了孟加拉国卫生部的高度评价和衷心感谢，我们的医疗团队为上海、为中国的国际医疗援助事业增添了夺目的光彩。

（姜蓉）

致力老挝志愿服务

为响应党中央构建"中老命运共同体"号召，2019—2020年，儿中心麻醉科黄延辉医生参与了"国家青年志愿者海外服务计划"，作为上海赴老挝医务志愿服务队的一员，他圆满完成了对口老挝"万象医院"的医疗援助任务。援外期间，他完成数百例手术麻醉工作，开展超声引导下深静脉穿刺、静吸复合全麻等先进技术，并带教了6位老挝医生。他积极传播中国文化，组织开展"中文学习""中华文化进校园""体育文化交流"等活动，怀着跨越国界的友爱和人道主义关怀，传承光荣与梦想，发扬"奉献、友爱、互助、进步"的志愿者精神，践行"为祖国争光、为上海添彩"的青春誓言，为中老友谊添砖加瓦。他获评"上海市赴老挝优秀志愿者"。

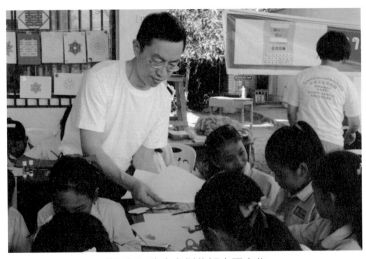

黄延辉医生在老挝传播中国文化

（张瀛）

参加"加蓬医疗周"

2011年6月，受中国卫生部派遣，外科医师孙杰远赴加蓬共和国参加"加蓬医疗周"活动，支援当地医疗，并代表儿中心向当地卫生行政部门捐赠了抗生素药品、手术器材等，支援当地医疗建设。加蓬共和国驻华大使馆致函，向孙杰医师致以崇高敬意，向附属上海儿童医学中心表达诚挚感谢。

（姜蓉）

风雨同舟，驰援外省市核酸检测

新冠疫情防控期间，儿中心检验科克服重重困难，提供全天24小时核酸检测服务，以满足疫情防控需求。先后两次派遣张鑫等4位青年骨干组建核酸检测医疗队，连夜奔赴北京、喀什，圆满完成了13万余人次的新冠病毒筛查工作，为区域疫情防控贡献力量，彰显了上海速度与担当。在获得当地政府感谢的同时，还荣获上海市人民政府授予的"抗击新冠肺炎疫情先进集体"荣誉称号。防护服内湿透的衣衫，N95压在脸上的褶痕，凝聚着核酸检测工作的艰辛，小伙子们的"英雄本色"诠释了"谁是最可爱的人"。

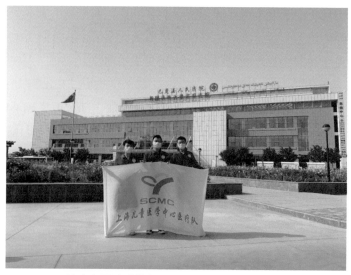

儿中心医疗队赴新疆支援当地核酸检测工作

（姜蓉）

闪光足迹

跨越千里的心手相牵
——儿中心助力云南省景谷县医疗扶贫

　　"大上海有这么多非亲非故的人帮助我们，让我女儿得以康复，我真正理解了什么是'大病无情，人间有爱'！"景谷县威远镇文会村保山村民小组的一位村民如是说，他的小女儿小梦思今年已满 10 岁，但在 7 岁以前因为先天性心脏病，一直在当地接受治疗，家里也因此致贫，是当地的建档立卡贫困户。

　　时间回溯至 2017 年 8 月 1 日，小梦思再次昏倒被送往景谷县人民医院，恰逢上海儿童医学中心援滇医生在县医院义诊，当时第三批援滇医疗队队员吴兰平是心脏超声主治医师，她及时为小梦思检查诊断，发现孩子有室间隔缺损、动脉导管水平残余分流、主动脉瓣中重度分流、主动脉瓣下纤维嵴和左心收缩功能正常低限，需要换"瓣"治疗。但是，整个云南的医疗水平当时无法完成这种治疗，吴医生建议她直接到上海儿童医学中心进行手术治疗。当时她的父母对跨省手术顾虑重重，因此"赴沪治疗计划"在那个时候"搁浅"了。后来由第四批援滇医疗队洪雯静医生接棒，再次为小梦思复查，发现她已经出现了心功能不全症状，情况非常危重，如果再不手术治疗，将彻底失去救治的机会。经过洪医生在内的第四批援滇医疗队员的不懈努力和反复沟通，终于劝服小梦思的父母去上海接受手术治疗。

　　2018 年 5 月下旬，小梦思来到上海儿童医学中心，由心胸外科主任医师陈会文主刀，手术非常顺利，把之前重度反流的主动脉瓣换成了机械瓣，并修补了残留的缺损。回到景谷以后，由于小梦思需要终身服用抗凝药和定期复查心脏恢复状况，援滇医疗队又义务承担起了接力——第六至第八批的医疗队员对小梦思进行体检的同时制订了更加详细的随访计划……目前，小梦思已经可以像健康孩子一样生活了，而且也能和其他孩子一样坐在课堂里学习。

　　小梦思的故事只是沪滇线上受益于医疗帮扶工作的一个缩影。五年前的春天，为贯彻落实党中央、国务院关于全面实施精准扶贫、精准脱贫和健康扶贫要求，上海交通大学医学院附属上海儿童医学中心根据国家卫生健康委员会、国务院扶贫办的要求，与远在千里之外的云南省景谷傣族彝族自治县人民医院结对，计划在五年内，帮助当地医院有效提升医疗水平。由此开启了沪滇医疗扶贫的新篇章，源源不断的上海儿科专家们"进驻"景谷，让彩云之南、千景之谷的少数民族同胞们感受到了来自黄浦江畔的温暖！

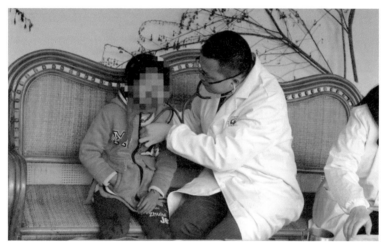

连续 10 批援滇队伍为先心患儿小梦思提供医疗服务

经过附属上海儿童医学中心 10 批援滇医疗队、共计 50 人次医务工作者的共同努力，帮助景谷县人民医院建立起了新生儿先天性心脏病筛查体系，并与附属上海儿童医学中心形成联动，提高了先心病筛查技术在景谷全县的覆盖率，并向普洱市推广。与此同时，附属上海儿童医学中心聚焦景谷医疗卫生工作的短板和弱项，将"输血"与"造血"有机结合，在景谷县人民医院开展了人才培训、物资援助等，为当地传授最新的医疗理念和先进的诊治技术，致力于打造一支带不走的、本土化的"医疗队"。

通过五年的医疗帮扶，景谷县人民医院的医疗服务能力大幅提升，尤其儿科技术水平提升更为显著——新生儿外转率由 90% 下降到 10%，儿童心血管门诊、儿童呼吸哮喘门诊、小儿舒适镇静门诊、心脏超声门诊等儿科特色专科门诊实现了"从无到有、从弱到强"的转变。一批批援滇医疗队员创造了一个又一个的医疗技术"零突破"，使景谷群众在家门口就能享受到较好的医疗服务，为景谷县脱贫攻坚和健康扶贫工作作出了积极贡献。

丝路天使，使命必达

张海波，中共党员，主任医师，上海交通大学医学院附属上海儿童医学中心心胸外科主任。从业 30 多年，主刀小儿先心病手术 5000 余例，其中危重复杂先心病手术 3500 余例，成功率超过 98%。在他的带领下，儿中心心脏中心年门诊量超过 20 000 人次，年手术量达 3800 余例，跻身上海市标志医疗服务品牌，创下世界儿童医院之最。作为中国红十字基金会"一带一路"大病患儿人道救助计划阿富汗行动的医疗专家组组长，带领团队多次为阿富汗复杂先心病患儿成功实施慈善手术，体现了中国的人道主义精神。曾荣获 "上海市仁心医师" 、中国医师协会"金刀奖"、中国红十字会"丝路天使"等荣誉称号。

临危受命的白衣天使

在连年局势动荡、医疗基础条件薄弱的阿富汗，先心病成为威胁儿童健康的重大疾病。根据阿富汗红新月会提供的需求，按照中阿两国红会的合作计划，中国红十字基金会于 2017 年启动了"天使之旅——'一带一路'大病患儿人道救助计划"阿富汗行动，也是"丝路博爱基金"资助开展的"一带一路"沿线国际援助项目之一，主要针对阿富汗 0 ~ 7 周岁儿童开展先天性心脏病的筛查和救治。

2017 年 8 月该项目正式启动，由中国红十字会和中国外交部共同决定，第一批救治项目计划为 100 名患儿施行慈善救治。受中国红十字基金会邀请，上海交通大学医学院附属上海儿童医学中心心胸外科主任张海波医师担任该项目的医疗组组长，联合国内多家医疗机构小儿心脏外科专家共同组成筛查、评估、手术、监护等各个小组，各司

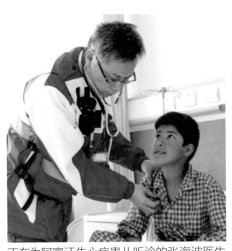

正在为阿富汗先心病患儿听诊的张海波医生

其职地开展阿富汗先心病患儿救治工作。

"我们身后飘扬着的是五星红旗！"

在阿富汗，别国的红十字医疗团队选择了较为简单、身体基础尚可的先心病案例，留下的几乎都是复杂性、难治性的先心病患儿。中国的专家组在进行初步病情筛查后，对这些患儿只要有一丝存活希望，都把他们带回新疆治疗。

2017 年 8 月至 2018 年 10 月，张海波四次组队开赴新疆乌鲁木齐，每一次孩子们的病情都让他感到震撼和揪心：有的孩子是简单的先天性心脏病，因为无力医治，已经发展成为严重疾病；有的孩子已经接受了一次手术，由于当地卫生条件的落后，发生了术后感染，心脏周围长出了细菌赘生物；有的孩子由于长期营养不良，接受手术的基础条件很差；有的孩子生命开始进入倒计时，在和死神进行着拉扯……此时的张海波，身为堂堂七尺男儿，也忍不住泪流满面。

连夜查房、制订个性化诊疗方案、术前评估是每一次抵达新疆后必做的功课，紧接而来的则是连续三四天的手术日程。在医疗组中，作为组长，他总是把最难的病例放到自己的手术小组里，亲自关注每一个环节的质量。在落下手术刀前，他总是微笑着对助手们说："这一刀下去，代表着中国，我们身后飘扬着的是五星红旗！"

"丝路天使"踏上新征程

在全体医护人员的共同努力下，第一批 100 名阿富汗先心病患儿得到了救治，成功率 100%，张海波带着组员们挑战了新的手术难度，更向祖国递交了一份满意的外交答卷。

全国人大常委会副委员长、中国红十字会会长陈竺院士亲自授予他"丝路天使"奖牌，以表彰他的仁心仁术和国家志愿者精神，并专程致函医院，"上海儿童医学中心为国家人道事业做出了重要贡献，为中阿人民友谊做出了重要贡献，同时也对卫生援疆做出了特殊贡献，体现了国家儿童医学中心的人道精神和高超医技，谨向你们表示感谢和致意！"

2019 年 11 月，第二批 150 名阿富汗先心病患儿救治项目如期开展，张海波又踏上了新的征程。目前已有 29 名患儿接受手术，恢复良好。

　　"我是医务工作者，也是国家志愿者，只要祖国呼唤我，我定当不辞辛劳，全力以赴！"张海波主任如是说。

（姜蓉）

附属儿童医院

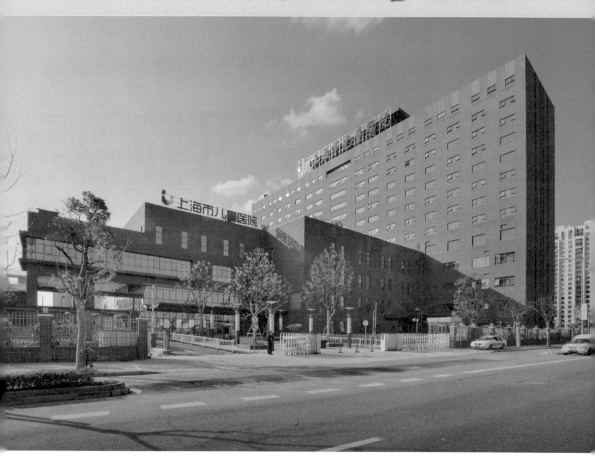

传承爱的基因，心系医疗扶贫

    自20世纪50年代起上海交通大学医学院附属儿童医院（简称儿童医院）不断参与各类救援支援工作，如参与抗美援朝、唐山地震救援，在抗击非典、汶川地震等救援工作中传递人文关怀，并远赴阿尔及利亚、索马里等地开展医疗队工作。近年来儿童医院始终认真贯彻国家和市委、市政府工作要求，全力做好对口支援工作，积极开展援藏、援黔、援滇等各项工作，建立了一系列诸如"千里送医到遵义""格桑花之爱""西部儿科医护进修计划"等品牌项目，并与云南、西藏、宁夏、四川、贵州、青海等地40多家医院建立对口支援、合作共建关系。

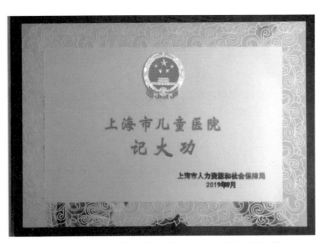

2019年，附属儿童医院获上海市卫生事业单位
脱贫攻坚专项奖励记大功集体

    1937年，为免费收治贫病难童，在宋庆龄的支持下上海医学院儿科专业创始人之一的富文寿先生多方筹款，邀请湖南湘雅医学院儿科专业苏祖斐女士留沪，与之共同创办了上海难童医院（儿童医院的前身），为抗战时期的贫病难童们提供了一个庇护和接受救治的场所。可以说儿童医院因抗战而生，从建院之始就深刻着爱的基因。

    沿着先辈们开创的道路，自20世纪50年代起儿童医院不断参与抗美援朝、唐山抗震并远赴阿尔及利亚、索马里等地开展医疗队工作。近年来儿童医院始终认真贯彻国家和市委、市政府工作要求，全力做好对口支援工作，积极开展援藏、援黔、援滇等各项工作，建立了一系列诸如"千里送医到遵义""格桑花之爱""西部儿科医护进修计划"等品牌项目。并与云南、西藏、宁夏、四川、贵州、青海等地40余家医院建

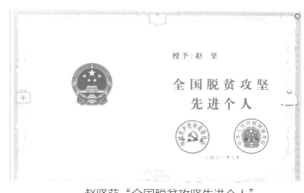

赵坚获"全国脱贫攻坚先进个人"

立对口支援、合作共建关系。2019年，儿童医院获上海市卫生事业单位脱贫攻坚专项奖励记大功集体，2021年赵坚获"全国脱贫攻坚先进个人"称号。

在围绕开展脱贫攻坚工作上，儿童医院始终坚持"全心全意为人民服务""为儿童服务就是幸福"的宗旨，将发展当地医疗卫生事业、培养当地业务骨干、提高儿科诊疗水平为己任，以实际行动积极投入精准扶贫工作。

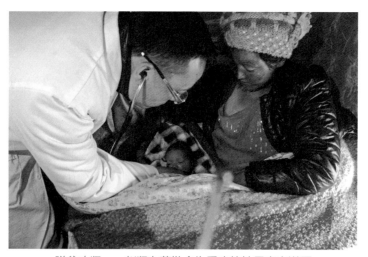

脱贫攻坚——赵坚在萨勒乡为重病的地震宝宝送医

在"三州三区"的帮扶工作上，儿童医院与西藏日喀则市人民医院、新疆喀什地区第二人民医院、新疆喀什地区巴楚县人民医院、云南迪庆藏族自治州人民医院、四川凉山彝族自治州第一人民医院等单位建立了深厚情谊。同时也积极投入帮扶其他贫困地区和革命老区的工作，在贵州（遵

义市妇幼保健院）、宁夏（宁夏妇女儿童医院）、江西（井冈山市第二人民医院、于都县妇幼保健院）、云南（镇雄县人民医院、广南县人民医院、沧源县人民医院……）等地，儿童医院都留下了自己身影。

自 2012 年以来，儿童医院派出援藏干部 1 人，援藏医疗队员 2 人，专项指导专家 1 人；援疆干部 1 人，援疆医疗队员 1 人，专项指导专家 1 人；援滇医疗队员 6 批次，21 人；总计专家医疗队 42 批次，306 人次。遍及"三州三区"及其他贫困地区、革命老区县级以上地区 19 个。在慈善救助方面，2012 年至今，儿童医院累计救助对口支援地区贫困患儿 798 人次，募集使用慈善资金 2384 万元；在医护人员培训培养方面，2014 年至今，医院接收培养对口支援地区医院选派各类儿科进修人员共计 221 名。

项目引领，公益支撑，以点带面深度帮扶

为了将脱贫攻坚的工作落到实处，儿童医院根据各地区的优势及弱点携手合作单位量身打造诸如格桑花之爱（关爱西藏农牧区小儿先天性髋关节脱位）、藏地心希望（藏区儿童先心救治）、千里送医到遵义（巡回医疗及贫困患儿救治）、逐梦萤火虫（西部儿科医护人员培训计划）、银发工程（退休儿科专家志愿者）等项目，通过开展公益项目，以点带面做好深度帮扶工作。

"格桑花之爱" 关爱西藏农牧区小儿先天性髋关节脱位项目

针对西藏日喀则当地小儿髋关节脱位多发现状，儿童医院与日喀则市人民医院成立了西藏自治区首个小儿先天性髋关节发育不良诊疗中心。并多次开展 DDH 诊治进展学习班，对当地基层医护人员进行业务指导、培训及示范手术，接受来自日喀则地区医护人员进修。自 2014 年起，医疗队共有 52 人次往返沪藏，培训当地医师 400 余人次。

同时儿童医院积极连接社会资源，将无法在西藏当地进行手术的孩子接到上海治疗，建立了国内藏族儿童 DDH 生物样本库，并携手日喀则市人民医院开展相关科研工作，获得多项课题立项。经过多年努力，当地医护人员和百姓对 DDH 的认识和了解得到增强和普及，日喀则地区婴幼儿期 DDH 筛查人数明显增加，大龄 DDH 患儿数量明显减少，治愈率明显提升，

致残率明显下降。"格桑花之爱"项目因日喀则起，经过 8 年努力目前相关工作已辐射云南、贵州、青海等边远地区的 DDH 筛查，自 2014 年起已累计为 548 名儿童完成爱心手术。

"藏地心希望"藏区儿童先心救治项目

针对高原地区先天性心脏病多发的问题，儿童医院积极配合上级工作要求，顺利完成卫计委西藏先心患儿救治三年行动计划。此外，医院专家多次前往西藏日喀则、青海果洛等地，筛查儿童 2000 余人，为 64 名儿童完成爱心手术。

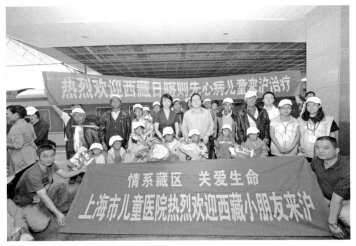

"藏地心希望"项目

"千里送医到遵义"巡回医疗及爱心手术项目

儿童医院自 2007 年与贵州省遵义市妇幼保健院结成姐妹医院以来，常年与其保持着良好的医疗共建合作关系，自 2011 年启动"千里送医到遵义"大型公益活动以来，儿童医院每年派出心脏外科、心内科、泌尿外科、眼科等专家，在遵义当地开展巡回医疗活动，累计近 2000 人次的患者受益，500 余人次的医护人员参与学术讲座，已先后为 131 名贫困患儿进行了爱心手术。

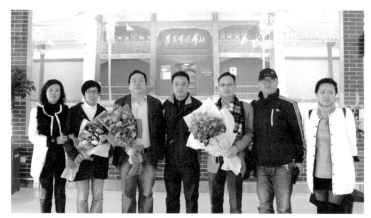

附属儿童医院与遵义市妇幼保健院开展医疗共建

此外儿童医院还向遵义市妇幼保健院捐赠移动式 C 型臂数字减影 X 线机、血液生化分析仪等设备仪器。2013 年，在上海申康医院发展中心的大力支持下，儿童医院再次捐赠价值 100 万元的医疗设备。儿童医院还协助遵义市妇幼保健院搭建远程会诊中心，几年来，沪遵两地的专家通过远程系统为遵义地区患儿提供会诊服务，取得实效。

"逐梦萤火虫"西部儿科医护人员进修计划项目

为缓解西部地区儿科医护人员短缺和人才队伍萎缩的庞大缺口，2015 年起儿童医院着手酝酿西部儿科医护培训计划。2016 年医院牵手浦发银行和基金会共同合作"逐梦萤火虫——西部地区儿科医护人员进修百人计划"，项目在 2016—2018 年共计培养西部儿科医护人员 100 人。2019 年起，计划从"百人"升级为"千人"，五家国内顶尖儿科类医院联手参与此项目。

全面提升帮扶地区儿童医疗服务能力

援藏：沪藏连心　输血变造血

在儿童医院援藏干部和医生的协助努力下，日喀则市人民医院成为西藏自治区率先获得三级乙等医院资格的地（市）级医院，并完成"创三甲"工作。

同时在儿童医院的帮助下，当地儿科开展了全区首例早产儿ROP筛查、后藏地区首例新生儿听力筛查、救治成功最低出生体重为650克的早产儿、建立全区首个（唯一）流程规范的新生儿科无陪护病房；骨科成立西藏自治区第一个"先髋诊疗中心"，建立了小儿骨科亚专业，获得国家残联颁发的"西藏先天性儿童骨科疾病定点医院"等，开创了多项历史先河。为彻底改变西藏日喀则市人民医院儿科发展落后的现状，该院多名科室医护骨干被选送到上海进修相关专业，儿科绩效评估进入前三，并列入该院的重点发展科室。

此外，儿童医院还帮助日喀则市人民医院首次获得西藏自治区科技厅重点课题项目，协助加强该院信息系统建设，使之临床科室His系统全上线。在院区内建立了首套藏汉英三语院内标识系统，并建设首个"家长学校"和"爱心书屋"。

援滇：沪滇帮扶　医疗促发展

儿童医院根据云南镇雄县人民医院功能定位和建设发展实际，结合当地卫生发展水平和医疗服务需求，采取"组团式"支援方式开展了多种形式的卫生帮扶。通过完善各项管理规章制度，加强医院和科室内部管理，提高县人民医院管理法制化、科学化、规范化水平，建立紧密型上下联动的儿科医疗联合体机制，为镇雄县人民医院培训业务骨干200人次。

儿童医院协助镇雄县人民医院建立儿童保健科和新生儿重症监护室，完成了儿科医疗服务体系建设，初步实现了区域儿童危重症救治转运中心的目标定位，辐射云贵川三省交界的大部分市县乡村。并帮助当地临床开展了诸如尿道下裂矫治、早产儿气管插管、喉显微内镜手术、腹腔镜下肾囊肿去顶减压术等多项院内先河。该院儿科于2017年被评为云南省临床重点专科（排名第二），儿科待遇明显改善，让医务人员更有获得感。同时，儿童医院相关专业也为妇女儿童院区的新院建设规划建言献策，帮助县医院新院区和儿科顺利开办并平稳运行。

2019年7月4日起，儿童医院医疗队从镇雄县人民医院转移至广南县人民医院，继续落实多种形式的对口帮扶和共建合作。当时，广南为全省27个深度贫困县之一，医疗资源缺乏。儿童医院根据各县人民医院功能定位和建设发展实际，结合当地卫生发展水平和医疗服务需求，采取"组团式"支援方式，共向镇雄县人民医院、广南县人民医院派驻医疗工作团队驻点帮扶 10 批次、42 人次。通过三年的帮扶，提高临床专科服务能力，大力培养合格专业人才，显著提高医院管理水平，促进优质资源基层下沉，广南县人民医院的儿科服务能力显著提高，顺利晋升为三级医院，2021 年成为助理医师规范化培训基地。

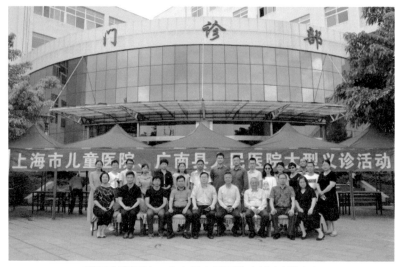

附属儿童医院、广南县人民医院大型义诊活动

援宁：沪宁携手共谱山海情深

2014 年至今，儿童医院在市政府的统一部署和要求下，依托自身在儿童医疗和管理方面的优质资源，通过互访交流、义诊讲学、进修培训、业务带教等一系列措施帮扶宁夏回族自治区妇幼保健院建设宁夏儿童医院，2016 年上海市儿童医院宁夏分院挂牌。

儿童医院共接收宁夏妇保院来院进修医护 22 名，来院挂职管理人员 14 名。在儿童医院的协助下，该院新生儿筛查中心技术水平进一步提升，独立成科。同时由儿童医院提供学科技术支持，该院推动政府发文，成为全国首个全省范围由政府财政支持的多种遗传代谢病筛查和终身治疗的省份。该院筛查中心 2016—2018 年串联质谱多种遗传代谢病筛查累计 14 万例，确诊苯丙酮尿症、甲基丙二酸血症、极长链酰基肉碱缺乏症等患儿百余例。

其他"三区三州"及对口支援帮扶地区情况

在新疆喀什地区，协助喀什二院完善了三级查房制度及病历书写规范，提高了当地患儿疾病诊治成功率，开展了儿童喂养指导、新生儿保健指导等相关工作，并赴喀什地区莎车县人民医院对该院小儿脑瘫康复中心的规范化建设和发展规划进行指导。

儿童医院还深入帮扶四川凉山彝族自治州第一人民医院，通过培养进修医护人员，填补了当地不能开展小儿先心手术的空白。

儿童医院多年来积极投身扶贫事业，在对口支援工作上付出良多也收获良多，秉承"为儿童服务就是幸福"的宗旨，儿童医院将继续情系"三区三州"，情系革命老区和对口帮扶地区，尽己所能提供优质医疗资源，以服务一方群众，培训一批人才为目标，为国家儿童健康事业努力奋斗。

闪光足迹

"格桑花之爱"在沪藏两地绽放

"感谢你们不分日夜操劳，对我们的百般呵护与耐心，使我们的孩子得到了父母般的照顾，感谢医生、护士们对孩子如自己的孩子般的照料……"

2017年12月的一天，又一批"格桑花之爱"项目髋关节发育不良患儿在儿童医院经过手术准备出院了，就在大家忙着收拾行李，准备启程返回草原之时，5岁患儿白玛贡吉突然拿出了一封用汉藏两种文字书写的感谢信，这一举动令在场的医护人员十分感动。

跋涉在雪域高原的志愿者

白玛贡吉是儿童医院党政班子带领骨科团队持续奉献近8年的"格桑花之爱"——西藏地区发育性髋关节发育不良（DDH）筛查和诊治系列公益项目的受益者。

为了深入贯彻落实党中央第五次西藏工作会议精神，积极支持和参与"技术援藏"工作，提高上海对口支援地区的医疗技术水平，进一步提升上海科技创新和服务全国的能力，2013年，儿童医院选派了第七批援藏干部杨晓东至西藏日喀则进行技术援藏。时任日喀则市人民医院副院长的杨晓东在藏区走访过程中，发现了许多疑似髋关节发育不良（脱位）的儿童，他当即与儿童医院相关部门联系西藏日喀则地区 DDH 患儿的筛查事宜并于 2013 年 10 月组织儿童医院骨科党员志愿者至西藏日喀则开展了第一次 DDH 患儿筛查的义诊巡诊工作。2014 年 10 月，"格桑花之爱"——西藏地区发育性髋关节发育不良（DDH）早期筛查和早期诊治公益项目在儿童医院落地并持续开花，至今，该公益活动已持续、顺利开展近 8 年。

西藏自治区日喀则市高原特色疾病高发，受困于恶劣的自然环境，许多患者无法得到及时救治。由于缺乏髋关节 B 超检查技术等医疗条件，加之藏区农牧民健康保健意识薄弱、基层医务人员对 DDH 的认识不够，很多罹患 DDH 的儿童由于得不到早期诊断和及时治疗而落下终身残疾。"格桑花之爱"这一公益项目围绕西藏日喀则地区 DDH 患儿的筛查和诊治开展系列活动，例如儿童医院骨科的医护人员至西藏日喀则地区培训和指导该地区（定日县、江孜县、拉孜县、萨迦县及亚东县）基层医院保健和儿童骨科医师的 DDH 早期筛查方法和髋关节 B 超的操作技术，实地指导早期 DDH 患儿保守治疗的手术技巧和石膏固定方法及注意事项，对当地医疗条件不能治疗的晚期、重症 DDH 患儿进一步转诊至儿童医院骨科并接受截骨根治矫治手术等具体措施，同时也请当地医师至儿童医院骨科进行相关知识和实践操作的进修学习，当上海医师不能在日喀则现场时，可通过远程会诊系统指导西藏日喀则地区医师进行 DDH 患儿的诊断和治疗方案的制订，以及术后功能恢复的康复指导和手术疗效的评估。

2014 年，西藏自治区首个小儿髋关节发育不良诊疗中心在儿童医院的大力支持下成立，儿童医院骨科主任应灏同志兼任该中心主任。通过与日喀则市人民医院 DDH 诊治中心的共建合作，提高了该地区基层医务人员 DDH 的早期筛查、诊断和手术治疗的能力，变输血为造血，为该地区日后的 DDH 早期筛查和诊治提供了源源不断的人力储备。近 8 年来，应灏主任协同多名科室骨干医师组建医疗队多次赴藏进行义巡诊和 DDH 早期筛查，开展 DDH 早诊断早治疗疗效好等相关知识的宣传教育，提高了当地牧民和医护的筛查意识和筛查能力，儿童医院参与"格桑花之爱"的医护人员数量达 50 余人次，培训当地医师 400 余人次。

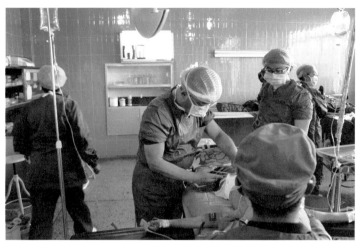

骨科医生赴西藏日喀则为先髋患儿手术

面对雪域高原极其特殊的气候环境，儿童医院医务工作者们顾不上高原反应和冰冻天气，戴着氧气罐马不停蹄地奔波于西藏日喀则亚东县、萨迦县、拉孜县、江孜县和定日县等地区的医院，在平均海拔4300米的高原条件下持续工作。恶劣的天气、连日的奔波、简陋的宿营，加上气候带来的失眠，造成长期生活在低海拔地区的党员医护人员身体强烈不适，很多医生头痛欲裂，无法正常站立，呼吸困难。巡诊休息间歇，必须借助吸氧设备才能保证相应的体力应对下一场巡诊。听诊器长期压迫导致

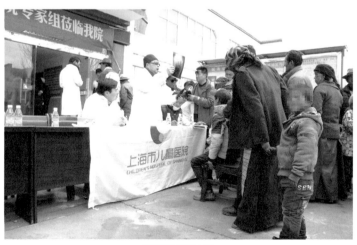

西藏义诊现场

耳道肿痛、反复的操作和指导导致气喘，艰苦的气候环境、巡诊条件和身体排斥反应没有压垮他们，持续开展了近 8 年的"格桑花之爱"公益项目，共筛查日喀则地区 0 ～ 14 岁患儿 8000 余名，筛查出来的 600 余例早期、轻度 DDH 患儿在西藏当地获得早期诊断和早期治疗，548 例晚期严重畸形的 DDH 患儿已顺利转诊至儿童医院成功接受了骨盆和股骨截骨的 DDH 根治手术，术后疗效显著。

让藏族患儿感受到家的温暖

文章开头提到的白玛贡吉就是所有接受治疗的 DDH 患儿中的一位。2017 年 10 月，白玛贡吉已经来儿童医院完成了第一次手术。这次再来她明显较其他患儿更加活泼。别人还不怎么敢开口说话，她却愿意天天围着护士姐姐转，甚至跟着她们去别的病房"查房"。在她的带领下，其他患儿也告别了初来乍到时的羞涩。有位堪称"哲学家"的小朋友，刚来院时，每天看到他时只会托着腮帮子做沉思状，看上去就像著名的雕塑"思想者"，后来他的性格逐渐活泼起来，甚至能用英语和大家打招呼。

如同白玛贡吉母亲所言，为了让这些先髋患儿能够像其他小伙伴一样在草原上尽情奔跑，儿童医院医护人员像对待自己的亲人一般照顾这些来自雪域高原的患儿，用他们的赤诚之爱精心浇灌这些草原的格桑花。

4 月的申城已经春意盎然，可来自遥远牧区的患儿及家属刚来上海时还穿着厚厚的冬装，因为担心他们过于闷热，许多医护人员拿出自家小孩的外套给患儿穿；语言不通交流有障碍，就请汉语较好的家长做翻译，反复解释配合肢体语言，到最后一个简单的手势，患儿就能心有灵犀，马上配合。

为了消除患儿的紧张，骨科病房还拿出了"神器"——石膏玩偶。护士们用这些打着石膏的玩具，一方面逗孩子玩，另一方面用玩偶示范孩子们术前术后的注意事项，生动形象。

告别"鸭子步"，迈向新生活

康复后的 DDH 患儿永远告别了"鸭子步"，能够迈开双腿快乐奔跑，生活质量得到极大改善。该项目目前不断向青海、云南和贵州等西部地区辐射，以让更多的 DDH 患儿得到尽可能早的诊断和治疗。

"格桑花之爱"公益项目已经成为儿童医院特色品牌项目，得到了社会各界的广泛关注和支持，获得上海市政府合作交流办、上海市卫健委、上海市儿童健康基金会、世茂集团、上海证券交易所公益基金会等单位的爱心资助共计 2400 余万元。科研成果方面，以该公益项目为支撑立项了国家自然科学基金、上海市科委、上海市卫健委等科研项目 8 项，发表相关学术论文 6 篇。

"格桑花之爱"项目的开展解决了藏区对该类患儿诊治困难的难题，同时也提升并丰富了儿童医院在大龄重症骨科 DDH 患儿诊治方面的能力和经验，在为广大边远地区群众带去福音的同时提升了儿童医院党支部的号召力和先锋模范带头作用的影响力。

"格桑花之爱"，仿佛一条连接上海和西藏日喀则的医疗"天路"，远在 4000 公里之外的上海医生通过"格桑花之爱"公益项目直接给西藏自治区日喀则市的 DDH 患儿进行早期诊断和早期治疗，让当地老百姓共享一流的医疗资源，这场跨越 4000 公里的远程医疗，不仅改变了 DDH 患儿的命运，也是对全民共享的一个生动诠释。

格桑花盛开在藏族人民心中是人间最美丽的风景，而更多西藏的孩子、更多偏远地区的孩子享受优质的医疗资源，健康、活泼地成长，这是新时代中国特色社会主义最美丽的风景。草原的格桑花每年都会绽放，我们的"格桑花之爱"故事也将永续，为了让所有 DDH 患儿告别"鸭子步"，迈开双腿快乐奔向美好明天，我们一起努力！

十年千里送医路，精准扶贫沪黔情

2020 年 10 月 29 日至 30 日，由附属儿童医院、上海市儿童健康基金会、遵义市妇幼保健院共同主办的"千里送医到遵义"大型医疗慈善公益活动在遵义市举行。此次公益活动除了延续现场的大型慈善义诊之外，还启动了"遵义地区乡村卫生保健人员培训公益项目"，召开了"千里送医到遵义"十周年座谈会，同步开展了互联网儿童医院在线咨询义诊。

作为"千里送医到遵义"的传统项目，来自儿童医院胸心外科、心内科、新生儿科、儿童保健科的专家先后在遵义市妇保院和赤水市妇保院开展了巡回义诊，共为160余名患儿提供了咨询和义诊服务。四位专家在现场义诊的同时，上海市儿童医院肾脏风湿科、儿童保健科、耳鼻咽喉头颈外科、药学部、眼科、心内科、普外科、血液科、健康管理部的9位青年医务志愿者还通过儿童医院互联网医院平台为遵义患儿提供了线上义诊服务。

10月30日上午，毗邻四川省的赤水市细雨蒙蒙。闻讯赶来的患儿家长们早早等候在赤水市妇幼保健院的门口。儿童医院新生儿科龚小慧主任和儿童保健科陈津津主任是第二次来遵义市妇保院和赤水市巡回义诊，他们的义诊台前围满了前来咨询的爸爸妈妈们，从吃不好、睡不安、长不高到总生病、不听话，各类育儿困扰都得到了耐心的解答与指导。4岁的小滔（化名）在爸爸的陪同下来到张儒舫主任面前，小滔爸爸惊喜地发现这位上海专家好面熟，正是两年前在上海为小滔做爱心手术的张医生。张儒舫在为小滔详细检查后，告诉他，孩子恢复得不错，可以准备来上海做第二次手术了。乐贤荟爱心妈妈代表王女士也详细询问了孩子的成长情况，表示只要符合条件仍然可以给予资助。小滔爸爸很高兴："原来只看到说上海专家来赤水义诊，先心患儿可以来免费咨询，没想到在这里遇见了之前给我们手术的张医生，而且还有希望再次加入这次公益项目，真是太幸运了。"

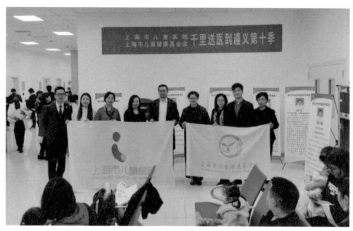

2020年千里送医到遵义第十季活动

在遵义市妇幼保健院和赤水市妇保院精心组织和协调下，儿童医院胸心外科张儒舫主任和心内科李筠主任对遵义市红花岗区、播州区、湄潭县的70余名先天性心脏病患儿进行了仔细的筛查，经检查后符合条件需手术的 10 名患儿将在上海市儿童健康基金会乐贤荟爱心妈妈的资助下，集中赴上海接受免费手术救治。

"爱心呵护儿童健康 知识助力园丁成长"
遵义乡村卫生保健人员培训公益项目在遵启动

为深化沪遵合作促进儿童健康，作为这一季"千里送医到遵义"的创新项目和重要组成部分，在遵义市妇幼保健院（新蒲院区）启用仪式上，上海市儿童健康基金会理事长黄敏向遵义市妇幼保健院党委书记张国威颁授了"沪遵合作遵义地区乡村卫生保健人员培训基地"的铜牌，标志着公益项目正式启动。

谈到项目设立的初衷，黄敏理事长介绍道："3～6 岁学龄前期是儿童身心发展的重要时期，这个阶段的儿童，其体格迅速生长，脑容量数的发育接近成人水平，如果忽视对他们的身心培育、健康管理，一旦发生发育偏离等问题，将严重影响孩童的未来健康成长。因此，托幼机构，尤其是托幼机构的卫生保健人员对幼儿身心健康的管理，需承担非常重要的责任。花费力量培养和造就一支高素质的托幼机构保健人员队伍，意义深远和重大。"

2011 年，为救助遵义老区贫困家庭先天性疾病患儿，提升姊妹医院儿童医疗服务能级，儿童医院与遵义市妇幼保健院携手上海市儿童健康基金会共同开启了"千里送医到遵义"大型医疗救助公益项目的扬帆之路。从"千里送医到遵义"第一季活动启动至今，遵义市 14 个县（区、市）500 余名患儿接受了义诊筛查，其中 116 名先心患儿、2 名尿道下裂患儿和 4 名斜视患儿在基金会的资助下接受了免费手术，项目募集使用善款 433 万余元。10 年来，儿童医院与遵义市妇幼保健院在对口帮扶的合作框架下紧密联系、精诚合作，儿童医院派出胸心外科、心内科、泌尿外科、眼科、新生儿科、儿保科、康复科、呼吸科、消化科及生物医学信息学专家 70 余人次来到遵义开展巡回医疗和培训带教工作，免费接受遵义地区医务人员来沪进修 40 余人次。在双方的共同努力下，遵义市妇幼保健院儿科、新生儿科、儿保科、康复科等学科的建设和发展取得了有目共睹的成绩和长足的进步。

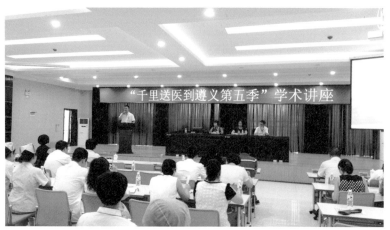

"千里送医到遵义"项目学术讲座

　　上海市儿童健康基金会理事长黄敏表示，今后医院和基金会将在社会各界的支持下，一如既往地以提高遵义地区儿童健康水平为目标，探索实践"精准施策、社会参与、重在预防"的健康扶贫工作路径，用心将"千里送医到遵义"打造成沪遵两地的品牌公益项目，成为对口支援遵义、精准健康扶贫的重要内容之一。

附属胸科医院

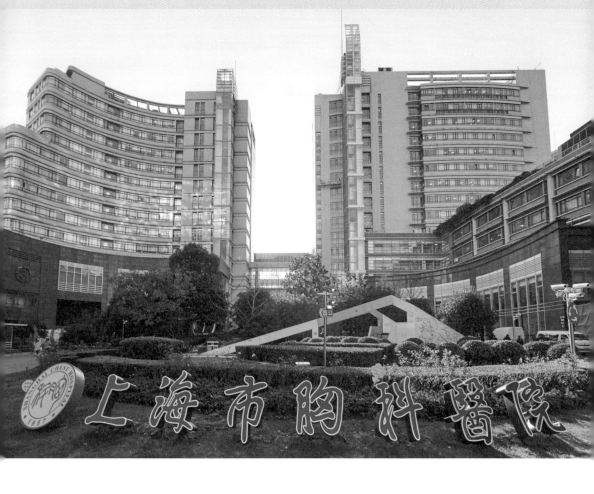

医疗援助，胸科在路上

作为我国第一家以诊治心胸疾患为主的三甲专科医院，上海交通大学医学院附属胸科医院（简称胸科医院）自建院以来，秉承"胸怀天下，心系健康"的信念，积极响应党和国家号召，发挥专科特长，全身心投入救急支援、医疗援建、对口帮扶、公益扶贫等工作中，解疑难，治大病，助贫弱，挽救了数以万计的生命！用实际行动，书写出了"胸科人"的动人故事……

最美逆行，抗疫第一线的胸科身影

2020 年初，在新冠疫情防控阻击战中，胸科医院的抗疫英雄们"白衣"执甲，勇挑重担，冲锋在前，为守护人民健康、延续生命希望做出了突出贡献。他们中有的在危难之时逆行出征，有的连续战斗在本市医疗救治的"主战场"，还有的始终坚守阵地做最坚强的后盾。无数个感人瞬间，构成了一幅胸科战"疫"的最美画卷。

逆行出征，不负使命，援鄂英雄战疫必胜

2020 年 1 月 24 日除夕夜，胸科医院胸外专业病区副护士长冯亮，导管室护师、中共党员张俊杰作为上海首批支援湖北医疗队成员，义无反顾地奔赴武汉抗击疫情最前线。68 个日夜，冯亮和张俊杰充分发扬艰苦奋斗

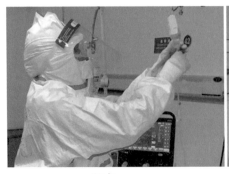

冯亮

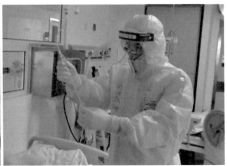

张俊杰

的精神，圆满出色地完成了各项艰巨任务与使命。冯亮总是主动负责重患者最多的病房，从不叫苦叫累，满满的正能量。在抗疫前线，她还光荣地加入了中国共产党，成为上海援鄂医疗队首批火线入党的队员。作为一名90后的"老"党员，张俊杰充分发挥男护士的优势，脏活累活都一个人完成。他还特别关注患者的心理疏导，成了大家心目中的"最佳陪聊"。

胸科医院重症监护室副护士长、中共党员陶夏，护师周勇，作为上海第三批援鄂医疗队队员，于2020年1月28日晚随行出发前往武汉。

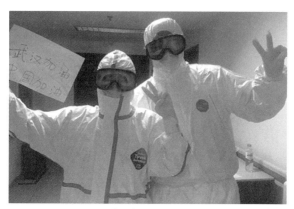

陶夏（左）、周勇（右）

他们俩在抗疫一线持续战斗50多天，与时间赛跑，与病魔较量。作为一名武汉姑娘，陶夏主动负责重症患者区域的护理工作，曾在24小时内承担两轮8小时的护理班，她瘦小的身躯蕴含着大大的能量，在武汉抗疫前线光荣入党。周勇是一名男护师，也是医院团委委员。从专业护理，到生活护理，他都事无巨细，认真完成。援鄂期间，他递交了入党申请书，向党组织表明决心。

党员带头，冲锋在前，积极支援上海公卫中心

胸科医院是上海市最早派出医务人员入驻新冠肺炎患者收治定点医院上海公卫中心的单位之一。医院前后陆续派出共计15名26人次医护人员前往支援，哪里任务重，他们就往哪里冲，为加强防控疫情的临床救治贡献出胸科的积极力量，让党旗在抗疫一线高高飘扬。肺内科党支部书记、呼吸内科副主任、危重症呼吸病亚专科主任李锋，先后两次投身上海公卫

中心抗疫一线。他凭借娴熟扎实的专业知识，为患者赢得最好的抢救时间和治疗效果，并荣获"上海市抗击新冠肺炎疫情先进个人"。中共党员、呼吸内科副主任医师陈宇清，曾参加过抗击 SARS 和禽流感的一线医疗工作，此次是他第三次入驻上海公卫中心，投身救治第一线。心外科党支部书记、心外科体外循环亚专科主任郭震，充分发挥专业优势，冲锋在前，提供了体外膜肺氧合（ECMO）、心室辅助（VAD）等各类体外循环和生命支持技术，为患者带去了生命的希望。此外，医院还派出诸多医生前往徐汇区中心医院，参加上海市新冠肺炎疫情电话咨询工作，为老百姓答疑解惑，树立他们对抗疫情的信心。

多管齐下，坚守后方，科学防疫狠抓不怠

抗疫英雄冲锋在前，医院也坚守大后方，干部带头、党员争先、多管齐下，全力以赴做好科学防疫工作。院领导每日带队前往一线重点巡视，现场办公，将防疫工作做得更细更扎实。

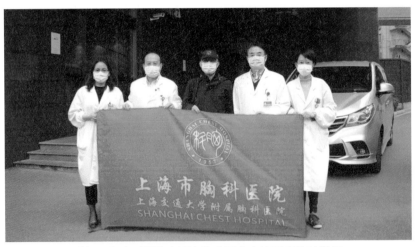

院领导为胸科医院支援上海公卫中心的医疗队员送行

全体党员干部带头上阵"党员示范岗"，把牢疫情防控的第一道关卡。胸科医院运用信息化手段，防控结合，采用"线上＋线下"模式，持续推出各类便民举措，如"新冠咨询""药师咨询""心脏病咨询"等"不见面"诊疗，为门诊、住院患者提供优质医疗服务。全院党员带头坚守在医疗、

护理、医技、管理和后勤等岗位，确保医院各项工作平稳有序，做到疫情防控和日常医疗，两手抓、两不误。同时，医院还通过慰问援鄂、援定点医院医务人员家属，建立"员工关爱组"，通过寄送防护及生活保障物资，点对点心理疏导等，做好暖心关爱和坚强后盾，全力保障抗疫前线医务人员的工作与生活。

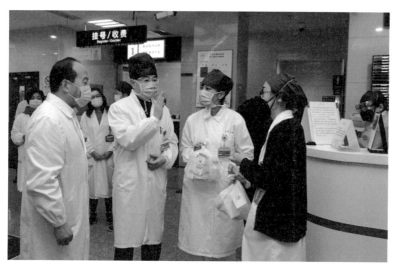

胸科医院领导巡查急诊，完善防疫细节

疫情无情人有情，在抗疫的不同战线上，胸科医院的医务人员展现出白衣战士坚毅果敢、专业敬业和大无畏精神，用实际行动书写了胸科人的精神风貌。

前赴后继，边疆高原来了上海心胸专家

医疗援建是胸科医院积极投身国家脱贫攻坚工作的主要抓手，2012—2021年，根据上级统一部署，胸科医院先后选派了9位医疗、管理专业技术人才，作为上海市援藏、援疆干部，奔赴西藏日喀则市人民医院、新疆喀什第二人民医院开展医疗援建工作。

在援助期间，他们充分发挥心胸专业所长，为当地百姓解决疑难杂症，在提升医疗质量、加强学科建设，夯实人才培养，提高管理服务等方面做

出大量工作，取得明显成效。援助期间，国家卫生计生委、上海市对口支援新疆工作前方指挥部专门来函表示感谢。有 4 人获上海市事业单位脱贫攻坚专项奖励个人"记功"，14 人获上海市事业单位脱贫攻坚专项奖励个人"嘉奖"，8 个学科等获上海市事业单位脱贫攻坚专项奖励集体"嘉奖"。

党员带头，医疗援建有保障

在医疗援建的进程中，胸科医院始终坚持党的领导，为援建工作提供坚强的政治和组织保障。医院将援疆、援藏工作列入医院、党委年度重点工作计划，党政齐心、精心组织。广大党员充分发挥先锋模范作用，主动报名，带头承担援建任务。8 年来，胸科医院所选派的援疆、援藏干部中，党员有 6 名，占比 67%，鲜红的党旗始终在医疗扶贫的战场上高高飘扬。同时，院党委形成"援培"结合机制，将援建工作与医院学科建设和人才培养相结合，使援疆、援藏工作成为加快学科人才培养的有力举措。

从无到有，边疆创建心胸外科

习近平总书记在全国脱贫攻坚总结表彰大会上指出，我们坚持开发式扶贫方针，把发展作为解决贫困的根本途径。医疗援建中，胸科医院认真贯彻这一工作方针，以心胸专业特长，改善边疆发展条件，增强医疗建设发展能力。心外科副主任医师蔡维明是上海市第七批援疆干部，2010—2012 年在援期间，他勇挑重担，敢为人先，肩负起为喀什二院创建心胸外科的重任。

当时的喀什二院还没有心胸外科，人员、设备、技术样样都缺，基本上就是零起点。在前指部、当地政府、当地院领导和医院的大力支持下，蔡维明带领团队，仅用半年时间就创建出一个崭新的心胸外科。其后的短短三个月内，该科室独立完成及与上海两支医疗队合作完成了小儿和成人心脏外科手术 81 例，令当地同行医院称奇。在蔡医生援疆的两年里，喀什二院心胸外科从无到有，逐步走上正轨，共施行了心胸手术 160 余例。其间，蔡医生还受到时任上海市委书记俞正声的亲切慰问。

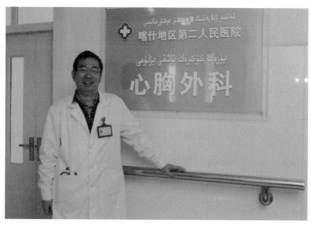

蔡维明在援期间带领团队创建心胸外科

聚焦疑难，将优质医疗带去边疆

医疗扶贫的最终目的是解决百姓"就医难"的问题。医院充分聚焦边疆和高原地区的疑难重症，把一切工作都落实到为贫困群众解决实际就医问题上。心外科副主任医师叶伟是上海市第八批援疆干部。在他援疆一年半的时间里，共主刀 60 余例手术，成功率达 100%。其中有多项高难度手术，如重症主动脉瓣置换手术，2 岁 11 公斤低体重儿重症法洛四联症纠治术等。这些复杂疑难心脏外科手术的成功，标志着喀什二院复杂心脏疾病诊疗水平的全面提高，填补了南疆乃至全疆心胸外科在此领域的空白。

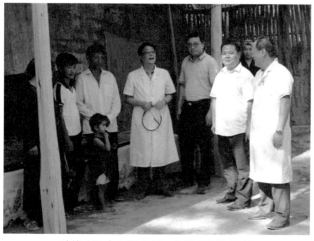

叶伟（居中）下乡村，为当地居民义诊

　　根据喀什地区缺少麻醉、体外等学科的情况，胸科医院又先后派出了麻醉科主任吴镜湘、心外科体外循环亚专科主任郭震等青年骨干先后赴疆开展医疗援助。在前赴后继的努力下，喀什二院已能独立开展心脏外科、肺、食道等疑难手术的麻醉，培养出了若干名心胸麻醉医生，并推进了体外专业的规范化、现代化进程，使整个心胸外科学科群团队更加完整。

　　2020年，心外科心衰与房颤外科亚专科主任郑悦作为上海市第十批援疆干部人才，前往新疆喀什。10个多月里，他发挥所长，用"上海经验"积极带领喀什二院心胸外科团队，开展了诸多高难度心脏手术，为解决当地百姓疑难重症问题贡献了积极力量。

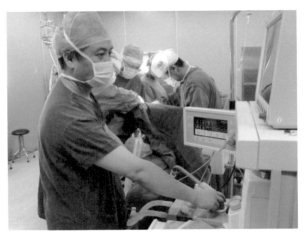

吴镜湘为喀什二院带去先进麻醉技术

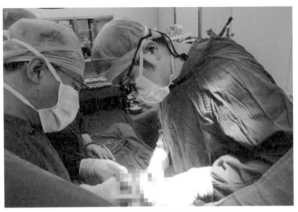

郑悦（右）开展诸多高难度心脏手术

技术创新，让边疆百姓原地就医

开发式扶贫方针是中国特色减贫道路的鲜明特征。胸科医院一直坚持用发展的办法解决贫困地区医疗水平落后的问题，用新技术、新模式为民生改善提供持久动力。胸外科食管外科亚专科副主任茅腾，是胸科医院第一位援藏医生，2017 年，他作为上海市第八批援藏专业技术人才踏上了雪域高原。在援建的一年间，他先后在当地开展了多项新技术，其中大部分是日喀则市甚至西藏自治区的首例，如单操作孔胸腔镜的血胸清除和肺的修补、单孔胸腔镜中叶切除治疗肺包虫病、Ivor-Lewis 翻身二切口二野淋巴结清扫食管癌根治术、McKeown 翻身三切口二野淋巴结清扫食管癌根治术、单孔肺大泡切除＋胸膜闭锁术、急诊全肺切除术抢救肺脓肿大咯血患者等。

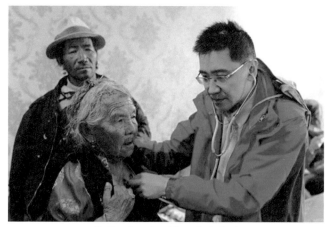

茅腾（右）来到藏民家中义诊

2020 年，胸外科副主任医师赵洋接过接力棒，作为上海市第十批援藏专业技术人才继续为藏区人民服务。短短数月间，他就运用胸壁畸形诊治领域的领先技术，攻克难关，为藏族同胞施行了复杂胸壁畸形治疗手术，让当地患者实现了原地就医梦想。

言传身教，培养带不走的医疗队

习近平总书记提出，要坚持调动广大贫困群众积极性、主动性、创造性，激励人民群众自力更生、艰苦奋斗的内生动力。医疗援建期间，医院一批又一批援疆、援藏专家，怀着帮助当地建立起一支"带不走的医疗队"目标，通过临床指导、理论带教，悉心传授心胸专科医疗技术，实现由"输血式"扶贫向"造血式"帮扶转变。

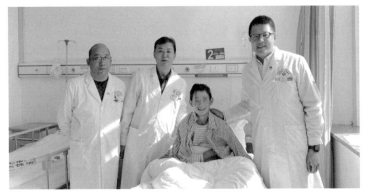

赵洋医生（右一）用先进技术治愈藏族同胞

经过 8 年多的努力，在胸科医院援疆、援藏的对口医院中，当地医生已能独立开展胸腔镜微创手术、各类心脏外科疾病诊治技术，并掌握心胸手术麻醉、外科营养、术前心肺功能评估、胸部创伤处理等专业技术。喀什二院心胸外科还实现了核心期刊论文发表量零的突破，科研能力稳步上升。援建期间，胸科医院接受了多位藏区、边疆医生来沪培训，并通过联合举办"沪喀麻醉研讨会""2018 西藏日喀则第一届胸外科珠峰论坛""2020年中国胸壁外科联盟西藏地区胸壁外科论坛"等活动，加强上海与喀什、日喀则等地的学术交流，多渠道、多方位地深化帮扶带教成果转化运用。

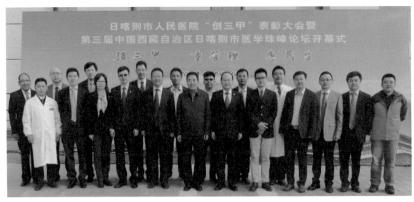

2018 年在西藏日喀则市召开第一届胸外科珠峰论坛

此外，医院多年援疆、援藏工作也紧紧围绕当地医院"创三甲""强三甲"的目标战略，打造了一套符合当地实际情况的现代管理体系。胸科医院选派的首位行政管理援藏干部、绩效办王盟同志，积极优化日喀则市人民医院的绩效工作新模式，大力加强"三基"建设，开展了绩效核算方法的技术性调整，有效提升了绩效管理的规范化水平。在抗击疫情阻击战中，王盟同志还制订了防疫期间一次性绩效鼓励方案，为坚守一线奋战的医务人员提供支撑与保障。

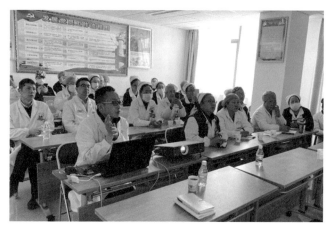

王盟（前排左一）将先进管理理念带去高原

脱贫攻坚的全面胜利，是新奋斗的起点。医疗扶贫，胸科永远在路上。下一步，医院将再接再厉，继续将优秀的年青医学骨干选派到边疆，让他们将上海地区优质的心胸医疗服务带给广大的边疆和高原百姓，助力当地提升健康生活水平，巩固脱贫攻坚成果，为国家再立新功。

精准扶贫，助力彩云之南迈入健康新时代

胸科医院积极响应国家卫健委对口精准健康扶贫号召，认真履行公立医院公益性职责，自 2016 年起，持续派出医疗队对口帮扶云南省大理州云龙县人民医院。

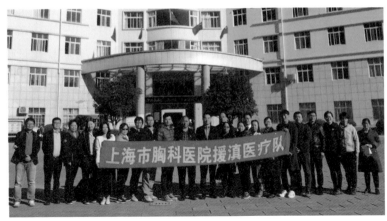

潘常青院长带领第十批援滇医疗队进行医疗援建交接

截至 2021 年 11 月，胸科医院已派驻 11 批次共计 57 名医护骨干前往云南，覆盖心内科、心外科、胸外科、呼吸内科、肿瘤科、麻醉科、检验科、超声科、检验科、放射科、护理部、统计中心等科室。其间，党员勇于担当，敢挑重任，11 批次医疗队队长都由党员担任。五年多来，援滇医疗队从云南疾病谱特点和县人民医院实际出发，扎实推进当地医院学科建设，持续提升医教研管综合水平，为云龙百姓筑牢健康屏障。

从零出发，夯实基础，发挥专长补上医疗短板

2013 年，党中央提出"精准扶贫"重要理念，创新扶贫工作机制。云南，是上海市对口帮扶的重要地区。云龙县是多民族聚居的山区，属于贫困县，胸科医院定点帮扶的县人民医院是当地唯一的二级综合医院。"缺少什么建什么，哪里短板补哪里"，医院切实贯彻精准扶贫的理念，创下了云龙县地区医疗多项第一，填补当地多项空白。

在医疗队一棒又一棒的不懈努力下，云龙县医院先后创建了心内科、导管室、气管镜室和微生物室。心内科病房启用后，患者数量从无到有，如今每月出院患者近 40 例，年完成冠心病高危筛查数千例，并常规开展冠状动脉造影、冠状动脉支架置入、临时起搏器置入、房颤射频消融术、心包穿刺等技术。

为创建当地气管镜室，胸科医院给当地捐赠了 2 台气管镜设备。其后，

医疗队大力推广显微支气管镜检查和无创呼吸机通气技术，从诊断到治疗，开启了当地呼吸介入治疗的新模式，目前可完成气管镜检查百余例。

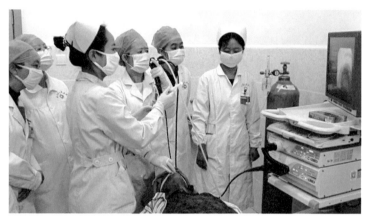

援滇医疗队成功开展云龙县人民医院首例气管镜检查

为提高当地临床检验能力，医疗队帮助县医院建立了微生物室并投入运作，填补了县医院临床微生物检验的空白。此外，医疗队采用 MDT 模式，由呼吸内科、胸外科、心内科专家组成团队，成立了"上海市胸科医院援滇医疗队心肺疾病联合专家门诊"，推行多学科联合诊治模式，并推动大理地区第一个戒烟门诊在云龙县人民医院落地。

对症下药、精准滴灌，用硬技术把扶贫落到根上

发展是扶贫的内核动力，技术则是可持续发展的关键。胸科医院通过"组团式"帮扶，覆盖多学科、多病种，以优势技术把医疗扶贫扶到点上。2016年，首批医疗队成员施行了当地首例胸腔镜手术，其后又陆续完成胸腹部联合外伤手术、胸腔镜下纵隔淋巴结活检及胸膜腔闭 锁术、胸腔镜下经剑突下小切口左侧肺大疱、严重气管割裂伤抢救、胸壁肿瘤切除术、单孔胸腔镜下"左上肺固有段切除术"等手术，均为云龙县首例。

心内科专家也发挥专业优势，一批又一批接连开展了云龙地区首例冠脉支架植入术、双腔起搏器安置术、经房间隔穿刺射频消融术、单腔起搏器升级更换手术、心房扑动射频消融术、经皮穿刺房间隔缺损封堵术等心脏介入技术。

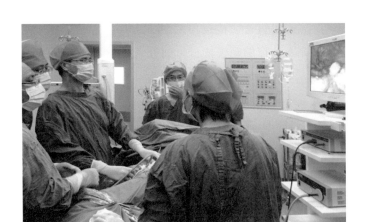

胸科医院首批医疗队成员施行当地首例胸腔镜手术

同时，医院医疗队还完成云龙地区的首例气管镜检查、首例支气管镜下肺癌细胞学诊断和首例肺穿刺。开展小儿骶管阻滞麻醉、喉罩麻醉、支气管内麻醉等多项心胸麻醉新技术，并联合消化科医师开展了首例无痛胃肠镜检查，助力县医院成为当地手术麻醉领域的"领头羊"。

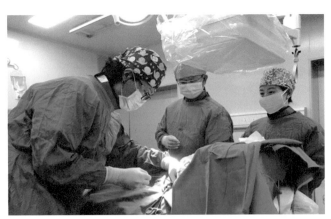

医疗队心内科专家开展云龙当地首例心脏介入治疗

激发潜能，传授带教，让精准扶贫成果持续发力

"志之难也，不在胜人，在自胜。"习近平总书记提出，脱贫必须摆脱思想意识上的贫困，把人民群众中蕴藏着的智慧和力量充分激发出来。胸科援滇医疗队根据自身专业特长，通过建章立制、临床带教、教学培训，"手把手"帮扶，在云龙县医院建立起了一支"带不走"的队伍。

重症监护室是云龙县人民医院的省级重点科室，医院援滇医生带教了呼吸机的使用和血气分析报告的解读，以及静脉置管、胸腔置管、床边超滤等专业技术，成功救治了多脏衰孕产妇、重症肺炎、糖尿病酮症昏迷、脓毒症等危重病患，提升了科室整体医疗质量和医疗内涵。

医疗队员们在临床带教上花了"硬功夫"，从零基础开始，培养了 4 名心超影像学医生，已有 2 名当地医生能熟练进行超声心动图检查和诊断；胸外科方面，当地医生已经能够独立常规开展胸腔镜常规手术和肋骨骨折手术；护理方面，从优化管理模式、提升护理质量入手，医疗队员们制订了无痛病房管理流程，组织多次护理操作培训及教学查房，涵盖内科急性胰腺炎患者的护理、急症心衰患者的护理等内容。此外，队员们也积极培训当地医生对肺部小结节的影像诊断能力。

医疗队还注重当地医务人员科研思维的培养，指导当地医护积极撰写并发表了相关专业论文。与此同时，五年多来，医院还定期组织专家每年前往云龙县进行医疗指导，也接收当地医护人员来院进修，通过"引进来、走出去"的方式帮助县医院蓄积人才。

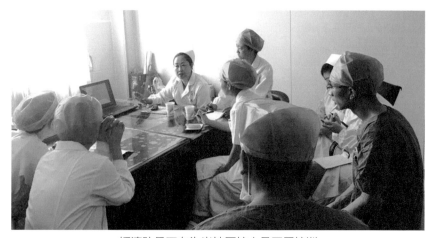

援滇队员正在为当地医护人员开展培训

爱心绵延，温暖云龙，将健康服务送到百姓身边

医疗扶贫，让人民群众开启了健康幸福生活的新画卷。在援建同时，胸科医院援滇医疗队积极热心公益事业，以实际行动服务患者，让当地百姓体会到切实的就医便捷。医疗队每年联合其他帮扶医院专家开展义诊咨

询活动，组织对县医院儿科小患者的新年慰问、中高考学生体检、护士节和医师节等卫生帮扶大型活动，惠及无数当地百姓。每年，队员们还会转辗几百公里山路到县下辖各个乡镇，为400余名贫困人口进行健康体检，让更多贫困地区的百姓不出家门就能享受三级医院的诊疗服务。

在当地红十字会的配合下，医疗队通过下乡义诊集中筛查贫困先心病患儿近200人，经筛查确诊，可进行手术的孩子有15人，已经全部通过慈善救助方式，来到上海，在医院接受了免费的爱心手术。多年来，医院持续在大后方给予医疗队人力、设备和技术各方面的支持，多方协作、多点发力，做好援滇工作的坚实后盾。

2020年是云南省脱贫攻坚战的收官之年，云龙县已正式退出贫困县的序列。"脱贫摘帽不是终点，而是新生活、新奋斗的起点。"胸科医院将继续坚持不懈地贯彻国家精准健康扶贫的方针和路线，以永不懈怠的精神状态、一往无前的奋斗姿态，脚踏实地、久久为功，持续做好精准扶贫援建工作，让广大人民群众更有获得感、幸福感、安全感。

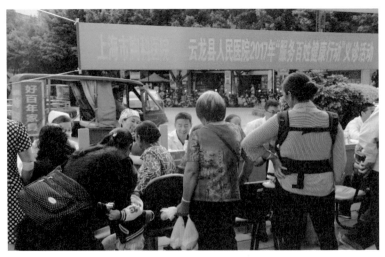

援滇队员下乡进行义诊

用"心"扶贫，铺就先心救治公益长路！

持续了十多年的公益项目，挽救了一个又一个贫困家庭的孩子，胸科医院将"因医脱贫"的理念落成实际行动。自建院 60 多年来，医院坚持秉承公益办院宗旨，积极履行社会责任，以心胸疾病专业优势回报社会。自2007 年起，医院"贫困先心患儿公益医疗队"深入祖国各地贫困地区开展医疗援助，为数以万计的疑似先心病儿童义诊筛查，并将有手术指征的患儿接到上海给予爱心手术治疗。截至 2021 年底，医院已为近 950 名贫困先心病患儿成功实施手术，累计资助医疗费用 2000 余万元。

源起，扶贫之路从"心"出发

2012 年，党中央开启了新时代的脱贫攻坚战。作为以诊治心胸疾病为主的专科医院，医院围绕根除"因病致贫"顽疾目标，将医疗扶贫落到先天性心脏病上。每年我国有 15 万至 20 万名的先心病患儿出生，高原地区发病率比平原地区高出 20 倍。贫困家庭的患儿错过救治时机后，将给家庭带来长期的经济与心理负担。本着"救治一个患儿，就能挽救一个家庭"的初衷，医院发挥专科医疗优势，由院长挂帅、医疗副院长牵头负责，组建了"贫困先心病患儿公益救助医疗队"。先心救治的足迹从彩云之南启程，2013 年医院与云南腾冲县红十字会共建"爱未来·心希望"贫困先心病救助项目，其后又相继与云南洱源县、云南大理州、云南保山市开展"情系洱源""新生命花儿绽放"等项目。

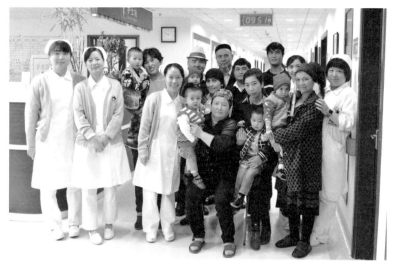

来胸科医院接受爱心手术

2014 年的夏天，一个残疾的白族妈妈背着她快 10 岁的儿子来到云南洱源的筛查现场。孩子患有法洛氏四联症，又有唐氏综合征，由于病情复杂曾被多地医院婉拒。胸科医疗队决定拼尽全力挽救这个小生命。全院总动员，历经惊心动魄的手术和一次又一次九死一生的抢救，最终成功治好了孩子的先天顽疾。现在，医疗队员们只要有机会到洱源回访，都会特意去探望他，没有什么比看到一个鲜活的生命如花儿般绽放更令人欣慰。

迈步，希望之花开满华夏

十余年的慈善助医经验，引领胸科人将博爱之心洒向祖国大地。每年由院领导亲自带队，医疗队不惧千山万水，克服种种困难，先后深入江苏、浙江、安徽、江西、新疆、云南、西藏、青海、贵州等地区开展医疗援助。救助足迹最远到达距沪 4000 多公里的新疆巴楚、察布查尔，最高来到平均海拔 4500 米、我国海拔最高的地级市西藏那曲。面对面的筛查是成功救治先心病患儿的必要环节，也是提高手术有效性的保证。

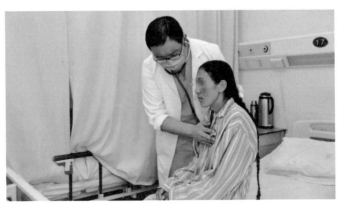

心外科赵乃时为藏族同胞进行检查

这种面对面筛查，是医疗队员们克服重重困难，顾不上吃饭喝水，来不及舒缓水土不服等不适得以实现的。每次深入滇、疆、藏等地区筛查患者，医疗队经常是在短短几日内马不停蹄地完成几个乡县的筛查工作。每个点的筛查，队员们都要从白天忙到深夜才能检查完所有就诊儿童。有一年，医疗队来到新疆腹地巴楚县和察布查尔县，面对的是乡卫生院连张诊疗床也没有的艰苦条件，以及多达上百名的待查疑似患儿。队员们就地取材，用门板暂时充当检查床，站着完成听诊。还有一次，医疗队前往平均海拔超过 4200 米的青海省果洛州和多玛县，由于高原缺氧，当地孩子甲床、面部不同程度呈现青紫和高原红，给确诊带来更高的难度和成倍压力。队员们克服高原反应坚持工作，没有落下一个孩子。

拓展，公益救助持续延伸

医院"将心比心"的善举，为改变落后贫困地区面貌贡献着坚实力量。近年来，医院持续深化慈善先心项目，把医疗扶贫工作往深里走、往细里做。现在，救助对象从最初的儿童扩展至成人，救助病种从先心病扩展至心脏瓣膜疾病和心衰治疗。2017 年，医院与上海市妇联、上海市儿基会启动了对口支援遵义三年帮扶项目。三年来，帮助遵义市筛查疑似先心病儿童 1100 余名，为 100 余名确诊患儿实施了爱心手术。目前沪遵第二轮先心扶贫协作项目也在进行中。2020 年虽受新冠疫情影响，医院也没有停下公益救助的脚步。医疗队先后 5 次赴贫困地区开展先心筛查，并进行线上义诊活动。全年共为 106 名确诊患者实施爱心手术治疗。

为积极落实国家"决胜脱贫"总目标，医院主动担责，着力加大对"三区三州"全国重点脱贫督战地区的医疗救治力度，2020 年间，为 3 名青海果洛州的先心病成年患者成功实施了免费手术。家在青海果洛玛沁县雪山乡的牧民依西昂毛就是其中一位，37 岁的她和丈夫以牧业为生，有两个孩子。在当地义诊筛查中发现她的病情后，医院第一时间把她接到上海进行了手术。由于依西昂毛不会说汉语，术后在重症监护室观察时，医院医生护士们专门设计了通俗易懂的卡片，用来与她交流。及时的爱心救治和医院无微不至的照顾，让依西昂毛一家非常感动。

收获，真情关怀结出丰硕果实

国家扶贫政策落实到位，孩子的病治好了，那些贫困家庭的日子一天比一天好了起来。附属胸科医院的先心公益项目，不但给了患儿生命新希望，也关心帮助这些孩子回到家乡后的成长，以此助推经济落后地区的可持续发展。2017 年建院 60 周年的活动中，一位 10 年前接受公益手术的先心患者带着家人和刚出生的宝宝重回故地，激动地表示胸科医院让她的人生重新起航。2018 年，医疗队在云南大理祥云县筛查时，一名 1 米 8 大高个的少年和爸爸妈妈从家中赶到筛查地，向医疗队表示感谢。当年他被筛查出先心病时，年龄已经超出了救助范围，医院为他多方协调，最终顺利实施了救治。当天临别时，少年情不自禁地与专家拥抱，他说："将来，我也要做一名医生。"

除了治病救人，胸科医疗队还积极发动社会爱心力量，共同为偏远地区贫困家庭实现医疗脱贫助力。胸科医院与上海、云南、新疆、青藏、贵州等地区政府、各级红十字会、妇联组织，以及上海市慈善总会、上海市儿童健康基金会等社会公益组织建立了紧密的合作关系，得到了扶贫机制、手术善款、组织协调等多方面的协助。同时，医院还先后筹资设立了多个专项救助基金，通过汇聚爱心合力，将这份慈善事业接力传递。

梦在前方，路在脚下。慈善之路任重而道远，救助越深入，越觉得肩上沉甸甸的责任。胸科医院将继续发挥在先心病诊治领域的专业特长，用精湛的医术、真切的关怀加快爱心脚步，用初心与使命丈量祖国大地，使更多罹病患儿得到及时、有效救治，为更多贫困家庭照亮美好生活的前行之路。

闪光足迹

关键时刻冲得出，众志成城战疫情
——胸科医院各党支部勇于担当，党员干部勇作先锋

2020 年，在疫情防控阻击战进入关键阶段时，胸科医院坚决贯彻习近平总书记重要指示精神、党中央通知要求与上海市委的统一部署。全体党员和广大干部以高度的政治责任感和使命感，以身作则、率先垂范，用实际行动践行初心使命，让鲜红的党旗高高飘扬在疫情防控斗争的第一线！

党支部勇于担当，充分发挥政治堡垒作用

2020 年 1 月 29 日，胸科医院党委向全院党员发出倡议书，各党支部积极行动，切实发挥战斗堡垒作用。

各党支部每日通过微信群等形式，及时传达上级指示精神和医院重要通知及防控工作信息，组织党员带头做好线上防控学习培训，教育引导全

体党员提高政治站位，增强信心，在疫情防控阻击战中发挥先锋模范作用。

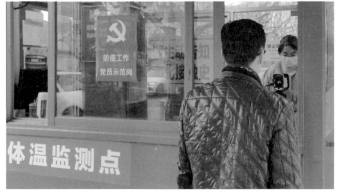

各党支部每日组织党员带头做好线上疫情防控学习培训

胸科医院党委在防疫任务最重、风险最大的检测位点设立了3个"党员示范岗"。来自管理部门的3个党支部的全体党员干部带头上岗，支援一线，主动承担医院体温检测的第一道防线重任，把牢疫情防控的第一道关卡。

胸科医院先后派出多批医务人员援鄂、援定点医院前线，各支部及时关心前线党员和队员的情况，送去慰问和鼓励，同时关心前方队员在沪家属情况，全力支援前方防疫战斗。各党支部及时关心广大职工的工作生活情况，团结带领大家坚定信心，全力打赢防疫阻击战。

管理部门三个党支部的全体党员干部带头上岗

党员干部冲锋在前，不畏困难勇挑重担

胸科医院全院党员关键时刻冲得出，以实际行动展现共产党员的先锋作用。从防疫"战争"打响的那刻起，广大党员踊跃主动报名，请战支援一线。每次支部发出支援任务报名通知时，党员们总是"秒回"。医院组建防疫专家组时，专家党员们纷纷写下"请愿书"，请愿加入一线岗位。在医院的援鄂医疗队、援定点医院医疗队的队员中，党员比例超过60%。

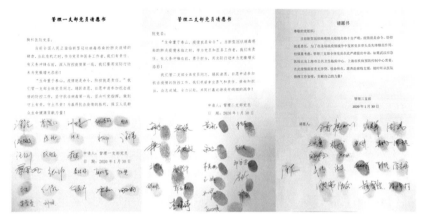

管理部门三个党支部全体党员的请愿书

在援鄂、援定点医院的岗位上，党员们不怕危险、不怕辛苦，始终坚持在一线。呼吸内科副主任李锋、呼吸内科副主任医师陈宇清分别担任定点医院的普通病区和重症病房医疗组组长，导管室护师张俊杰承担武汉金银潭医院重症监护工作。

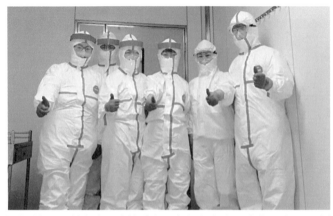

呼吸内科副主任、共产党员李锋（右一）担任定点医院普通病区医疗组组长

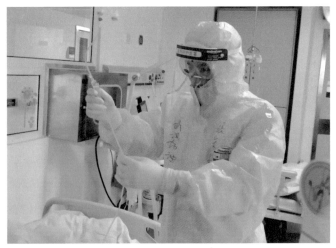

导管室护师张俊杰承担武汉金银潭医院重症监护工作

全院党员以"做好本职工作就是最大的贡献"为宗旨，带头坚守在医疗、护理、医技、管理和后勤等岗位，确保医院各项工作平稳有序。

防疫战斗中，全院党员干部们以实际行动，同时间赛跑、与病魔较量，全力以赴，严防死守，为打赢疫情防控阻击战贡献力量。

（转载自上海市胸科医院微信公众号 2020 年 2 月 6 日"新闻速递"专栏报道）

致敬英雄，从伟大抗疫精神中汲取奋斗力量

英雄是民族最闪亮的坐标。面对突如其来的新冠肺炎疫情，胸科医院医护人员白衣为甲、逆行出征，英勇奋战在抗疫一线，给病毒肆虐的漫漫黑夜带来了光明。2020 年 9 月 29 日，胸科医院胸外专业病区副护士长、中共预备党员冯亮，肺内党支部书记、呼吸内科副主任、危重症呼吸病亚专科主任李锋因在抗击新冠肺炎疫情工作中的突出表现，荣获了"上海市抗击新冠肺炎疫情先进个人"的称号。

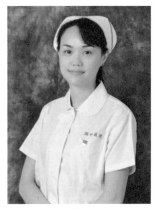

冯亮

2020 年 1 月 24 日除夕夜，冯亮克服家里 2 个幼孩和 93 岁高龄卧床外婆需要人照顾等困难，作为上海首批支援湖北医疗队成员出征，奔赴武汉抗击疫情最前线（武汉金银潭医院北三楼重症监护室）。68 个日夜，她充分发扬艰苦奋斗、挺身在前的精神，用自己的担当与奉献，完成救死扶伤、守护生命的使命。抗疫前线，冯亮还光荣地加入了中国共产党，成为上海援鄂医疗队首批火线入党的队员。

她在金银潭医院重症病房担任护理组长、核心小组成员兼后勤保障组组员。在医疗队接收金银潭医院病区的第一个夜晚，在大家对整个医院流程还不熟悉的情况下，她主动放弃休息时间，持续工作近 10 个小时。她的眼睛充满了血丝，脸上也压出了深深的伤痕，但她没有一句怨言。她勤于思考摸索护理方案，注重人文关怀。当发现许多高流量和鼻导管供氧的患者出现不同程度流鼻血及上唇嘴角破溃的症状时，她每天为吸氧患者的鼻腔及破溃处涂抹红霉素软膏，使患者的症状有效改善。她主动负责重患者最多的病房，一位有腹泻症状的患者在床边不小心弄翻了便盆，便液弄得到处都是，她边安慰患者边处理被便液污染的区域，换床单、擦地、拖地、消毒，连卫生员的工作也干上了；一位高龄患者无法将痰液吐出，冯亮用针筒连着吸痰管人工抽吸，并用纱布包着手指将痰液粘出来；她还多次在凌晨 4 时去火车站接运物资。

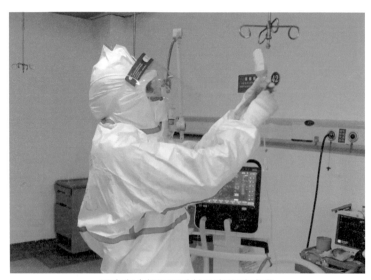

冯亮在金银潭医院护理危重症患者

健康所系，性命相托。一声声亲切的安慰话语、一张张患者出院时和冯亮留下的温馨合照，都留在了金银潭医院和每个人的心里……

2020 年 2 月至 4 月，李锋先后两次投身上海市新冠救治定点医院（上海公卫中心）参与临床救治工作。他临危受命，担任新开设 A4 病区医疗组的负责人，凭借娴熟扎实的专业知识，为患者赢得最好的抢救时间和治疗效果。在抗疫一线，李锋不忘党建，在病区成立临时党支部。他勇挑重担、冲锋在前，充分发挥党员医务人员的先锋模范作用，为病区伙伴并肩作战起到了凝心聚力的积极作用。

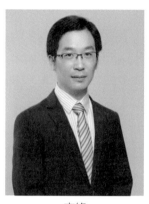

李锋

李锋一到上海公卫中心抗疫一线，便临危受命、服从大局，在 A1 病区患者收满的情况下临时新开设 A4 病区，并担任医疗组负责人。每天新收 10～20 个患者，每天早晚查房 2 次，每次查房 3～4 个小时，沉闷的防护服、大量的患者、长时间的超负荷运作并未让他退怯。他注重密切观察患者病情，及时采取积极的药物干预措施，减轻患者的病情，并辅以适当的心理疏导以缓解患者的紧张焦虑情绪，有效避免了轻症患者向重症患者的转变。

当问及李锋面对来势凶猛的新冠病毒有没有恐惧时，他淡然一笑："我们不向前进一步，病毒怎么会向后退一步呢？我是党员，我不怕！"

（转载自上海市胸科医院微信公众号 2020 年 9 月 29 日"新闻速递"专栏报道）

从零点开始，到零点结束，她值双班为自己庆生

2020 年 2 月 9 日是胸科医院第二批援鄂医疗队队员陶夏的生日。生日那天，她作为武汉市第三人民医院重症监护室危重症组组长，当值了 0:00—4:00、20:00—24:00 的两个护理班。从零点开始，到次日的零点结束，陶夏用这样特殊的方式为自己在援鄂医疗第一线过了一个特殊的生日。

陶夏是一名有着 14 年重症护理经验的护士，抵达武汉的第二天晚上，

她接到紧急通知，即刻带领其他7名组员组成危重症护理五组，并担任组长。这无疑对她提出了更高的要求，不但要严格仔细地完成自己的护理工作，还要肩负起带领团队的职责。

2020年1月31日8:00—12:00，陶夏带领组员穿戴好防护服，进入重症监护隔离病房开始第一个早班工作。监护室中的情况比想象得还要严峻，许多患者都用了呼吸机。前几日，重症监护室的患者又被分为了轻、中、重三个等级，陶夏则主动提出负责重症患者区域的护理工作。

在闷热厚重的防护服下，陶夏每天要连续工作6～8个小时，不停地巡视、操作，确保及时监护到每一名患者。身体流出的汗弄湿了贴身手术衣、一次性手术衣，甚至防护衣都开始滴水。工作结束回到休息处时，看到许多组员都累瘫了，有些连饭都不想吃，作为组长的陶夏便要求大家一定要吃点东西，因为只有照顾好自己的身体，才有力量去救治更多患者。"虽然每天都承受着巨大的身心压力，但看到组员们都在坚持，也得到了医院在大后方的鼎力支持和领导、同事无微不至的关心，这些都给了我力量，现在的日子一定会令我终生难忘。"

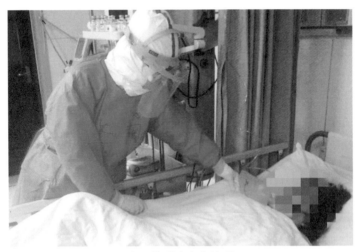

陶夏为重症患者护理

生日当天，为了给她祝福，同为胸科医院援鄂护士的周勇和来自其他医院的队友们悄悄地做了准备，在晚饭时间，共同为陶夏庆生，给了她一个惊喜。疫情如寒冬，人心似暖阳，在抗疫前线和战友们度过这样的生日，陶夏备受感动。"此刻，你们就是我的家人！"她在工作日志里写道。

（转载自上海市胸科医院微信公众号 2020 年 2 月 10 日"胸科 | 援鄂快报"专栏报道）

吴镜湘：无影灯下的幕后英雄

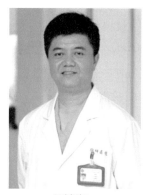

吴镜湘，1975 年出生，1999 年加入中国共产党，胸科医院麻醉科主任、麻醉手术支部书记，主任医师，博士生导师。他始终秉承"安全、无痛、舒适"三阶梯麻醉理念，堪称"无影灯下的生命守护者"，获上海市优秀共产党员、新疆麻醉学科突出贡献奖、上海市事业单位"脱贫攻坚"记功一次等荣誉。

吴镜湘

一场新冠肺炎疫情让默默无闻的麻醉医生"上场"——直面巨大暴露风险，"插管敢死队"的出现，感动了许多人。

"插管是我们的看家本领，在战疫中发挥了大作用，我们很自豪。"胸科医院麻醉科主任吴镜湘说。从业至今，麻醉学教给他一个本事：身处纷乱现场，能快速发现问题症结并解决问题。因为，生命留给麻醉医生的时间，可能只有 20 秒。

每年保持个人完成麻醉例数近千例，领衔所在学科在麻醉质控检查中连续多年获得上海市麻醉质控并列第一名，经历鲜为人知的惊心动魄、为生命护航——在吴镜湘身上，人们对麻醉医生这群无影灯下的幕后英雄有了更多认识、更多发自内心的感动。

麻醉医生是"绿叶"，但有自己闪光的地方

确保医院麻醉科每年大约 1.8 万例心胸手术麻醉的安全和质量，吴镜湘肩头的担子着实不轻。更重要的是，他不惧危重疑难紧急患者，且同时保持着一项纪录：历年来无一例医疗差错、事故或投诉。

这份精益求精，这份拼搏精神，与他的成长经历有关。直到半世纪后

入列国家红色旅游名录，才渐为人知。

吴镜湘从小立志学医，1993年考入第二军医大学，由此迈入麻醉学的大门。"在大学时代，于布为教授就教导我们，麻醉在抢救生命上有独特专长，'手术有大小，麻醉无大小，外科医生治病，麻醉医生保命'。老师这些简短有力的话深深打动了我——麻醉医生是'绿叶'，但有自己闪光的地方。"吴镜湘至今还对本科实习时的一名专家记忆犹新，时任南京军区总医院麻醉科主任徐建国教授。当时，医院里的很多会诊，都会请这位麻醉医生到场。呼吸科有患者脱离呼吸机困难，这位专家就从生理学上的"呼吸商"来调整患者的营养膳食结构促成脱机；当重症患者陷入肝昏迷，他能从患者的补液中分析出是白蛋白多了，产生了过多芳香族氨基酸、不利清醒，需用支链氨基酸纠正……

麻醉医生到场，险情解除！这种成就感坚定了吴镜湘"一心学好麻醉"的志向。2000年他考取第二军医大学麻醉学硕士研究生，师从徐美英教授；2005年考取第二军医大学麻醉学博士研究生，师从俞卫锋教授。

无惧高难度心胸手术，"接招"更难的日间手术

从1998年本科毕业算起，吴镜湘从业逾20年了。多年来，他从事的不是一般的麻醉，而是高难度心胸手术的麻醉。

"所有的努力，为的是确保万无一失，但我们也知道，有些时候，无法回避险情。"吴镜湘告诉记者，医生们曾经做过一个测算，平均1000台手术中可能会出现1台心脏骤停，麻醉医生必须快速判断患者的问题在哪、怎么解决险情。

"很多时候，现场就给你几分钟的判断时间，必须快速行动，不然后续处理会很困难，甚至带来血淋淋的教训。"吴镜湘说。

现代麻醉学发展迅猛，需要一边总结经验，一边探索新知。吴镜湘认为，麻醉学未来的一大方向是"舒适医疗"，与有创操作相关的诊疗未来都需要麻醉，以减轻患者的痛苦与恐惧感；其二是保证安全、精准用药。外科手术的微创化对麻醉提出了更高要求，必须不断钻研麻醉技术，为外科医生创造更好的胸腔镜微创手术条件。

"患者清醒后，往往见不到我们。对我们来说，看到患者良好康复，

出手术室能带着微笑，这就是成就感，也是我们追求的境界。"这并非"遥想"，2018 年吴镜湘就领衔团队借助加速康复麻醉策略开展首批试点，这些患者在接受手术当天就可以自己走出手术室。

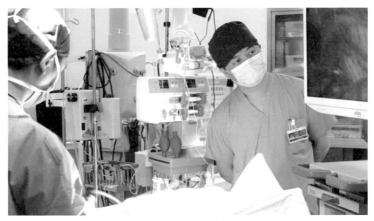

吴镜湘在工作

吴镜湘说，团队目前还在深入探索，往胸科日间手术这条道路上继续前进。胸科日间手术国内外至今没有经典示范，因为——难！胸外科手术当天就能走出手术室、活动自如，看起来不可思议，却并非不可能，吴镜湘在"接招"。

主动请缨援疆，建"带不走的医疗队"造福更多患者

2012 年 7 月，援疆工作动员后，吴镜湘主动请缨，不谈困难、不提条件，光荣地作为上海市第七批援疆干部赴新疆喀什二院开展为期一年半的援疆医疗工作。

从新疆走出来的孩子，学有所成建设故土，吴镜湘认为，这是一项特别的使命。作为喀什二院的麻醉科副主任，吴镜湘一方面建章立制、规范流程；另一方面，他积极主持参与疑难病例会诊讨论，开展异丙酚靶控输注、心胸麻醉等新技术，填补了当地麻醉技术的空白。

"当时，条件还很艰苦，要应对很多意外情况，有时还会临时停电，需要我们手动摇体外循环机和手控麻醉呼吸机。"忆援疆往事，吴镜湘很感慨。援疆一年半时间，他悉心传授，帮助当地建起了一支"带不走的医

疗队"，有效推进了喀什地区心胸专科麻醉技术发展，造福了边疆百姓。

圆满完成援疆任务后，吴镜湘仍致力于沪疆两地学科交流和脱贫攻坚相关工作，接收了多名新疆的麻醉进修医师来上海学习。升任科室管理岗位后，他不仅自己再赴新疆喀什、西藏日喀则开展学术交流，还组织科室3批次人员参与医疗援滇任务。

"麻醉学的角色是'绿叶'，却是全程护航生命的绿叶，希望把这份绿叶的力量传播到更多地方，造福患者，守护生命。"吴镜湘说。

（转载自《文汇报》2021 年 8 月 16 日"百年初心奋斗者"专栏报道）

用医术将友谊带到日喀则，将赤子之心献给藏区

2018 年 7 月 30 日晚，上海市第八批援藏专业技术人才——胸科医院胸外科食管外科亚专科副主任茅腾医师圆满完成为期一年的援建任务顺利凯旋返沪。

胸科医院历年来高度重视援藏工作，将援藏工作与医院的学科建设和人才培养相结合，选拔优秀的学科骨干人才前往援藏，将执行援藏任务作为加速优秀人才培养的有力措施。2017 年 7 月，按照上海市委组织部和申康党委的要求，胸科医院经过精心组织和层层选拔，选派胸外科青年骨干、食管亚专科副主任茅腾副主任医师参与上海医疗人才"组团式"援藏，赴日喀则市人民医院担任胸外科主任职务。

一年间，茅腾克服藏区极度不适的高原反应等困难，始终以高度的政治敏锐感和责任感，以"舍小家顾大家"的大局意识和责任担当，"俯首甘为孺子牛"的奉献精神，"敬佑生命，不畏艰苦，救死扶伤，大爱无疆"的职业精神，牢牢坚守在维护社会稳定、促进民族团结的第一线。他时常深入医疗一线，开展疾病调研，施行了 10 余项新手术，用过硬的专业技术和丰富临床知识，为当地患者解除病痛。

作为胸外科主任，茅腾根据科室实际情况和发展规划，建立健全各项规章制度，建立并优化胸外科疾病诊疗方案和临床路径，规范科室管理。同时，通过定期开展科内讲课、手术演示、教学查房，以"授人以渔"的方式，培养出一批"带不走"的医生，为建立医院专科人才培养机制，提

升心胸诊疗技术水平，打造藏区的胸外科重点学科和医疗中心，确保胸外科诊疗和科研水平在西藏地区处于领先地位起到了非常重要的作用。援助期间，胸科医院全力支持茅腾援藏工作，院报、网站、官方微信及时报道其援藏事迹，并先后捐赠价值 20 万元胸外科专业手术器械，支持日喀则市人民医院胸外科的建设与发展。

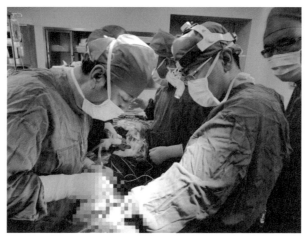
手术中

茅腾将上海人民和胸科的友谊带到了日喀则这片热土上，将一片赤子之心奉献给了藏区的各族同胞，受到了当地领导和群众的一致好评，更是获得国家卫生计生委来函表扬，获得"上海市第三批医疗人才组团式援藏优秀工作者""日喀则市人民医院创三甲先进个人"等荣誉称号，为实现"健康中国"发挥了胸科力量。

（转载自上海市胸科医院微信公众号 2018 年 8 月 1 日"新闻速递"栏目报道）

一次援疆行一生援疆情！
心胸专家将"上海经验"毫无保留送到祖国边疆

对于即将参加高考的学生来说，现在正是复习冲刺的关键时刻。然而，新疆莎车县高三女生米娜瓦尔（化名）却因为心脏病可能错失高考机会。因为患有先天性心脏病，莎车县医生认为米娜瓦尔无法通过高考前的体检。这意味着，即便米娜瓦尔参加了今年的高考，也无法顺利填报志愿被高校录取。

有没有可能赶在体检前把孩子的心脏病治好？米娜瓦尔的母亲求着医生。接诊米娜瓦尔的医生没有这样的手术能力，但他想到了一个人：喀什二院的心胸外科郑悦主任。

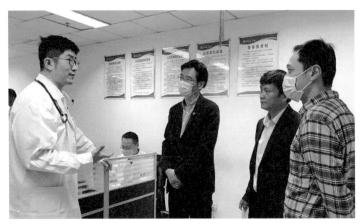

郑悦（左一）和当地教师就孩子的病情进行充分沟通

郑悦是胸科医院的一名援疆专家。在了解到孩子的紧急情况后，立即将她收治入院。郑悦放弃劳动节小长假的休息，为孩子进行了房缺修补术。手术5天后，米娜瓦尔复查超声无恙，第二天就顺利出院了。郑悦近日回访获悉，孩子已成功通过了高考体检，即将迈入考场。

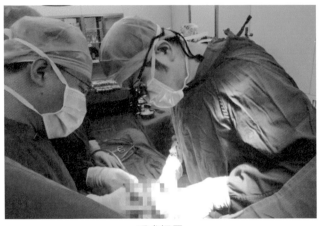

手术场景

无独有偶,在 2021 年参加高考的学生中,还有另外一名考生也是郑悦的小患者。这名就读于喀什市第六中学的学生成绩优秀,但因气胸错过了 2020 年的高考,在郑悦为其及时保守治疗后,目前也已恢复健康。

2020 年 3 月,克服疫情影响等多重困难,上海第十批第一轮援疆医疗队成员、上海市胸科医院心外科心衰与房颤外科亚专科主任郑悦毅然入疆,来到上海对口援建的喀什地区第二人民医院,这也是该院第一位心外科心衰与房颤亚专科专家。

在这里,郑悦积极带领心胸外科团队开展各类新技术和高难度手术,切实提升了当地心脏疾病诊疗水平。

(转载自"东方网"2021 年 5 月 25 日报道)

蓝花楹下的情谊:
胸科医院 5 年牵手云龙县,帮扶同时打磨人才培养"试金石"

云龙县人民医院人才公寓楼下,有一片茂盛的蓝花楹树。

"比 5 年前长得更高、更美了。"胸科医院首批援滇医疗队员、心内科副主任医师、医务部副主任戴锦杰陷入回忆,"这里和上海有约莫 2 小时时差,每到傍晚,天总是亮的,从病房走回宿舍就能看到它们。不过,云与山都没变。"

2016 年 5 月,胸科医院选派首批医疗队远赴云南省大理州云龙县,自此开启连续 5 年的胸科—云龙精准对口帮扶工作。11 批次、57 人,覆盖13 个科室的临床一线中青年精锐,为彩云之南带去了"用得上、用得好"的针对性医疗援助。

转眼间,第 10 批队员也已顺利完成援滇任务。5 月底,凯旋之际,第11 批队员拿过接力棒,开启"十四五"期间的首次换防,这也是云龙县打赢脱贫攻坚战,退出贫困县序列,开启迈向小康社会步伐后的首批医疗援建。

从"输血"到"造血",从落实援建工作"新抓手"到打磨人才培养"试金石",这家上海的三甲专科医院,走出了一条独特的精准健康扶贫路。

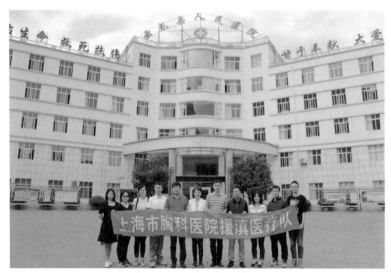

胸科医院医疗队换防合影

不去省会和北上广，患者赶往云龙县找上海专家

2021 年，从 5 月 21 日起，云南省大理州漾濞县发生连续地震。从大理市驱车前往云龙县途中，漾濞是必经之路。与之毗邻的，还有永平县。"我们绕一下路，去见一个老朋友。"胸科医院第 8 批援滇医疗队员、胸外科副主任医师王瑞说。

"老朋友"其实是一名患者，他叫老何。"哎！怎么好意思，让上海的医生千里迢迢来看我。"一年未见，王瑞最关心的是他的近况，"有没有胸闷？麻木感？饮食上怎么样？""报告医生，现在能一口气走好多路，每天来回 4 公里，去年复查，肺功能恢复很好！"老何很高兴。

2019 年 9 月，老何在单位体检中查出肺部阴影，"医生说是磨玻璃结节，但治疗方式和说法各不相同。永平的医生让我去昆明甚至北、上、广再做进一步检查治疗，但其实路程很远，真要做手术，还是不方便"。

辗转滇西多家医院，正在一筹莫展时，老何看到了新闻：上海交通大学医学院附属胸科医院医疗队在云龙县驻点。"我想另辟蹊径，去云龙试试。上海的大专家完全没有架子，王医生很热情，说尽快安排入院。"

王瑞说，通过仔细对比患者既往和当时的胸部 CT 影像，不能完全排除肺癌的可能。当年的 12 月 8 日入院、9 日准备；10 日，王瑞为他进行了云龙县首例单孔胸腔镜下左上肺固有段切除术；12日，老何就能下床了。"我有朋友去昆明做手术，前前后后花了8万多元，我只花了他的一半，还免去了长时间奔波的时间和精力。"老何说，有胸科医院这样的医疗队，是万千云南百姓的福气。

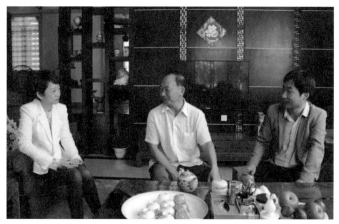

医疗队员回访患者

正如胸科医院院长潘常青说，作为具有鲜明专科特色的医院，与综合性三甲医院的援建工作要走出差异化路线，"我们根据自身能力与对方需求，在云南让上海特色的医疗引领、质量和实效扎根"。五年来，胸科医院医疗队员先后施行了云龙县诸多"首例"治疗：首例胸腔镜手术、首例肺叶及肺段切除术、首例电生理介入治疗、首例气管镜检查、首例无痛胃肠镜检查……这些"首次"，真正实现了当地居民"治病不出省"的夙愿。

导管室、气管镜室、微生物室，从无到有的快跑

在云龙县人民医院2楼检验科窗口旁，贴着一张特别的专家简介——胸科医院检验科主管技师李志夫。他曾是医院首批援滇医疗队员，也正是从他开始，云龙县有了首个微生物室，填补了县医院临床微生物检验的空白。

云龙县人民医院检验科主任杨静慧说，大理有许多采石场，尘肺病、结核病发病率远高于许多内陆地区，然而在没有微生物检验条件的过去，医生们大多凭经验通过临床症状评估治疗，漏诊时有发生。"如今有了检验手段，葡萄球菌、结核杆菌、大肠杆菌等常见菌种我们都能摸清摸透。"

目前，医院年检测量超过 5 000 份，几乎覆盖全部科室患者，对肺部疾病诊疗、院感管控等都带来了诸多裨益。

43 岁的杨先生，就是其中一名受益者。"年轻的时候打石头，这两年总觉得肺不舒服，咳得难受，还咳出了血。" 3 周前，他在云龙县人民医院进行了结核杆菌检查，明确为支气管内膜结核后，进行了气管镜治疗。这是他治疗周期内的首次回访，"咳嗽频率低多了，也没有血痰、胸痛症状了"。

气管镜室是另一个被填补的空白。2016 年，队员们带着价值 281 万元的两台气管镜设备来到云龙县，此后成功带教 2 名当地医生独立熟练完成气管镜操作，每年完成气管镜检查近 200 例。"大多数结核病患者都是家庭的主要劳动力，必须避免因病返贫的情况。"云龙县人民医院院长杨建勋说，在胸科医院的帮扶下，医生可从气管镜下观察患者器官黏膜的变化，冲洗、灌洗、毛刷活检等操作让呼吸内科诊疗有了"金标准"。

除了微生物室、气管镜室，心内科也实现了"从无到有"的突破。2017 年 12 月，导管室正式投用，冠脉介入、起搏器植入、射频消融等治疗逐一开展，目前已完成 500 余例冠脉造影手术。"2020 年下半年，我们通过了胸痛中心验收，成为大理州唯一一家拥有该资质的县级医院。"导管室护士长杨庆仙介绍，仅 2021 年上半年，已收治急救 20 余例胸痛患者。

胸科医院副院长侯旭敏说，每批医疗队员奔赴云南时，都带着医院沉甸甸的要求——每年要有新亮点，解决急需、突破薄弱、带出团队，必须开展 1 ~ 2 项新技术。"我们希望，不但能解除患者的后顾之忧，也能进一步扩大胸科医院和云龙县人民医院在滇西地区的影响力。"

援培结合，沪滇人才见证彼此共同成长

5 年、11 批，从输血渐渐转向造血的帮扶过程，也在队员心头留下了浓墨重彩的一笔。

"老师们见证了医院和我们的成长。" 5 年间，杨庆仙曾有幸前往胸科医院导管室学习介入手术护理。"我以前只听过这两个字，却不知道介入是什么。随着对冠脉介入诊疗的不断了解，看到那些入院时胸痛得厉害，出院时恢复健康舒适的患者，我的成就感就爆棚了。"她由衷地说道，"而我们也得到了成长。"第十批援滇医疗队长、胸外科主治医师周文勇感触

良多。根据帮扶协定，带队队长在云龙县人民医院被任命为副院长，完成日常业务的同时，还需参与医院建设。"这是一种前所未有的学习机会，看问题角度变了，也更明白凝聚人心的意义。比如新技术无法在当地定价，需要与上级部门沟通；医护人员人手紧张，需要适当调度；为了尽快提升诊疗理念，需要引入定期多学科联合讲座培训。"以前更多被定位为专业人才的他们，也有了管理经验。如今，周文勇是胸科医院管理人才第一梯队、医疗人才第二梯队的培养对象。"疾病不是单一的元素，我们也不能做流水线上的零件，医生这份职业，离不开热情与关爱之心。"

"援培结合"，胸科医院党委书记郑宁总结出一条经验。"将援建工作与医院人才培养工作有机结合，不仅加快了医院人才队伍建设，也促进了医院自身发展。"胸科医院有意识选派政治意识强、业务能力好、综合素质优的人才培养对象参加援建工作，使援建工作成为人才培养的"练兵场"和"试金石"。据悉，11 批次医疗队员中，党员占比过半数，已有 2 名队员在新一届干部选拔中脱颖而出，4 名队员进入管理人才梯队培养，12 名队员进入医疗、护理、科研等梯队培养。

据透露，认真做好援建工作是胸科医院全院的共识，列为各科室和支部的重要任务，与科主任、支部书记的年度绩效考核直接挂钩。不仅在云南，援藏、援疆干部中，也有一批优秀人才的身影，如麻醉科主任吴镜湘曾作为上海第七批第二轮援疆干部赴喀什，荣获 2016 年度"上海市优秀共产党员"称号。

新一轮帮扶已拉开序幕，"情谊不变，而合作要向更高、更深处巩固"。据悉，胸科医院将在云龙县人民医院的骨干培养、学科建设上进一步加大力度，着力攻坚突破人才瓶颈、稳定专业技能、提升主观能动性，为当地"留好一支队伍"，做最坚实、可靠的上海后盾。

（转载自"上观新闻"2021 年 6 月 8 日报道）

掬爱童心，点亮希望

王晓舟，胸科医院心外科小儿心外亚专科主任。在 30 余年的从医生涯中，王晓舟充分发挥党员的先锋模范作用，以其小儿心外科专业特长，积极投身公益项目"贫困先天性心脏病患儿慈善救治",为数以百计的贫困先心患儿家庭带来新生的希望。因其突出表现,被评为上海市卫生系统优秀志愿者、上海申康医院发展中心党委系统"创先争优"优秀共产党员。

扶贫帮困 救助先心患儿

王晓舟作为小儿心外科主任,一直致力于提升医疗技术的不断提升。他创新开展了婴儿室缺外科微创封堵术,非体外条件下一期纠治主动脉缩窄伴室间隔缺损,成功开展了 3 个月以内婴儿和新生儿的复杂先心病的外科治疗。在他完成的先天性心脏病患儿的手术中,最小手术年龄为 18 天,最小体重 2.7 千克。

在钻研技术的同时,在 20 世纪 90 年代末,小儿心外科就和全国各地妇联、爱心基金会等合作开展慈善先天性心脏病儿童的救助,王主任带领科室团队,拓展扶贫帮困外延,建立长效机制,在医院和老专家的大力支持下,分别与上海市红十字会、上海市儿童健康基金会先后建立起固定合作关系,成为红十字会定点医院,并建立儿童健康基金会专项基金。

2013 年,胸科医院与腾冲县红十字会共同发起了"爱未来 新希望"先心患儿救助项目,致力于为云南贫困地区先心病患儿提供医疗救助。王晓舟作为医疗核心成员,主动承担起所有先心患儿的手术治疗重任。他一方面与当地医务人员密切联系,详尽了解患儿病情;另一方面,与科内成员积极探讨,制订周密手术方案;他还热情配合医院接待受资助人员的接待工作,耐心讲解疾病知识。在他和其团队的努力下,腾冲县首批 6 位贫困患儿在三天时间内成功获得手术治疗。

十多年来,小儿心外科已经成功救助了逾 800 名贫困先心患儿。其爱心救助先心患儿的事迹先后被《青年报》《上海商报》报道。

心系童心 赴疆医疗支援

医院建立起"胸科援疆爱心医疗支援"项目,以医疗志愿者组队,连续两年赴新疆喀什开展公益医疗救助活动。作为核心骨干,王晓舟先后两次赴赴新疆喀什。这期间,他创下了仅 14 天就为当地 40 余名,大部分为少数民族的先心病患儿进行爱心手术的记录。

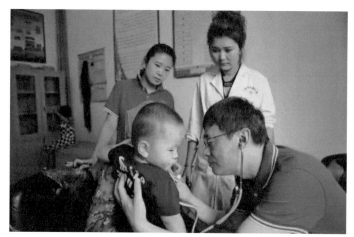

王晓舟（右）在新疆进行先心病筛查

为了抓紧时间能为更多的患者服务，每次到新疆前，他都先和当地医生进行事先沟通，思考适合患者的手术方案。飞机刚着陆，他不进宿舍，先进手术室。在喀什开展爱心手术的日子里，他克服了缺少设备、缺乏人力的困难，曾创下一天内连做 6 台心脏手术的记录。其中，既有法洛氏四联症等重症患儿，也有体重仅 10 千克的低体重患儿，无一例并发症发生，预后疗效非常良好。当看着那些术后可爱的少数民族孩子红润笑脸时，王晓舟发自肺腑地说："我要每年参加这样的公益活动，太有意义了。"

在两次的援疆医疗队行程中，王晓舟都发生了比较严重的水土不服情况，皮肤过敏、痒痛难当，当地干燥气候更是加重了他的病情。但是他一声不吭，一边用药控制，一边仍旧坚守在手术台边。每次援疆结束回到上海时，他身上的皮肤有些已经开裂。更令人感动的是，第二次援疆医疗队刚刚启程时，他突然接到父亲突发病危、出现心衰、肾衰的消息。他思虑再三，没有放弃医疗任务，依然坚持随队赴疆。之后的数天里，队员们常常看到王晓舟在手术与手术间隙，拿着电话询问父亲治疗的场景。吉人自有天相，在志愿医疗队凯旋回沪的日子，王晓舟的父亲也转危为安，从监护室回到了普通病房。

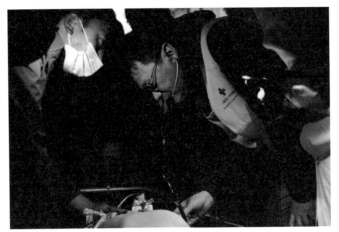

在西藏那曲开展先心筛查

十多年来，王晓舟的足迹已经踏遍了祖国西北和边疆地区，他始终坚守医者初心，为无数贫困家庭和小患儿带去"生命"希望。"我希望能一直走在这条救治孩子的路上！"背起行囊，王医生又要出发了……

（转自上海市红十字工作先进个人事迹材料）

家书手记

陶夏的特殊生日日记

2月9日　星期日　阴转多云

2020年，我在武汉过了一个特殊的生日。虽然没有家人的陪伴，但我特别的开心、激动，数度落泪。

队长组织2月初出生的人一起过生日，可以换班。我想了想还是不换了，继续上班，此时此刻工作是最重要的。下楼吃晚饭的时候突然看到队员们一同准备的生日蛋糕，一下子抑制不住的激动。我和生日蛋糕照了张相，记录下了这个特别的生日。队长、各组组长以及重症护理5组小分队的队员们，你们是我的战友，也是我的家人。我爱你们！因为有你们每个人的付出，才让这个大家庭充满了温暖。

我知道核心组成员每天都要开会解决患者医疗、队员生活起居等各类问题；我也知道负责后勤保障的老师，半夜就要起来去接收不断送来的医疗物资；我更知道小分队的小伙伴们都互相帮助，不让一人掉队。身为组长，我非常感动，所有人都在努力地支持和付出。能在这个集体中与你们并肩携手同行，此生无悔！

雪域高原的医疗日记：一场惊心动魄的急诊手术，救了一个藏族姑娘

胸科医院肿瘤科主治医师黄佳被选为 2021 年上海市"组团式"援藏专业技术人才。2021 年 8 月 5 日，他肩负着医院党政领导的重托和全院职工的期望，踏上了援藏征程。未来的一年，他将在西藏日喀则市人民医院进行医疗援藏，帮助提升当地医院胸外学科建设水平。身处雪域高原，秉持医者初心，黄佳医生也以日记的形式，用心记录下了自己援建帮扶、治病救人的故事。

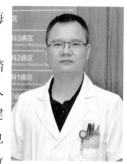

黄佳

8 月 15 日　星期日　多云转小雨

8 月 14 日晚，我和援藏伙伴华东医院麻醉科张细学主任、日喀则市人民医院胸外科达琼主任，共同为一名车祸受伤的藏族姑娘实施急诊手术。这是日喀则市第一台左全肺切除手术。患者目前恢复得很好，已经拔除了口插管。回想起这场惊心动魄的急诊手术，我仍旧历历在目，心潮澎湃。

当晚 9 时半左右，我正在宾馆吸着氧，缓解尚未完全克服的高反，突然接到了日喀则市医院达琼主任的电话。原来有一名 31 岁的藏族姑娘两天前因车祸伤入院，病情危重，左肺无法扩张，需要共同会诊。我立刻拔掉氧气，打车赶到医院。这名患者胸闷气急明显，伴有严重胸痛，纵隔及胸前皮下气肿。达琼主任告诉我，姑娘这样的情况已经持续两天了，所以生命体征逐渐无法维持了。时间就是生命！我们商量后决定，立刻进行急诊剖胸探查手术。

为了保证术中麻醉质量，我特地请来了这次一起援藏的华东医院麻醉科张细学主任。急诊手术开始了，张主任成功插管后，患者的生命体征很快就平稳了。没想到，刚打开胸腔，就让人倒吸一口冷气。年纪轻轻的姑

娘胸腔里面竟然有着严重粘连！我用最快的速度将粘连部分完全游离了出来，才发现患者的左主支气管已经完全离断了！刻不容缓！术中气管残端的气流将体液喷到了我们脸上，来不及擦一把，我赶快把支气管残端闭合，避免通气血流持续失调引起患者情况的进一步恶化。

可接下来，我们就发现患者的左肺动脉根部已经撕裂了，持续大量出血。高原特殊的环境，出现不可控制的出血，患者将面临九死一生。稳住！我告诉自己。在和家属充分沟通了病情后，我和达琼主任立刻为她施行了左全肺切除术。15分钟后，我就完整切下了左肺，把上海"速度"带到了日喀则。

然而，缝合止血这道关，可没这么容易啊！人的肺动脉根部血管壁较薄，张力又大，我尝试了几次后还是无法很好地止血。时间一分一秒地流逝，留给我和患者的时间不多了。我的后背因为紧张湿透了，高原的环境也让我缺氧加剧，疲劳感开始袭来……不能放弃！我告诉自己，一定还有办法。就在此时，灵光一闪，我想到可以用纵隔胸膜或者脂肪包埋血管残端。虽然这里没有心外科和体外循环保障，但我必须拼一把！在手术团队的配合下，我游离出纵隔胸膜，并将其与血管残端缝合在一起。用水冲洗后，支气管残端滴水不漏，缝合成功了！我这才长长地舒了口气……

入藏后，这台急诊手术前，我还完成了一台胸腔镜下肺大泡切除术。虽然还没有正式进入科室开始工作，但通过这两台手术，我已基本了解了当地科室的医疗水平和人员配置。对于接下来一年的援藏工作，我充满了期待和信心！

（转载自上海市胸科医院微信公众号2021年8月19日"援藏快评"专栏报道）

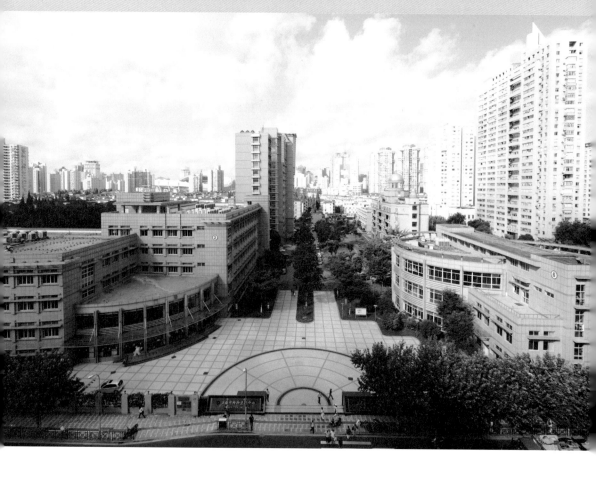
附属精神卫生中心

援建，"精中人"的无悔选择

　　为了将精神卫生送上雪域高原，上海交通大学医学院附属精神卫生中心（简称上海精神卫生中心）针对性地制订了对口援助和业务培训方案，举办医疗培训班，做好保障、提高认识、明确职责，以此不断提升当地精神卫生医疗队伍能力水平。

　　八月未央，牛肥马壮。

　　在我国西南边境，喜马拉雅山脉中段北麓珠峰的脚下，正是西藏自治区日喀则市定日县的加措乡。清晨八时半，上海市精神卫生中心的援藏医生许烨勃离开宿舍，坐上中巴启程前往加措乡。一路颠簸后，他将在那里组织开展疑似精神疾病的排查工作，以及重性精神疾病的复核与诊断。结束一天的工作，原计划排查 7 人，其中 2 人不在乡镇，最终实际排查 5 人，且均确诊。

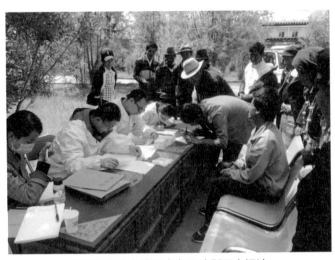

精神卫生中心的医生在日喀则下乡问诊

　　雪域高原交通不便，为疾病诊治带来许多困难——药物进不来，患者出不去。世代居住于此的居民习惯了对大山的依赖，与外界联系不多，对精神疾病更是一无所知，精神卫生的防治之路还很遥远。

近年来，在上海精神卫生中心医疗援建的帮扶下，西藏日喀则地区和青海果洛地区先后开展精神卫生防治工作，经过不间断的推动目前成效显著。2018年以来，精神卫生对口支援工作共完成严重精神障碍患者诊断复核和疑似患者筛查1297人，其中诊断人数1079人，给予药物治疗724人，健康宣教2296人次，捐赠药物达几十万元。

雪域精卫情

不畏四千米海拔险阻，"精中人"一直在路上

盆吉乡，位于西藏日喀则北部海拔4600多米处，终年气温寒冷，即使8月仍需裹上羽绒服御寒。上海精神卫生中心医疗队将在盆吉乡组织开展疑似精神疾病排查、重性精神疾病复核诊断。因雨水多、路途遥远，而且泥巴路较长，车子多次陷入泥中，好在驾驶员驾驶技巧娴熟，多次化险为夷，历经数小时终于抵达。

当地卫生院院长告诉医疗队员们，该乡已经停电3个月，队员们发现当地生活环境之艰苦让人难以想象。当天，共排查8人，诊断6人，4人属于六大类可以入国家网的精神疾病。其中，有一位患者黑得像炭，据说他常年衣衫不整，冬天只穿一条破短裤，袒露着上胸。然而，经诊疗并未发现其存在任何精神异常，智力也正常，只是行为古怪，医疗队要求该患者进行居家病情观察，定期回院复诊。

在藏区，经过医疗队的帮助，越来越多的类似患者通过慢病管理改善预后。藏区人民的健康保健意识不足，往往久病不医，加上交通不便和复诊意识薄弱，较多慢性疾病患者没有进行规范治疗，无随诊复诊习惯，导致慢性疾病管理不善，从而影响患者疾病的转归，也进一步增加了国家医疗负担。

又一日，医疗队前往岗嘎镇组织开展疑似精神疾病排查、重性精神疾病复核诊断。抵达当地卫生院时，大家眼前一亮，与其他土房子建成的卫生院相比，这里新建的大楼条件显著改善。几十号人慕名来到卫生院，有患者也有家属，当天共排查26人，诊断21人，11人属于六大类可以入国家网的精神疾病，健康宣教30余人。患者的病种很多，包括精神分裂症、双相障碍躁狂发作、癫痫所致精神障碍及抑郁症，其中有一组家庭让人唏

嘘——一位患有精神障碍的母亲，育有 3 个精神发育迟滞的孩子。如今，孩子长大却没有工作能力，甚至连日常起居生活也难以照料，只能由他们的另一位兄弟照自理，可想这个家庭的生活负担之重。

不畏高原挑战，吸氧只为"修"心

头晕、头痛、胸闷、失眠、厌食……高原特殊的地理环境，不断挑战着来自平原地区的医疗队员，种种不适随时来袭。医疗队一名队友感冒了，流涕咳嗽咽痛，大家都建议他休息一天，待感冒痊愈后再给患者复核诊断。然而，考虑到患者已经提前预约，医疗队代表上海而来，带着党和上海人民的重托，队伍一直奉行"缺氧不缺精神，乏力不乏干劲"的宗旨，所以这位队员带病也要继续坚持完成工作。诊疗室内氧气袋一直陪伴左右，队员们感觉不适便吸氧继续工作。那一天，综治、公安部门通知了 2 个乡镇 30 余例患者前来复核诊断，实到患者 18 例，其中有 16 例确诊，队员们对这些患者完成建档立卡后，规范保存各类表格资料。患者中，大部分诊断为精神发育迟滞，其中一些患者在婴幼儿或儿童时期症状就开始出现，如脑水肿、智力低下等，医生曾建议他们至大医院就诊，但可能因为家庭困难或地域原因，未能及时治疗，而耽误了病情。

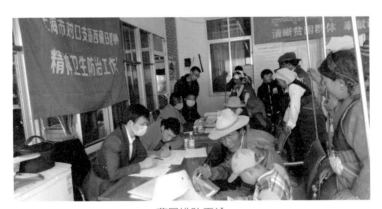

藏民排队看诊

到达萨迦的次日，医疗队员们明显感觉头部不适和疼痛，在保证充足吸氧的同时，需要用止痛药缓解疼痛，算是真正体验到了高原反应的威力。且因工作及就餐地点和居住酒店单程 1.5 公里，高度相差 100 米，步行后较喘。尽管如此，医疗队仍需要全天组织精防工作会议及培训，培训中，县综治办、卫计委、民政、疾控、各乡镇的精防人员共17人参加，在会议出席要求上医疗队为萨迦县相关部门灌输精防是需要多部门联动、协作才能做好的理念。会议及培训内容以国家工作规范及工作流程为主，通过现场建立工作微信群，顺利地在群里进行了即时性的工作指导。

翌日，医疗队对熊麦乡与麻布扎乡分上、下午依次进行了筛查和诊断工作。随着远离县城，下乡的路也越来越远，路况也越来越差，当日计划完成20人，实际完成14人，其中确诊14人。工作过程中各乡安排有序，集中患者到乡卫生院，有2位患者因为居住较远或因病情不能到现场，医疗队员主动提出上门进行筛查，卫生院医生提出路况差，时间已经到下午6时多了，是不是就等之后有机会再去，队员还是坚持上门，大家认为越是不能来的肯定越是需要进行筛查诊断和治疗的，所以最后坚持到患者家中完成了评估诊断。

不畏崎岖村路，将精卫服务送入藏民家

这一日，风景如画，汽车行驶在广袤的高原上，一眼望去，云层低压，伸手可触，道路的尽头仿佛与天空交融，感觉就是天路。驱车从县城至堆纳乡50公里，需要一小时车程，医疗队即将开启在堆纳乡的复核诊断及精神行为异常线索调查复核工作，堆纳的风光如此美丽，但是经济状况并不理想，藏民以放牧为生，卫生条件也比较差。

中午时分，医疗队终于抵达堆纳乡卫生院，卫生院院长达次在此等候已久，紧接着去了附近的堆纳村一户村民家走访。其余的村庄路途都很遥远，为了方便群众，达次院长开着他的长丰猎豹带路，引导医疗队上门访视患者。45分钟的车程，大部队终于来到了曲麦村，不料被告知将要面访的疑似对象去了牧场，大众只好继续驱车赶去牧场。

牧场在一个民间贸易点的附近，那里很早以前就是藏族同胞与不丹进行民间贸易的场所，设施比较简陋，只有约十来个白色的大帐篷。要找的患者恰好在此，见到医疗队，他异常兴奋，这时队员闻到其身上散发着酒味，经询问得知他早上就喝了酒。他还纠缠达次院长买酒给他喝，问医生要烟抽。达次拗不过他，给他买了3罐啤酒，哪知他还嫌不够，继续要了3罐。

就这样，他一边喝着酒一边接受了访视。其实，他是一个酒精依赖患者。时间很赶，紧接着去尚堆村，在村口见到那里的两位患者，病情都很严重，衣衫褴褛，蜷缩于村口的墙角下。为这两位患者分发药物后，在建立资料时苦于找不到可以书写的案桌，只好人蹲着在车辆座椅上完成了资料的建立。最后一名患者是在卓木拉日雪山脚下找到的，当时他正在放羊，病情相对稳定，是一名精神发育迟滞患者。在雪山脚下，队员们与患者席地而坐，在看似普通的交谈中完成了访视。一天下来，共走访到5人，拒访1人。其中4人确定为严重精神障碍，完成各种登记。驱车赶回县城驻地时，时间已是傍晚7时半。

如何推动精神卫生工作重心下移、资源下沉？医疗队已经给出了答案——转变医疗卫生服务模式，不畏崎岖山路，将精卫服务送入藏民家。

一段支援路

第一次对口援建：让"精卫"之花在果洛盛放

果洛，位于青海省东南部，地处青藏高原腹地的巴颜喀拉山和阿尼玛卿山之间，从这里，你可以看到青藏高原自然与人文的典型缩影。

2018年，在原上海市卫生计生委的组织和带领下，上海首次和青海果洛开始建立精神卫生的对口援建，由上海精神卫生中心牵头和各区精神卫生中心组成的工作组将精神卫生的理念和健康知识传递到黄河源头。

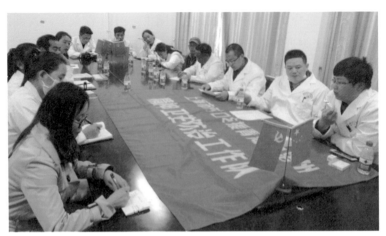

在果洛召开工作会议

2018 年 8 月 14 日，上海精神卫生中心的蔡军、乔颖、朱益、凌政和来自奉贤区、青浦区、黄浦区、长宁区、虹口区、嘉定区精神卫生中心的医生组成的上海市精神卫生防治工作组来到果洛，分赴玛多、达日、玛沁、班玛、甘德、久治 6 个援助县，开始青海的精神卫生防治工作。

来到果洛的第一天，在海拔 3800 米以上的高原地区，队员开始出现了头痛、胸闷等高原反应。但是，第二天防治组就分赴各地开展工作。作为首次援建，主要任务包括以下五方面：①帮助当地进行严重精神障碍的筛查、诊断、治疗；②精神疾病相关知识的带教授课；③建档立卡，将确诊为重性精神障碍的患者信息录入国家统一的表单，并纳入统一管理；④帮助建立精神卫生防治信息化管理体系，如建立电子信息平台等；⑤援赠价值 20 万元的精神科药物。

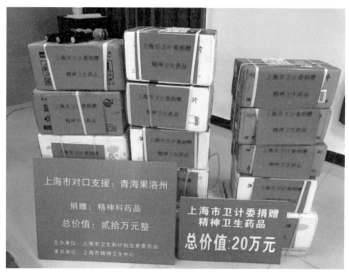

捐赠果洛精神科药品

在欢迎会上，果洛州卫生计生委文博久道主任为医生们献上洁白的哈达。

第一次当地培训：宣教从"零"开始

在下乡的日子里，一组队员驱车颠簸近 5 个小时来到果洛州海拔最高的玛多县，很多队员的高原反应较重，接受了短时吸氧，但玛多县之前已经发了通知，说上海的专家要来看病，当医生们到达卫生院时，门诊大厅里已经有许多穿着藏袍的老乡在等候了，只有坚持到底。

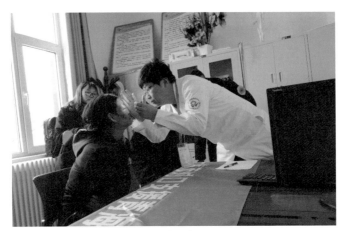

门诊检查

　　队员们一路走访了久治县、玛沁县、班玛县、甘德县进行排查诊断。玛沁县下属6乡2镇，有5万多人口，基数大，患者也多。每天，医院里都聚集了熙熙攘攘的患者。队员们一共筛查了71名初诊者，确诊58人，为需要治疗的患者赠送了精神科药物，登记建档15人，国家网信息录入15人，开展健康宣教82人，培训工作人员8人，经过一段时间的了解，大家给当地医务人员培训时，修改了先前准备好的PPT，删除了许多大城市医生觉得非常"厉害"、非常"前沿"、非常"高端"的内容，增加了精神卫生领域中一些基础、常见的知识和实用的技能。因为对这里的医务人员而言，高精尖的医疗技术、前沿的SCI都离他们太过遥远，他们需要的是基本的精神卫生医疗救治知识——我们要给他们需要的、实用的。

　　远古时代，人们如何残忍地对待精神障碍患者？如今，人们如何接纳、善待他们？在甘德县，医疗队采用科普方式进行讲课，从过去简单粗暴的治疗手段，谈到现在种类繁多、技术高超的医疗服务。通过讲故事的方式，讲对精神障碍从不理解、避讳到知之甚多、真诚接纳，藏族医生也开始了互动，开始回答问题，也会询问对一些精神科的困惑。他们告诉上海医生其实在村庄里村民也会出现冲动、攻击、自言自语自笑、整夜不睡觉等情况，他们原来只能将村民关在房间里，不让他们外出，现在他们知道了一些基本的治疗方法，也知道了在转诊过程中如何保护患者安全和自身安全。

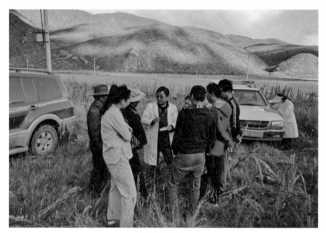

送医入乡

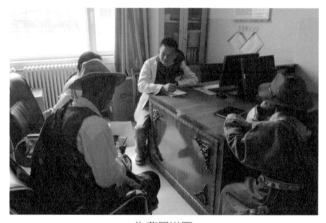

为藏民送医

山路崎岖、耗时耗力、网络中断等，尽管这一切都让医疗队员们每天觉得非常累，但是看到一张张淳朴而又憨厚的笑脸时，大家又都斗志昂扬了。

第一个"中国医师节"：特殊而特别

首个"中国医师节"当天，上海精神卫生防治团队用实际行动为节日祝贺。队员们一大早就开始为当地疑似患者进行筛查和诊治，对接疾控的精防医生开展信息系统带教工作，更新了信息管理员账号，并对网络随访工作进行了指导。

下午，医疗队驱车走上乡道，碎石路面连绵起伏，尘土飞扬。车缓慢地在路边草滩的一户人家门口停下，队员们看到 5～6 个年轻人在门口踢球。下车后，一股强烈的牲畜粪便的味道"扑面而来"，藏舍的墙上和周围地上到处晒着牛粪。看到医生走近，小伙子们都用好奇的目光看着他们，然后点点头，露出了笑容。再往前走，队员们看到墙角地上坐着一位的老者，他就是需要看诊的人。

医生们通过藏族随行人员翻译开始与家属交流，原来，老人在年轻时候有过跌倒，之后经常发生抽搐，随着次数增加，脑子不大好了，记忆力明显减退，还时不时发脾气。经过交流，医生们判断该老人患的是癫痫所致精神障碍，将药物发放给家属，并耐心告知了如何用药。虽然交流的时间只有几分钟，但在告别的时候，看到了小伙子们和他们的母亲感激的眼神，让大家觉得：三千里路云和月，攻坚克难也要完成"援青之约"。

第一次大面积筛查：送药、建档，随访延续

整个"援青"过程，共筛查 200 余名初诊者，确诊 150 余人，为 120 位需要治疗的患者赠送了精神科药物，登记建档和国家网信息录入各 60 余人，为当地 189 人开展精神卫生健康宣教，培训相关工作人员 56 人。一个个看似不起眼的简单数字是上海市精神卫生防治工作组马不停蹄地连续奋斗的成果，饱含着沪青两地人民的真切情谊。

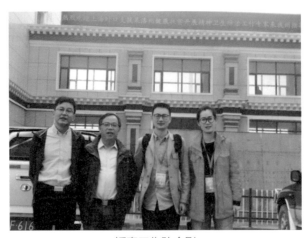

援青工作队合影

"精神科和其他科不一样，光检查一位患者就需要 20 分钟的时间，再加上语言的隔阂，时间非常紧迫。不过，我们光荣地完成了任务，完成了上海医生的使命。后续我们将继续随访这些登记录入的患者，和县医院保持联系，我们能为藏族同胞的健康付出辛劳和汗水而感到骄傲和自豪。这里美丽的自然风光，藏族同胞的热情好客、善良淳朴，让我们印象深刻。这段经历是一种磨炼，更是一种人生的财富。"医疗队员们如是说。

队员们用实际行动帮助藏民，花香缭绕，精神永传。恰如那句"待到山花烂漫时，她在丛中笑"。

心灵守护者

50 人组建心理医疗队——向最难那处，全力以赴

2020 年，注定是不平凡的一年。新型冠状病毒在神州大地肆虐，一批批"逆行者"驰援武汉。上海前后派遣 9 支医疗队奔赴"战场"，上海精神卫生中心是其中一支特别队伍——精神卫生医疗队的领队，专门是去救"心"的。这是一支 50 人的队伍，清一色都是精神卫生专家，由上海精神卫生中心副院长王振担任领队。

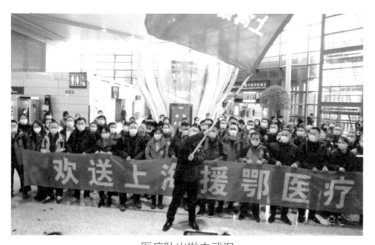

医疗队出发去武汉

刚到武汉，指挥部分配通知送达，上海援鄂心理医疗队对接的定点医院包括了救治危重症新冠肺炎患者主战场的金银潭医院。医疗队分 10 组，

如何分配呢？"让我们去金银潭医院吧！"王振主动请缨。另两名中心医生张晨、卓恺明和嘉定区精神卫生中心的医生一致赞同同往。

在金银潭医院经几天摸排，医疗队发现患病老人是最令人担心的群体，需要对这些群体进行重点干预和长期跟踪。无论定点医院的重症患者，还是方舱医院的轻症患者，都有部分人存在不同程度的心理问题，在疫情进展到一个多月之际推进心理干预，及时而必要。就有这么一位比较棘手的老年患者，是一位78岁高龄新冠肺炎合并膀胱癌术后的老先生，在罹患新冠肺炎后出现急重症症状即入住金银潭医院，经过医护人员悉心治疗病情已稳定，符合出院标准。但患者拒绝出院，令人颇为不解，因此请求会诊。当医疗队步入病房时，老先生呆呆地躺在床上，目光空洞，凝视着天花板。王振俯身问候老者，其皆不作答。随着接触的深入，老先生表情渐渐有了变化，缓缓开口道"我不想回家"。"回家是所有人的愿望，为何你又不愿回家？"说着说着，老先生的泪水划过了面庞，用浓重的武汉口音讲起了他的故事。原来老先生的老伴早已去世，他独自居住，本次罹患新冠肺炎后在北三病房接受治疗，从当时的危急状况转危为安，对上海来的医生护士感激之至，这里的医护人员亲切和蔼，让他倍感那种久违的温馨感，像是在家一样。当老先生身体状况好转，离家越来越近的时候，他的儿子以父亲是病毒携带者为由不让他回家。这犹如晴天霹雳，让老先生手足无措，逐渐陷入了对未来强烈的悲观情绪中，加之对老伴的思念之情更加深了被疏离的痛苦感。相比亲人，本为陌路的医护人员让老先生更有家的感觉，所以他不愿出院。老者道出了真相，泪水湿透了他的枕巾，他转过头，用无助的眼神对我们说"医生，你们给我安乐死吧。"众人无不默然，经过王振的耐心开导，老先生的情绪也逐渐平复。

10家医院万千医患——早期先救命，后期要救心

在武汉，心理医疗队的任务之一是心理查房，每天对患者进行心理访谈评估；二是联络会诊，从精神科的专业角度提供治疗意见。同在武汉"战场"的医务人员觉得奇怪：明明患者的症状已经得到了控制，但为什么姑娘晚上失眠，老太太唉声叹气，小伙子莫名发怒？医疗队告诉他们，这就是心理应激反应。需要及时干预。

对新冠肺炎患者而言，前阶段最主要的工作是肺炎救治，随着时间推移，越来越多的心理问题会呈现出来。因此，医疗队首先要有敏感度，具有共情能力，也就是理解患者的喜怒哀乐，然后采取及时而准确的干预方法。

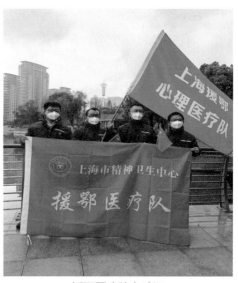

援鄂医疗队在武汉

除此之外，心理医疗队还有一项特殊任务就是为上海驰援武汉的医务工作者的心理健康保驾护航。医护人员目睹重症人员的去世，再加上远离家人，高强度的工作和相对封闭的环境，心理也有可能出现"状况"。医疗队员们会主动和医护人员"聊天"，并将心理调适、自我放松的科普资料传递给"战士们"。团体的巴林特治疗很有效，参加的成员可以宣泄自己的情绪，在这样的氛围中，大家会感觉自己是被理解和接纳的。上海的心理医疗队分到10家医院，其中6家定点医院，4家是方舱医院，每个小组5名医生。

与定点医院的情况不同，方舱医院的患者人数虽多，但大部分是轻症患者。方舱医院都有广播系统，医疗队录制了各种音频节目和心理健康科普资料，让患者了解更多心理自助方法。对患者进行心理筛查，和上海交通大学合作，建了一个评估系统，医生们在方舱医院里贴上二维码，医生防护服上也贴着二维码，患者扫码后做自助心理评估，也可以主动来找心理医生。医生在后台也可以看到调查结果，如果发现情况比较严重的患者，就主动联系患者及时进行干预。在大众的想象中，病好了，出院了，应该很高兴，没想到快出院的患者却容易出现心理问题。因为病情重的时候，来不及顾及心理感受，那时救命要紧，等到患者身体上的疾病缓解了，心理症状就表现出来了。所以早期救命，后期救心。

一个都不能少——你的努力，我能共情

"我还能再努把力，我还能再加把劲，可是……"在医疗队员张晨眼前这位泪眼婆娑的中年大姐整个人蜷缩在简陋的沙发椅上，早已泣不成声。

陈虹是一名呼吸科护士长，就在那个举家团圆的夜晚，当她收到医院组建援鄂医疗队的微信，义无反顾地报名，仅用2个小时简单地打包了行李，和她的父母告别，拥抱了丈夫和16岁的儿子，离开了那个幸福满满的家，成为第一批踏上高铁来到武汉的"逆行者"，来到了这所被乌云所笼罩着的"金银潭"。她所在的援鄂医疗队接管了金银潭医院的重症病房。当她们接手时，面对的是在此奋战了一个月，毫不退缩的武汉医护人员，面对的是浑身插管，严重充满求生欲的危重患者，面对的是无处不在，形同鬼魅的可怕病毒。

来到病房后，陈虹成了一名倒三班的普通护士，由于防护服库存有限，为了节约物资，陈虹垫着成人纸尿片一天当班8小时，每当她脱下防护服那一刻，原本轻盈的防护服和着陈虹的汗水早已变得沉甸。生活物资的匮乏也使得陈虹仔细地规划一日三餐的进食安排。然而，病房就是战场，上了战场的白衣战士哪会惦念身体上的疲累和生活上的窘迫。最让陈虹痛苦的，还是在病房中的人和事。

小林，16岁，武汉封城后和父母在家中自行隔离了一周。然而，随着父亲开始出现头痛、咳嗽、发烧等症状，一切岁月静好戛然而止。很快，母亲和他相继出现类似症状。经过医院核酸、CT检查后被确诊为新冠肺炎，一家三口也先后来到了金银潭医院，分别住在不同的病区。每次查房，小林都会问陈虹爸爸妈妈的情况，看着这个和自己儿子同龄的大男孩，他们的眼睛一样清澈，同样对未来人生有着无限的憧憬，对爱情翘首以盼。他的请求怎能拒绝，通过向队友打听，陈虹每天将他父母的情况告知小林。然而没过多久，小林的父亲插管抢救后还是撒手人寰。陈虹不敢向小林透露，小林还在期待父亲承诺疫情过后带他去复旦大学参观，那是父亲毕业的学校，那是让他从小魂牵梦萦的地方，那是他渴望去学习的地方。他期待去曦园吟诵赞美青春的诗词，他期待去相辉堂聆听大师的演讲，他期待去光华楼感受祖国发展澎湃的脉动。陈虹害怕告诉他残忍的真相，甚至不敢去看小林那双充满着期待的双眼，小林温柔的眼神在陈虹看来无异于一把刻

刀把她划得遍体鳞伤。一周后，小林的母亲也耗尽了人生最后一点力气，即使上了 EMCO 也于事无补。陈虹只能用沾满汗水的防护镜掩盖自己强忍的泪水，继续用善良的谎言蒙蔽眼前这个插着呼吸机的大男孩，继续让他用美好的梦想填补空洞，度过难捱的时光。

2020 年 2 月 29 日，这个四年才遇见一次的日子成为陈虹可能一生中都难以忘怀的闰月。在那个被阳光晒得有些慵懒的下午，小林的心电监护仪一直鸣个不停，生命体征急转直下，在全组医护人员的抢救下小林的心电图渐渐地变成了一条直线。陈虹还在小林胸口不停地按压，直直地盯着他的眼睛，期盼着他那已经失去了焦点的双眼重新焕发出他本应有的光芒。小林纤长的手臂软软地垂在床沿，他再也无法支起身体向陈虹问好，再也无法拥抱自己亲爱的父母，再也无法指着未来说"2020 我来了"。

"我还能努把力，我还能再加把劲……"陈虹不停地重复着，泪已沾满了她的口罩，咨询室里的空气也似乎凝固了。每天医疗队员都会关注疫情的变化，都会关注数字的变化。然而在这里，这些数字都是有生命的，他们的离去不是冰冷的数字，医护人员眼中的他们都是像你我一样鲜活的生命，像你我一样有着亲爱家人、有着美好爱情、有着执着梦想的生命。一场始料未及的灾难就这样吞噬了这些生命，在这里的医护人员感受到他们的期许，感受到他们的无奈，更感受到他们的不甘。驰援武汉的医护人员是伟大的，他们用行动实践了希波克拉底誓言。牺牲小我成全大我的武汉人民是伟大的，他们用鲜活的生命彰显了人性的光辉。

咨询到了最后，陈虹抬起头问："张医生，你说为什么全世界只有中国才会这样控制疫情？"张晨说："因为中国是一个大家庭，我们一个都不能少。"

随时待命驰援

2020 年 1 月 25 日，大年初一。上海市卫健委要求在传染病诊疗机构提供心理援助的信息传到上海市精神卫生中心。一小时内便有 7 ~ 8 位主治医师以上职称的专家报名参与抗击新型冠状病毒所致肺炎的战斗。至当晚 11 时，全院已有 20 余位专家报名请缨，其中高级职称专家就达 16 人。中心疾控部门负责人蔡军副院长率先启程前往金山，与上海公卫中心相关部门进行工作对接并为个别医务人员做了心理辅导。当天夜里，他再次赶赴公卫中心，为一位隔离中出现精神症状的老年患者进行了专科诊疗，直到 26 日凌晨 3 时才返回精神卫生中心。

26 日上午 10 时，心境障碍诊疗专家、临床研究中心办公室主任陈俊赶赴上海市公卫中心。第二批精神科医生沈一峰、朱益、琚明亮入驻上海公卫中心后，与陈俊同志一起成立了临时党小组，由沈一峰同志担任小组长，每晚 7 时组织微信党小组会议，跟进学习有关疫情防控相关通知，互相交流每日援助工作进展，分享经验体会，探讨遇到的问题，商议后续工作。

恰逢新病房启用，朱益较其他两位晚进入隔离病房。随着疫情蔓延、工作强度增大，除了日常针对患者的心理干预之外，精神科医生对于医务人员的心理援建也很有价值。一线医务人员存在睡眠问题的比例较高，朱益便利用晚餐时间向大家介绍睡眠相关问题，分享一些常见药物使用的经验，开展多种方式提供针对医务人员的心理服务，获得了积极反馈，体现了每个病房都配备精神科医生的优势。

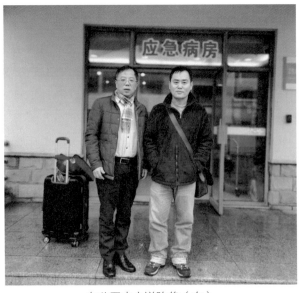

在公卫中心送陈俊（右）

很快，"战地玫瑰"岳玲也入驻上海公卫中心，开展对医务人员的心理疏导，继续推行"心理咽拭子"，而已回到工作岗位上的陈俊医生持续跟进，场外指导，为一线精神科医生开展工作提供强大的后援力量。同时，岳玲接过了临时党小组联络员的接力棒，每晚组织进行微信视频会议，在公卫中心里，琚明亮医生在缓解患者情绪、改善睡眠，让患者更好地接受治疗方面，很有方法。有一位46岁男性患者，刚入院时出现严重的急性应激反应，悲观绝望，情绪激动，不配合治疗，经过心理干预，他的焦虑抑郁症状第二天便得到很大程度缓解，主动配合治疗了。患者出院时特别对琚医生说："其他医生治病，你们医心，如果没有你的帮助，我也不会这么快好起来。"

精神卫生医疗在这场"没有硝烟的战役"中发挥着重要的防治作用。面对突如其来的新冠肺炎疫情，上海精神卫生中心积极发挥精神卫生医疗特色和优势，为重点人群和普通民众的心理健康保驾护航。在上级部门的指导下，先后4次派遣专家进驻上海公卫中心，带领上海市第九批援鄂医疗队（心理医疗队）驰援武汉，为患者和一线医护提供心理援助；上海精神卫生中心积极打造上海市心理援助热线021—12320—5、24小时战疫热线021—55369173和"健康云"线上心理平台，为民众提供心理支持；开展多种形式的科普宣教和健康咨询，让心理健康的理念深入人心……良好的心理状态是战胜病毒的一大利器，无论是患者在精神科专业帮助下的病情改善，还是为医护战友排忧解难、舒缓压力，精神科医生助攻的力量不容小觑。

未来之路

从南到北，上海市精神卫生中心援建的版图，越做越大。无论是援藏、援青还是援鄂，都是全面贯彻落实习近平新时代中国特色社会主义思想和党的十九大精神的体现。习近平总书记指出："全党全国全社会都要大力弘扬脱贫攻坚精神，团结一心，英勇奋斗，坚决战胜前进道路上的一切困难和风险，不断夺取坚持和发展中国特色社会主义新的更大的胜利！"援建是很多人生命中经

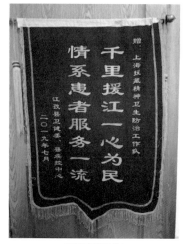

援藏赠锦旗

历的最艰苦的考验之一，我们的医疗队深切感受到落后地区百姓对优质高效医疗服务的迫切需求，也很高兴能为那里的人民尽一点绵薄之力，让当地群众享受到更先进、更优质的医疗服务。经过国家脱贫攻坚战和一批又一批医疗专家的努力，日喀则、果洛等地区已经逐渐发生了翻天覆地的变化。援鄂的经历也让所有人更加深刻地体会到了医者的责任和价值。

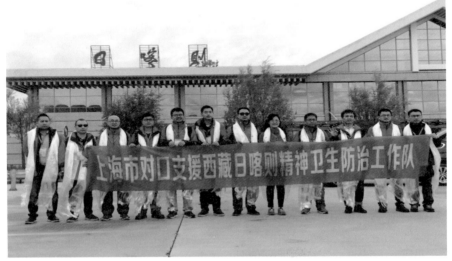

援藏医疗队合影

相信不久的将来，精神卫生将进一步向基层延伸，公共卫生服务也更加触手可及，在我党、我们国家领导人的正确带领下人民群众的健康水平与获得感、安全感和幸福感更加显著。

心系雪域高原，镌刻山海情谊。援建，始终是"精中人"无悔的选择。

（贺悦、乔颖）

闪光足迹

始终坚守，舍小家为大家

医疗队员中的彭代辉是武汉人，其实早在新冠肺炎疫情暴发前夕，他就定好了回武汉过年的机票，想看望一年未见面的老母亲。谁想新冠肺炎疫情暴发，他退掉了回家机票，克服内心的担忧和思念，安抚着武汉的家人和朋友，让他们做好防护就是为举国防疫做贡献。在春节假期里，他忙个不停，以电台、24 小时线上会诊等方式积极帮助武汉同胞，帮助全国百姓了解此次疫情的知识及相关心理建设，同时组织其科室及团队主动地参加医院的科普宣传任务。他所录制的科普微讲座"如何应对焦虑愤怒失去理智的家属""医疗过程中如何向患者及家属传递治疗及病情进展"通过阿基米德微电台广播，点击量约 20 万次，为帮助一线医护解决可能面对的问题，从而更好地保持抗疫的"战斗力"发挥了作用。他时刻关注着疫情的发展和前线可能存在的需求，关爱湖北武汉一线奋战的医生同学，组织资源为武汉捐款、捐物资，在第一时间向"武大医学院 89 级同学抗疫特别基金"进行了捐赠。

2020 年 2 月 15 日，彭代辉等来了上前线的这一天，作为国家卫健委委派的专家之一，在一个小时的仓促准备后告别妻子和女儿，奔赴机场，驰援武汉。那天正赶上 2020 年的第一波强冷空气来袭，冒着大风蓝色预警和寒潮预警，抵达武汉，武汉下起了暴雪，气温骤降了十几度。寒冷给前线的医护人员带来了更多的困难和挑战。刚刚安顿下来，他就迫不及待地随所在小组出发，深入各个医疗站点，一边筛查需要帮助的对象，一边积极指导连日抗战的一线医疗人员如何放松，减轻焦虑，给大家科普解压的方法。在走访过程中他发现通常反映的心理问题主要集中在对疾病本身不了解，对疫情过度担忧和紧张，也有对家人的牵挂上，这些导致患者和医护人员很多出现了失眠、焦虑症状，甚至有极少数的患者会把紧张情绪发泄到医护人员身上。

短暂的调研之后，彭代辉迅速制订了《上海援鄂医疗队心理援助方案》，这个方案背靠上海精神卫生中心大后方，协同上海援鄂医疗队前方工作协调组，下沉到医护一线人员，充分调动前后方的精神心理科医师，通过海报、援助信息二维码推送，以及后台支持进行"新冠"肺炎科普、自我放松训练、24 小时战役热线联动、微信诊疗及面访、"巴林特"团体支持等一系列具体的措施，真正帮助每一个需要帮助的人。

心理援助方案推行后，上海援鄂心理医疗队又有队员积极冲到武汉驰援一线，队员们利用彭代辉团队早期参加过的公共事件的干预救援经验，借助电子平台来广泛地评估、识别和预测哪些人未来可能存在心理问题，并进行精准干预。干预，越早介入、越精准越好。有了新队员的加入，加上心理干预平台的技术手段的愈发成熟，他主导的心理援助工作开展起来更加有条不紊、受众面更广泛、心理援助更高效。

彭代辉隐藏着自己内心的牵挂，在武汉抗疫，每天驻扎在医疗点，即使和老母亲仅仅相隔几公里，也只通过微信视频联系，没有回家，始终坚守在一线。

家书手记

援鄂医生张晨收到的一封家书

亲爱的爸爸：

晚上好！

告诉你一个好消息，家门口的樱花开了。粉红色的樱花就像护士姐姐的衣服那样，衬着旁边的冬青就像医生的手术服一样，看着窗外的花园就好像看到了你们医疗队的样子。我想念你，亲爱的爸爸！

那天当知道你即将出发去武汉支援，我开心到飞起，我知道只要爸爸去武汉就能打赢这场战"疫"，因为爸爸是无所不能的"超人"。但是这种开心的感觉很快就消失了，看着出发前一天仍坐在书房里工作的爸爸我越来越感到忐忑。病毒是什么样子的？生病的人是什么样子的？爸爸会不会被感染？一个个问号让我越来越担心，我忍不住从门缝里偷偷地看他的样子，希望多看他一点，脑子里多记他一点，生怕遗漏掉爸爸的任何一个细节，我害怕以后再也看不到爸爸。爸爸的白发在台灯下显得格外耀眼，他的手指在键盘上敲打个不停，我知道他是在给学生修改论文。不知为何我心里有了一点小小的埋怨，他为何不多抱我一会，而是要把他不多的时间留给他的学生？我轻轻地推开书房门，怯怯地问"爸爸，你能不能不去了？"爸爸抱起我指着窗外说："你看那颗星星，虽然它微弱的光线无法照亮整个夜空，但足以唤醒沉睡中的黎明。"此时，妈妈还在房间里为爸爸整理着行装，虽然妈妈没有说话，但我看到她眼角闪着泪光。就这样，在沉默中我回到床上，打开床头的《父与子》，期待今晚能梦到爸爸，能和爸爸多待一会。

　　第二天下午爸爸就要去武汉了。一早我吃完早餐就忙不迭地带好口罩等爸爸的消息去机场送行。机场里空空荡荡，全然没了往日的生气，看着萧瑟的候机大厅我心中不由得掠过一丝悲伤。这不是我记忆中的上海，上海是那么繁华，川流不息的人潮推动着上海澎湃的脉动。如今，一场灾难让活力四射的上海突然停下了脚步，更是让千万武汉人民陷入了对疾病的恐惧和对生命的无奈中。然而，机场里又是充满生机的。我看到爸爸和来自上海各个医院的援鄂医疗队员们一起为了共同的目标汇聚于此。送行的队伍里有欢笑也有眼泪，虽然此行路途坎坷，但胜利一定不会缺席。一位记者叔叔问我："小朋友，你对爸爸去支援武汉有什么感受？"我说："我不希望爸爸去武汉，我想每天都可以看到爸爸。但我知道爸爸是去救人，是做对的事情。不过我又很担心爸爸，怕爸爸会感染病毒，怕爸爸出事。"虽然我想哭，但我强忍着泪水，不希望爸爸为我担心。我想让爸爸知道我长大了，我是小男子汉了，知道一个人可以为了自己的信念付出所有。爸爸在接受采访的时候说："我有两个初心，第一个初心是希波克拉底誓言，生命所系，性命相托，这是每一个医生的初心。第二个初心是家国情怀，我是祖国培养的，随时等候祖国的召唤，这是每一个中国人的初心。"在爸爸进入安检口渐渐离开我的视线时，我突然意识到爸爸真的离开我了，眼泪不争气地夺眶而出，我拼命地挥手叫："爸爸，爸爸，再见！"我等了许久，但爸爸一直没再出现在我的面前。

　　现在我做完作业了，天色已经夜了。窗外的樱花树已经没了踪影，想起白天漫天的樱花，此时此刻不免心中有些惆怅。我抬起头突然看见夜空中璀璨的星星，原来爸爸和其他援鄂叔叔阿姨们一样，都是夜空中闪亮的星星，正在唤醒沉睡中的黎明，迎接曙光的到来。

附属国际和平妇幼保健院

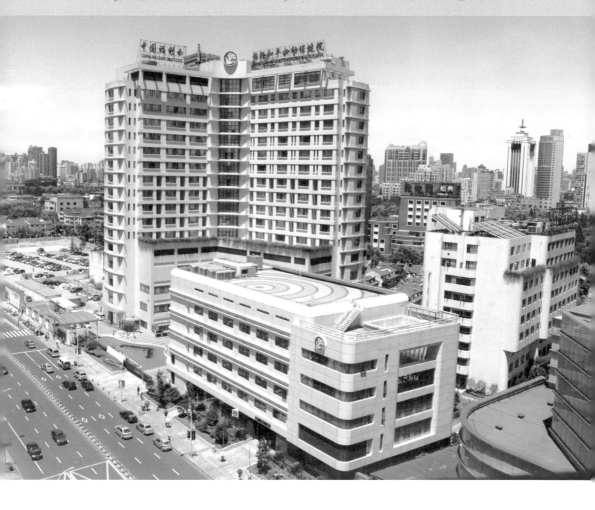

授鱼更授之渔

进入 21 世纪以来，上海交通大学医学院附属国际和平妇幼保健院（简称妇幼保健院）在快速提升自身医疗水平的同时，继续重视国家医疗扶贫工作，培训当地专业人员，捐赠医疗设备，举办"西部妇幼保健院院长培训班"，对来自广西、云南、宁夏、贵州等西部 10 个省市自治区的卫生局领导和妇幼保健院院长进行培训，并持续派出中青年医疗骨干担负起援藏援疆工作。

中国福利会国际和平妇幼保健院是新中国缔造者之一、国家名誉主席、中国福利会创始人宋庆龄为保护妇女儿童健康而创建的妇产科专科医院。1951 年 9 月 18 日，宋庆龄获得"加强国际和平"斯大林国际奖金，全部捐赠给中国福利会，筹建了这家妇幼保健院。1952 年 9 月 18 日，中国福利会国际和平妇幼保健院正式成立。

建院以来，医院始终遵循"实验性、示范性、加强科学研究"的办院方针，坚持"全心全意为妇女儿童服务"的宗旨，致力于围产保健、计划生育、妇科疾病、生殖健康等方面的医疗、保健和科学研究工作。

建院初期，医院设备简陋，技术力量薄弱，仅有 6 名医师、41 名护理人员，50 张产科床位。针对当时周边渔民缺乏就医条件，采用"老法接生"导致孕产妇死亡率居高不下的现状，首任院长江兆菊带领职工们迎难而上，抓紧进行技术培训，广泛开展工厂、地区妇幼保健宣传教育，普及卫生知识，落实产前检查制度。在宋庆龄的亲自安排下，又聘请医学博士张佩珠担任副院长，协助基层医疗机构培训妇幼卫生业务骨干，积极防治妊娠合并症和并发症，改善抢救条件。经过全院职工的努力，孕产妇死亡率迅速下降，1953 年为 4.75‰，1954 年为 2.78‰，到 1956 年 1 月起连续 16 个月保持为 0。

1957 年医院成立独立的妇科，组织妇女保健网，医务人员下工厂、地段和郊区农村开展子宫脱垂、子宫颈癌等严重危害妇女健康疾病的筛查和诊治。在 20 世纪六七十年代，每年委派医疗队去郊县农村、外省市农村开展妇女病普查普治工作。

为了加速发展农村卫生事业，从 20 世纪 60 年代开始到 70 年代末，在上海市卫生局统一协调下，医院组织巡回医疗队到上海郊县开展防病治病（常见病、血吸虫病、肠道传染病、地方病等）、计划生育、妇女病防治，以及培训基层医务人员等工作。先后组织了皖南医疗队（前往施德县、宁国县和祁门县等地区），黑龙江医疗队等，共计近 50 人次。1977 年派杨邦元参加医疗队前往西藏宁芝地区，支援当地医疗工作 2 年。1976 年唐山大地震发生后，医院先后组织 4 批共计 46 名医护人员组成医疗队进入灾区进行救护工作。1983—1998 年，先后组成多批医疗队前往安徽金寨、海南、内蒙古、广西等地开展防病工作，进行妇幼卫生扶贫，并对当地医护人员进行带教，累计 50 余人次。

进入 21 世纪后，医院在快速提升自身医疗水平的同时，继续重视对老、少、边、穷地区的医疗扶贫工作，培训当地专业人员，捐赠医疗设备。2009—2013 年先后举办了 5 届 15 期"西部妇幼保健院院长培训班"，对来自广西、云南、宁夏、贵州等西部 10 个省市自治区的卫生局领导和妇幼保健院院长进行培训，共计 650 余人。该项目按照上海宋庆龄基金会技术支援西部地区项目规划，医院作为西部妇幼保健院院长的培训基地发挥作用。

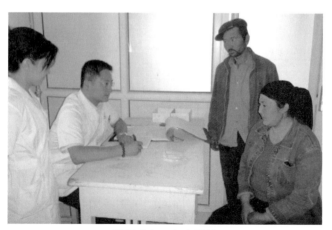

黄鼎（左二）在接诊

自 2010 年起，为积极响应上级部门的号召，中青年医疗骨干担负起了对新疆的援建工作。2010—2015 年，医院先后委派黄鼎、毛尔一、郑轩等三位同志随上海援疆干部团赶赴新疆喀什开展为期一年半的对口支援工作，其中郑轩医生在援疆期间获得"喀什地区优秀援疆干部人才"称号。

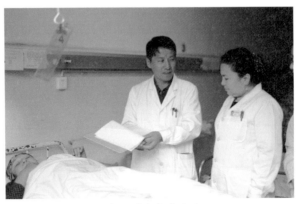

毛尔一（左）在查房

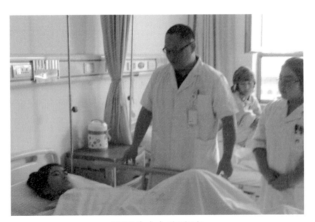

郑轩（中）在查房

2015 年至今，与新疆克拉玛依市中心医院开展对口援建工作，先后派出陈信良、张平、苏涛和徐亮等四位医生在该院进行工作，每位为期一年半，他们为当地的群众百姓带去了新的医疗技术，先后分别创建了"盆底微创诊疗中心""生殖内分泌门诊""产前筛查中心""复发性流产门诊"等，多人因出色的表现赢得了多项荣誉，其中陈信良在 2017 年 8 月获得"全国卫生计生系统先进工作者"称号。

（高泳涛、史心怡）

闪光足迹

造福一方百姓，打造一支带不走的医疗队

陈信良，主任医师，硕士导师，中国福利会国际和平妇幼保健院妇科盆底科主任，《中华老年医学杂志》编委，上海市医学会妇科盆底学组委员。

2015年9月，为响应国家精准扶贫政策，助力乡村振兴，充分发挥医疗专家专业优势，推进医疗精准扶贫，有效遏制和减少"因病致贫，因病返贫"，陈信良怀揣医者的大爱和精湛的医术，远赴新疆克拉玛依中心医院开展精准医疗扶贫、送医送药送健康，让边疆人民感受到来自党中央和上海人民的关怀和温暖。

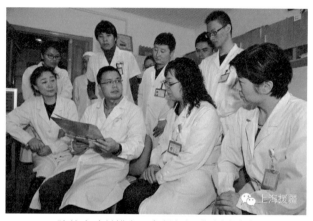

陈信良（前排左二）组织疑难病例讨论

援疆期间，陈信良共开展医疗下乡16次，深入山区、偏远农村，为当地百姓450余人对症施药。为发挥大医院的品牌效应，致力打造带不走的"医疗队"，他发挥专业优势，针对当地妇女的疾病特点，帮助创建了克拉玛依女性盆底微创诊疗中心，实现了从"粗放式"帮扶向"精准化、精细化"的支援发展，开展推广了一系列盆底手术，先后开展相关手术500余台，带教1000余人次，通过"传、帮、带"把技术留在了当地医院。

援疆期间，在援疆指挥部以及多单位、多部门的支持和帮助下，陈信良策划组织了电视系列科普讲座节目《相约星期六·上海名医大讲堂》，

共开播 20 期，观众累计 4000 余人次，成为当地有影响力的品牌节目，获得了良好的社会效应。通过该系列专家科普讲座，提升了当地百姓健康维护、疾病预防、早期诊断和早期治疗的意识，造福一方百姓，让群众能在家门口听到大医院大专家的健康指导。

授鱼更授之渔，传播生殖生育健康技能

张平，中国福利会国际和平妇幼保健院辅助生殖科副主任医师。

2017 年 2 月，张平接受组织选派参加第九批上海援疆医疗队，赴新疆克拉玛依开展对口支援工作。当时，他的女儿刚出生九个月。到新疆后，张平克服夜不能寐、气候干燥、晨起流鼻血带来的身体不适，很快投入紧张的工作。受援医院生殖医学基础薄弱，缺乏必要的设备和场地，更缺乏具有生殖医学背景的专科医生，当地一些油田工人、牧区群众没有得到很好的生育指导，面临生育困难的问题。同时，更让他担心的是，内地城市早已实现孕期产前筛查全覆盖，但新疆克拉玛依仍有超过 50% 的孕妇在孕期未进行产前筛查，这会增加出生缺陷的概率，一旦发生将给边疆地区百姓家庭带来沉重的负担。时间紧、任务重，在这种局面下，组织给予了张平高度信任，任命他担任新疆克拉玛依市中心医院妇产科副主任，全面负责生殖医学相关工作。

为了尽快开展工作，张平借用妇科门诊为当地群众看诊，同时积极向市中心医院申请场地。在他的努力下，医院划拨 300 平方米用于生殖内分泌门诊的建设。从诊室设计到施工建设，再到流程优化，他全程参与，希望早日为边疆地区百姓提供与上海同质的医疗服务。2017 年 5 月 16 日，经过 3 个月的紧张工作，生殖内分泌门诊建成运行，这是北疆地区首个生殖内分泌门诊。一些牧区、兵团群众因路途遥远，需提前一天到医院。张平对身边的医生说，"他们来一次不容易，不要让他们等太久，只要有需求，我可以随时出诊"，让大家深受感动。生殖内分泌门诊开诊一年接诊北疆地区油田工人、农村、牧区、兵团等地群众 2000 余人次，帮助 60 对不孕夫妇成功妊娠，其中年龄最大的 41 岁。就这样，原先需辗转内地就诊的边疆群众，在新疆就得到了高质量的医疗服务，受援医院医疗服务内涵也得

到了极大提升。

在积极开展生殖内分泌门诊工作的同时，张平把其余时间投入产前筛查中心筹建工作。产前筛查关系到国家出生人口素质，十分重要。在他的积极协调和推动下，受援医院引进了产前筛查设备。2017年10月，北疆地区首个产前筛查中心正式在受援医院成立。在一年的时间里，产前筛查中心为当地1400多位孕妇进行了血清学筛查，10多位高风险孕妇被筛查出来。至此，受援医院彻底结束了无法独立开展产前筛查的历史，北疆地区的产前筛查工作得到了很大提升，切实造福了当地百姓。

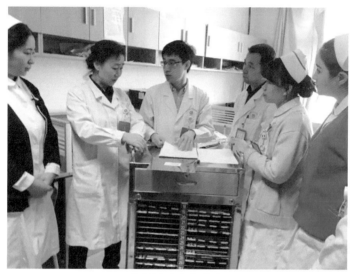

张平（中）在查房

为了将医疗扶贫工作推向深入，打造一支带不走的医疗队伍，张平直接带教6位医护人员，将医疗知识和技能毫无保留地传授给他们。"授之以鱼，不如授之以渔"，他一方面利用查房和业务学习的时间，把知识传授给大家，另一方面挑选年轻医生进行重点培养，其中一位年轻医生已拿到辅助生殖技术执业证书，这为受援医院生殖医学长远发展奠定了坚实基础。此外，他还积极联络协调，先后安排8名医生、4名护士长到中国福利会国际和平妇幼保健院进修学习，派出4名年轻助产士到上海接受为期3个月的培训。他的工作为当地卫生事业高质量发展贡献了积极力量。

张平用实际行动践行了"援疆甘奉献，医疗助脱贫"的誓言，他的工作获得了克拉玛依市政府和当地医院、群众的高度好评，被授予克拉玛依市"特聘医疗专家"荣誉称号，同时被中共克拉玛依市委授予"优秀援疆干部人才"荣誉称号。

变输血为造血，让边疆盛开格桑花

2020年3月，在新冠疫情暴发的严峻时期，产科副主任医师徐亮接过"接力棒"，成为中组部第三批援疆专家，前往新疆克拉玛依中心医院，开始了为期一年半的对口支援工作。

徐亮师承我国生殖免疫学开拓者、著名妇产科专家林其德教授，从事妇产科工作十余年，在诊治复发性流产等疾病方面积累了丰富的经验。在他的计划表里，援疆期间他有两件大事要着力落实。一是在克拉玛依市中心医院开设复发性流产门诊，让市区及周边地区的患者看病无须远行；二是"师带徒"，将自己的所学倾囊相授，让医院妇产科的医生掌握全流程的复发性流产诊疗技术，待他回到上海时，这些技术也能在当地"落地开花"。

生一个健康的宝宝是每个新手爸妈的期望，然而，对于一些家庭来说，这个简单的期望却是一种奢望。

家住克拉玛依市的小王，自打结婚后就一直有个愿望：要个健康的宝宝。可是第一次怀孕就给了她"迎头一棒"，胎儿在10周左右的时候发生了胚胎停育，流产后又"落"下了下肢深静脉血栓。小王"不甘心"就这么放弃，终于再次怀孕。可谁承想，这第二次怀孕差点要了她的命。第二次的胚胎停育同样发生在她怀孕10周左右。当时，小王出现了严重的凝血功能障碍，各项凝血指标都明显延长，人流手术风险极大，可能导致大出血，甚至死亡。情况危急，当地医生建议小王立刻转至乌鲁木齐治疗。辗转来到乌鲁木齐的一家大医院后，医生给小王输注了一定量的新鲜冰冻血浆、冷沉淀、凝血因子以后，才冒险完成了这次人流手术。

两次失败的怀孕让小王心灰意冷，心理压力极大。乌鲁木齐这家医院的医生考虑小王两次怀孕都出现了流产情况，就建议她做免疫功能检查，检查后才发现她患有结缔组织病。从此，小王就踏上了漫漫求医路，先后辗转乌鲁木齐、北京等多家医院进行治疗。

2020年5月7日，在徐亮医生的推动下，克拉玛依市中心医院首个复发性流产门诊正式成立开诊。小王正好也从外地刚刚看病回到家，抱着试一试的想法，小王敲开了新门诊的大门，让她没想到的是，这一"敲"也帮她"敲"来了一个健康的宝宝。

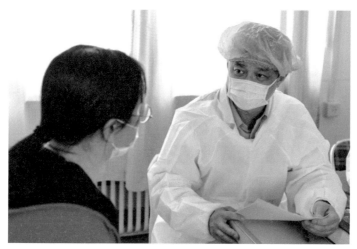

徐亮在门诊

当时，为她接诊的徐亮医生，通过询问病史得知，小王曾辗转多地看病，每家医院给出的治疗方案也不同，且小王从 2018 年就开始长期服用阿司匹林、纷乐等大量抗凝及免疫抑制药物，综合考虑，徐亮为她"量身定制"了治疗方案。他严格把控小王使用最少种类和最小剂量的药物，既保证疗效，又尽量减少药物对怀孕的不良影响。经过不断的努力，2020 年夏天，小王顺利怀孕，宝宝的各项发育指标正常，小王的各项凝血指标等也保持稳定，情况良好。"是这个门诊，给我带来了希望。"小王逢人就说。

复发性流产是一种病因非常复杂的疾病。想要开展复发性流产诊治就等于不仅要有专业的人才，还得有专业的检验检查设备。而复发性流产的专业就全国而言都是"冷门"专业。是"走出去"培养人才还是"引进来"吸引人才，成了克拉玛依市中心医院一个两难的抉择。

自复发性流产门诊成立起，现已有 15 名患者顺利分娩，获得了健康的宝宝，还有 45 名患者成功妊娠，在进行系统性治疗监护和定期产检，在不久的将来也要晋级为母亲。

为了让复发性流产门诊能够长久持续地为当地患者服务，徐亮通过在科内多次进行复发性流产诊治规范的讲课，使妇产科医生基本掌握了复发性理论原理，并轮流来复发性流产专病门诊。通过对每一位患者的诊治，帮助当地医生将理论与临床实践和具体病例结合起来，更好的理解、掌握与融会贯通。该专病门诊开设至今，科室人员已经熟练掌握了复发性流产的发病机理及规范的诊治流程。援助工作，变输血为造血，使当地的医护人员获得了持续的培养及学习机会，不断提升医疗技术水准，确保当地老百姓获得了更好的医疗救治，让边疆上的格桑花在上海专家的呵护下开得更加鲜艳。

家书手记

援疆人员在边疆安心地开展工作，离不开党组织的关心，也离不开他们家人的支持。巧合的是，支援克拉玛依的四位医生中，有三位医生的妻子都是同行，而且都是妇产科专业的，或许，同为白衣战士的她们更能理解丈夫的这份奉献精神，她们在背后的鼎力支持和关爱也是这些援疆医生的精神财富。

苏涛于2018年8月投入了国际和平妇幼保健院第三批支援克拉玛依中心医院的工作。当时他刚结核病治愈后不久，儿子还不满一周岁，正是需要照顾的年龄，而同为妇产科同行的妻子在单位也是中流砥柱，工作繁忙。但为了援疆工作，他克服了个人困难，义无反顾、满怀激情地踏上了启程之路。下面是几段他与妻子陆雯的微信聊天记录。

2018 年 8 月 21 日

苏涛：今天要出发了，一大早集合，所有的援疆干部和家人以及单位领导拍照留念，依依惜别。乘上大巴赶往机场，大巴开动，和你挥手告别，突然没忍住竟然眼睛湿润了。爸、妈和儿子以后要辛苦你了。

陆雯：哈，想不到你也如此感性了。家里有我，放心。你自己好好照顾自己，干好自己的本职工作，多交朋友。等下我发个朋友圈。

苏涛：好，我去点赞。飞机马上就要起飞了。飞机落地我就告诉你。

陆雯：我查了一下，飞机要8个小时呢，好远。一路平安！

2018 年 8 月 30 日

苏涛：到克拉玛依之后受到当地领导、医院领导和前一批援疆干部的
　　　热烈欢迎,用视频让你参观一下我住的地方,怎么样,很不错吧?
　　　我看到儿子很好奇地看着手机里的我，他是否懵懵懂懂觉得爸
　　　爸怎么跑到手机里去了呀。另外，给你看看我们这里的 PM2.5，
　　　每天都是个位数，空气质量"杠杠滴"!

陆雯：你就嘚瑟吧。我也想去那里生活一段时间了。那里的气候如何?

苏涛：就是比较干燥，嗓子干，鼻子流血了，不过，同事们说慢慢会
　　　习惯的，还教了我一些应对"宝典"。

2018 年 9 月 9 日

陆雯：告诉你一个好消息，儿子会自己走路了!

苏涛：快，快，视频，视频!

陆雯：他刚睡了，明天和他视频吧。

苏涛：我这里天刚黑，2 个小时的时差啊 ，录视频了吗? 先发给我看。
　　　我离开上海的时候儿子刚蹒跚学步，现在可以摇摇晃晃地自己
　　　走路了，看着视频，激动啊!

2018 年 11 月 29 日

陆雯：儿子今天自己用勺子吃饭了，他不让喂，非要自己动手。

苏涛：我在群里看到视频了，吃得满脸都是。

苏涛：阿宝（儿子的乳名）发烧好了吗? 还需要吃药吗?

陆雯：已经好了，你打电话谢谢儿童医学中心你同学吧，多亏她帮忙，
　　　要不然外公外婆两个老人没办法弄，阿宝生病老太太急坏了。

苏涛：好的。辛苦爸妈了，都 70 岁的人了，他们自己也得注意身体，
　　　还有高血压。

陆雯：嗯嗯，没事，我会督促他们吃药的。

2019 年 3 月 16 日

苏涛：今天我们援疆医疗组去沙漠采油区义诊了，顺便了解一下石油
　　　从地下开采出来的过程。

陆雯：长知识了。

苏涛：是啊，了解了这里的石油文化和风土人情。克拉玛依油田是新

中国建立后于 1955 年发现的第一个大油田，原油产量居中国陆上油田第四位。一代又一代的"石油人"为祖国的建设贡献了青春、智慧甚至鲜血和生命，比起这些前辈们，我们更意识到了援疆工作的使命感。虽然我们离开了家乡，离开了亲人，但和一群优秀青年援疆干部人才一起投入支援边疆建设的伟大事业，在平凡的岗位上为祖国边疆的发展、社会稳定和民族团结贡献自己的一分力量，真感受到无上荣光。

徐亮在援疆期间，新冠疫情牵动着大家的心。同样作为医生的妻子，邱添在繁忙的工作之余，也更能理解丈夫的付出。下面是几段他与妻子的微信对话：

2020 年 10 月 24 日

邱添：刚刚听新闻上说喀什出现疫情病例了，你们那里情况怎么样啊？

徐亮：我们还没有出现阳性病例，工作和生活照常，没有受影响。

邱添：你自己当心点，门诊和患者接触时注意好防护。

徐亮：知道啦😊

2020 年 10 月 26 日

邱添：喀什的病例数越来越多了，你们那里怎么样啊？

徐亮：我们这里离喀什比较远，风平浪静，一切安好，放心吧😊

邱添：那就好。

2020 年 10 月 28 日

邱添：你们那里没有出现阳性病例吧？医院里检测和防护严格吗？

徐亮：放心吧，一切都很安全，医院里检测很严格，进入医院的患者和家属都要有核酸报告，我们的诊室也经常在消毒，看门诊时都穿着隔离衣，戴着面罩，非常安全的，不要担心了。

邱添：好的！

2020 年 11 月 1 日

徐亮：我们开始打疫苗了，你们医院安排打了吗？

邱添：我们还没开始。

徐亮：如果开始安排了，尽快去打，也动员家里其他人有条件就去打，保护好自己，不要听信外面网络上的谣传，不肯打疫苗。

邱添：知道了，作为医生这点觉悟还是有的。你打好疫苗自己当心点，多喝水多休息，有什么不舒服尽快和医院联系。

徐亮：我懂的，放心啦！

2021 年 1 月 4 日

邱添：我们医院也开始打疫苗了，你打疫苗时没什么不舒服吧？

徐亮：我没啥感觉，打好了一点反应都没有。

邱添：好嘞，我也尽快打。

徐亮：希望打疫苗的速度能更快些，这样出去旅游就更安全了，等天气暖和了，带着你和儿子好好逛一逛大美新疆。

邱添：好期待呀！😍

附属同仁医院

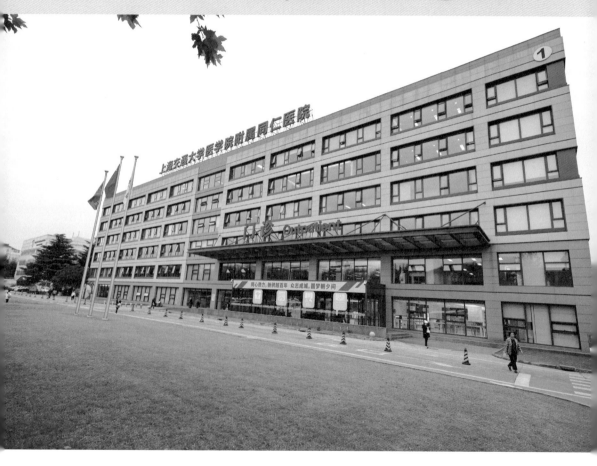

笃行对口援助，坚守医院公益

拎起行囊是过客，拍落尘土是家乡，对口帮扶结硕果，脱贫攻坚续前"援"。自20世纪80年代以来，上海交通大学医学院附属同仁医院（简称同仁医院）发扬"不畏艰苦、甘于奉献、救死扶伤、大爱无疆"援外精神，积极贯彻落实党中央关于进一步加强农村卫生工作，提高农村医疗卫生服务水平的有关要求，认真履行长宁区委、区政府下达的医疗援建任务，一批批优秀的同仁援建医疗队员，纷纷带着使命与嘱托，一次次踏上云南、青海、新疆、江西、海南以及摩洛哥的医疗援建之路。

白衣大爱助医疗发展，彩云之南传沪滇真情

对口援建，滇沪情深

自1996年起，上海市长宁区与云南省红河州开始了长达26年的结对帮扶，长宁区卫生系统累计派遣了共12批医疗队。作为一家拥有156年历史、长宁区最大的三级综合性医院和区域医疗中心，同仁医院始终秉承"同心同德、仁怀仁术"的院训，坚持公立医院公益性，积极参与每一批援滇医疗队，还通过中组部、团中央的博士服务团载体和形式支援云南卫生事业发展。医院先后派出36名管理干部、业务骨干等，赴云南省红河州、丽江市进行医疗援助，同时接受51名云南同行到同仁医院进修学习。

为了响应习近平总书记关于决战决胜脱贫攻坚的号召，进一步提高金平县人民医院的医疗保障能力，减少"因病致贫、因病返贫"现象的出现，让百姓能够就近得到优质的医疗服务，2020年7月，长宁区卫健委与金平县卫健局签署合作共建协议，由同仁医院托管云南省红河州金平县人民医院，以紧密共建合作的方式挂牌"上海市同仁医院云南金平分院"。本着"以人为本、精准施策"的帮扶理念，长宁区卫健委从上海市同仁医院选调了由医疗管理、护理、临床医学等专业组成的专家团队，全面加强与金平县人民医院的医疗共建合作。从医院管理、学科建设、人才培养、医疗技术

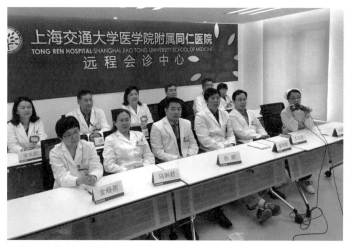

同仁医院各学科专家对云南省石屏县人民医院开展 MDT 远程会诊

等方面对金平县人民医院进行全方位的帮扶工作,在医院体制不变、行政隶属关系不变、人事权利不变的前提下由双方组建医院管理委员会,管委会主任由上海方面担任,在医管会统一领导下,重点在医院管理、医疗技术、学科建设、人才培养、教学科研等方面深度融合开展工作,定期开展合作质量的评估。首期从心脑血管疾病、消化道疾病、皮肤病等三个当地多发疾病的学科着手,从医院管理、业务带教、手术示范、规范诊疗等方面开展工作,开创了云南省医疗对口帮扶先例。

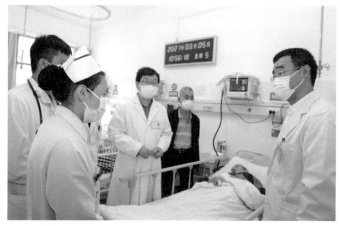

同仁医院援建干部、云南金平县人民医院执行院长胡洪亮带领团队
狠抓医院重点学科建设,推动 9 个病种诊疗技术在该院实现"零"的突破

　　帮扶至今，金平县人民医院的医疗管理、学科规划、疾病诊疗迅速提升；完成了胸痛中心建设并通过省级验收；启动心衰中心、房颤中心前期建设；开展了金平县首例腹腔镜下经肛门全直肠切除术、首例心脏永久起搏器植入术等7项新技术。完成了各类教学示范手术50例次；完善"危重孕产妇、新生儿救治绿色通道"，规范金平县县内"120"医疗急救的转运流程。通过扶贫助医，让金平人民逐步享受到大上海市民同质化的医疗服务。仅托管后的2020年下半年，在援助专家团队带领下，金平县人民医院克服疫情影响，代表医疗水平的手术人次逆势增长了16.8%，为实现大病不出县迈出扎实的一步。

矢志不渝，为民服务

　　自2001年中组部、团中央选派第一批博士服务团成员以来，一批又一批赴滇博士服务团成员接力服务云南跨越发展。2017年12月24日，云南又迎来了第18批博士服务团的成员，同仁医院影像介入科副主任马骏接过服务云南的"接力棒"，任云南省阜外心血管医院党委委员、院长助理，顺利完成赴滇任务。

　　马骏在为期一年的援滇脱贫工作中，主要协助主管医疗的执行院长实施医疗质量管理并参与医院的决策和改革发展任务制定，以及临床教学和职工培训等有关工作等，牵头组建了医院病案管理委员会，开展了一系列医疗质量管理工作并取得了一定的成效。他与一同赴滇的博士团友们自发组织开展"医养结合"的养老模式调研，为进一步深入研究大健康相关产业做了积极准备；同时，还下基层专题调研，了解当地社会经济、文卫、教育及贫困状况、帮扶措施和脱贫政策落实情况，分别与当地相关部门共同组织召开了座谈会，为当地经济社会发展和脱贫攻坚建言献策。

　　马骏积极参与医院对外交流工作，先后调研了楚雄州人民医院、耿马县人民医院和武定县乡村卫生室的医疗技术水平和医技设备装配情况，加深了对云南省各级医疗机构技术水平现状与当地百姓医疗需求之间矛盾的了解，提高了对国家加强东西部合作促进健康脱贫工作重要意义的认识。

　　儿童是国家的未来和希望。马骏全力支持当地儿童先心病免费筛查项目，承担了"希望心"生命救助计划，为近5000名在校学生开展了筛查和义诊工作。他积极参与当地医技培训项目，并精心准备专业培训课程，300多位来自红河州和怒江州贫困县的乡村医生从培训中受益。马骏用心助力基层医疗发展和"健康脱贫"工作，出色完成挂职援建任务。

活跃在脱贫攻坚医疗援建一线的同仁身影，远不止马骏一人。

2018年，普外科王暐、心血管内科王栋、消化内科田相龙等3位医生自愿加入援滇医疗队，分赴金平县人民医院、红河县人民医院、绿春县人民医院开展帮扶工作。不怕困难，服从大局，在当地的帮扶医院里，积极开展各类手术操作及新技术新项目，不断优化重点病种临床路径，并定期举办专科疾病系列讲座和医疗技能培训，有效地提高了当地医护人员临床诊疗水平。

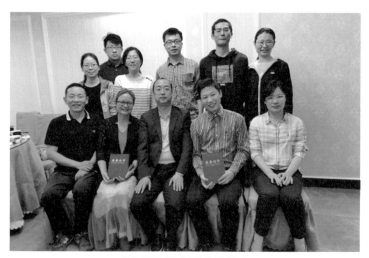

给援滇医生颁发荣誉证书

2019年，初为人父不到一个月的神经内科医生张会军，果断接过赴滇帮扶的接力棒，飞身奔赴云南绿春县人民医院，指导当地"卒中中心"的建立。为掌握第一手资料，张会军多次下乡村，深入基层百姓，了解当地的卫生健康状况。在得知当地群众对脑卒中及相关危险因素认识不足，社区及乡镇医院对脑卒中急性期救治重视度不够之后，他又不辞辛劳，通过义诊和宣教等形式向当地居民宣传卒中预防知识，并多次集合各村的乡村医生到乡镇医院进行卒中急诊救治的培训，极大地提高了当地急性脑卒中的救治率。在张会军援建的一年时间里，他带领当地医院神经内科医生诊断并实施脑梗死溶栓治疗 19 例，并引领绿春县人民医院"卒中中心"的建设和发展逐步走上正轨。他出色的工作也得到当地群众的认可，2020 年获得绿春县人民政府扶贫开发办公室颁发的"沪滇扶贫协作支援绿春县人民医院"表现优秀、成绩突出证书和锦旗，以及 2021 年长宁区事业单位脱贫攻坚专项奖励个人嘉奖。

健康中国，不懈努力

2020 年末，喜讯传遍云岭大地：经过 8 年持续奋斗，云南如期完成了新时代脱贫攻坚目标任务。全省 933 万农村贫困人口全部脱贫，消除了绝对贫困。88 个贫困县全部摘帽，8502 个贫困村全部出列，解决了区域性整体贫困问题。2021 年 4 月 30 日举行的云南省脱贫攻坚总结表彰大会上，同仁医院被评为 2021 年云南省脱贫攻坚先进集体。

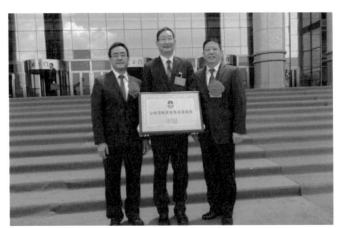

同仁医院被评为 2021 年云南省脱贫攻坚先进集体

授人以鱼，不如授人以渔。在脱贫攻坚取得伟大胜利之时，同仁医院带着"人民至上、生命至上"与致力于脱贫攻坚的情怀，竭尽所能为当地培养一批高质量医院管理人才和技术专家，突出"组团式帮扶、精准式培训、沉浸式学习"三大抓手，依托同仁医院拥有的 6 个上海市重点专科，为云南培养了一批优秀医务人员，留下了一支技术过硬的"带不走的医疗队"，为提升当地医院医疗能级，实现当地省级重点专科零突破，切实保障边疆人民的医疗健康做出了不懈努力。

倾力支援祖国大西北

2010 年起，上海市长宁区开启了对青海果洛州甘德县的对口支援工作。青海省果洛藏族自治州甘德县位于青藏高原，大气含氧量仅为海平面的 60%，年均气温为 –2℃，条件非常艰苦。同仁医院响应长宁区委、区政府的号召，于 2016 年开启对甘德县医疗卫生系统的对口支援工作。近年来，同仁医院先后接收来自青海省果洛州甘德县人民医院、甘德县下藏科卫生院等地 10 多位医技人员进修学习。医务部门专门安排业务水平高、诊疗经验丰富的医生一对一带教，为对口医院培养出业务水平较高、医德医风良好的临床实用性人才。

2017 年 5 月，同仁医院派出临床业务专家团前往青海果洛州甘德县，对当地医务人员开展培训，培训内容包括科主任能力、管理工具应用以及妇产科、传染科、急诊科、普外科、麻醉科等专业知识方面的培训，30 多位医疗专业技术人员和管理人员参加了培训并从中获益。专家团同时带去了医院捐赠给甘德县人民医院价值 218 万元的全自动生化仪。

2017 年 10 月，由同仁医院院长马骏带队，长宁区卫计委、同仁医院和长宁区多家社区卫生服务中心的领导组成的代表团，来到克拉玛依市独山子区，实地考察当地的医疗卫生情况，并与独山子人民医院签订对口支援协议，开启了新的援建任务。

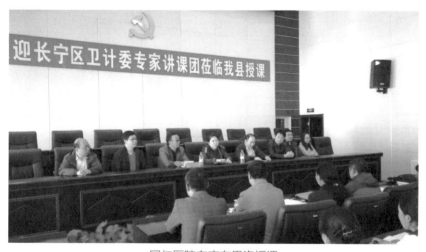

同仁医院专家在果洛授课

新疆克拉玛依市位于亚欧大陆桥的中段，处于"一带一路"辐射区域，是中巴经济走廊、新亚欧大陆桥、中蒙俄经济合作走廊、中国—中亚—西亚经济合作走廊的交汇点。克拉玛依市独山子人民医院有着悠久历史，地处国家石化能源基地和天山北坡经济带，是连通南北疆桥头堡的重要枢纽，是区域内唯一一所综合性"二级甲等医院"，承担着本地区居民及国家大型石化企业职工的医疗保障任务。为响应国家"一带一路"倡议，推进新疆"丝绸之路经济带核心区"建设，支持新疆克拉玛依地区卫生事业的发展，同仁医院根据协议约定，将在未来几年内，从医疗、科教、管理等各方面给予独山子人民医院支援帮扶。具体内容包括：助力独山子人民医院部分临床科室的学科建设、开展医疗技术指导和临床教学支持等；采取联合培养人才、共建研究机构、开展科研协作等方式，帮助构建合理的人才梯队；定期派遣业务专家到独山子人民医院开展技术交流；向独山子人民医院的管理干部、医技人员等提供进修和挂职岗位；在深入开展远程会诊的基础上，探索互联网门诊等。

之后的两年里，独山子人民医院先后派遣临床、护理、管理部门等共计36人次来同仁医院进修学习。医院也安排了泌尿外科、麻醉手术科、骨科等学科带头人前往当地开展授课、培训及业务指导。2017年，同仁医院与克拉玛依市独山子人民医院开启远程医疗系统。

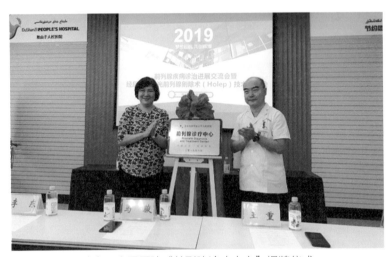

独山子人民医院"前列腺诊疗中心"揭牌仪式

2019 年 8 月 29 日，马骏院长再度带队，带领泌尿外科、医务科、门办、院办一行 6 人，前往克拉玛依独山子人民医院考察访问。独山子人民医院院长王重介绍了对口援建以来独山子人民医院整体医疗技术、学科能力的提升情况，特别强调泌尿外科诊疗水平实现了跨越式的进步，表达了继续与同仁医院开展深入合作的意愿。在双方代表的见证下，马骏院长与王重院长再次签订了医疗技术协作协议及专项培训支援协议。李东副院长（时任泌尿外科行政主任）表示，泌尿外科将继续拓展前列腺适宜技术在当地应用的深度和广度，造福新疆克拉玛依市人民。当天，独山子人民医院举行了前列腺诊疗中心揭牌仪式暨前列腺疾病诊疗进展交流暨经尿道钬激光前列腺剜除术（Holep）技术推广会，李东主任、钱海宁副主任分别进行了精彩授课及现场手术演示，获得了与会同行的交口称赞。会上，马骏院长为独山子人民医院的同行作了题为"医院评审标准在综合医院管理中的实践"的主题讲座，将同仁医院创建三级医院过程中的经验和体会进行了分享，也承诺同仁医院将全力支持独山子人民医院的等级评审工作。

对独山子人民医院的对口支援，是对长宁区委、区政府"深化并拓展新领域合作"精神的积极响应。截至目前，同仁医院与独山子人民医院的合作，已经取得了初步的成效，双方在交往与互相学习中，建立了深厚的友谊，实现了双方的互利共赢。

奉献革命老区，提升老区人民医疗卫生水平

2014 年 1 月，南京军区开展了"联学联创联建"活动，经上海市长宁区武装部牵头，在区委、区政府的支持指导下，同仁医院作为长宁区最大的综合性医院，承担了帮扶援建的医疗任务，与井冈山市第二人民医院结成帮扶对子，签署了帮扶合作协议。协议主要包括：向井冈山市第二人民医院捐赠设备仪器；每年选派医疗专家、骨干到井冈山为革命老区人民进行义诊；定期接收井冈山市第二人民医院的医护人员来院进修，帮助对方建设相关薄弱学科等。

在 3 年的对口帮扶工作中，同仁医院先后派出医疗专家 4 批 20 余人次前往井冈山革命老区对当地医护人员进行专业技能培训，并开展大型义诊活动，获得了老区人民的好评。此外，同仁医院先后接受来自井冈山市第

二人民医院包括骨科、外科医务人员以及行政管理人员等在内的进修人员9人。

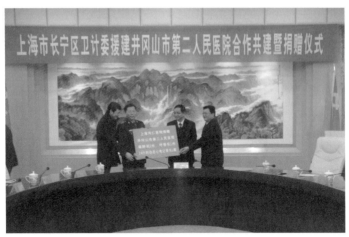

上海市长宁区卫计委援建井冈山市第二人民医院合作共建暨捐赠仪式举行

同时，医院分批次向井冈山市第二人民医院捐赠总价值300余万元的医疗仪器设备，包括全自动清洗消毒机、胎心监护、新生儿恒温箱、牵引床、手术床、无影灯、蓝光治疗仪、灭菌设备以及B超设备等。

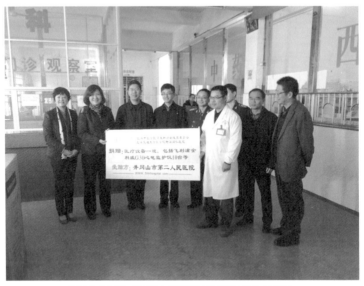

2016年同仁医院六学科专家组队再上井冈山

这些医疗设备为当地医院新技术新项目的开展奠定了良好基础，提升了井冈山市第二人民医院从检查、院感到手术等各方面的技术水平，为其进一步的建设和发展贡献了绵薄之力。

2016年7月21日，同仁医院又与革命老区江西省吉安市永丰县人民医院签署友好协作协议书，随后选派多批次医疗卫生专业技术人员前往当地开展临床诊疗、危重抢救、手术示教、教学培训、重点学科建设、专题讲座等学术交流，并协助对方开展适宜新技术，帮助对方建立院际之间的远程会诊网络系统。

同仁分院落户海南，精准帮扶直抵琼中

2018年是党的十九大召开后的第一年，是布局和实践的新元年。这一年，注定是中国历史长卷中浓墨重彩的一年；也是这一年，伴随着党的十九大报告"实施健康中国战略"的提出，同仁医院来到了海南，这个中国最美丽的岛屿，扎根在美丽的琼中县人民医院，践行"不忘初心、牢记使命"，为导入现代化医院管理理念，提升琼中县医疗水平，不遗余力；为实现"小病不出乡，大病不出县"的小心愿，为改善百姓就医获得感，全力以赴。

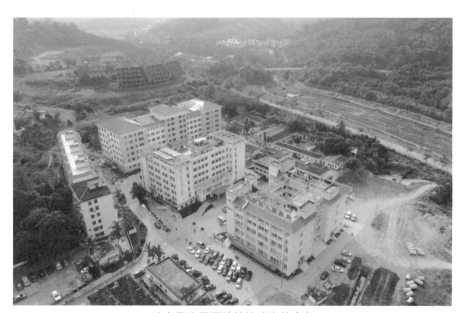

琼中县人民医院航拍（朱德全）

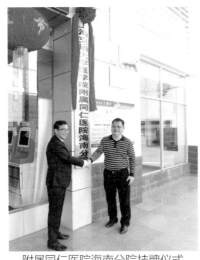

附属同仁医院海南分院挂牌仪式

2017年12月23日，琼中县人民政府与同仁医院签署了《琼中黎族苗族自治县人民医院托管协议》。自2018年1月开始琼中黎族苗族自治县人民医院被全面托管，挂牌上海交通大学医学院附属同仁医院海南分院，由此同仁医院正式开启了为期三年的精准医疗帮扶合作。从2018年1月至2020年12月，同仁医院先后派驻海南分院16批次42位专家及管理干部开展托管帮扶工作，分院也获得了同仁总院从管理、培训、技术、服务等各方面的全力支撑。

医院发展，管理先行

琼中黎族苗族自治县人民医院（以下简称海南分院）因地处海南山区，是国家贫困县，医院人才困乏，医院发展定位不明确，管理理念有明显计划经济的烙印。同仁医院始终秉持务实高效的宗旨，围绕着"你所需"和"我能给"的工作重心，深入基层，身体力行，发扬"同心同德，仁怀仁术"的同仁传统，既要做运动员，更要做教练员，要把医疗技术、医疗规范、管理理念，乃至文化传统留下来，扎根南疆，切实解决琼中百姓的就医困难，提高就医体验。

经过认真论证，并与琼中县领导反复沟通，同仁医院确认海南分院初步发展目标：海南中部地区领先的二级甲等综合医院，医疗技术规范高效，现代医院管理初成体系，百姓信赖满意，部分专业具备一定的疑难危重救治能力，在周边乃至省内有一定的影响力。

托管帮扶的三年时间里，同仁医院管理和技术团队围绕这一目标，扎实苦干，团结奋进，取得令人满意的成果。全体同仁勠力同心，绘制医院整体规划蓝图，完成医院环境的整治；下基层、到一线，完成医院职工周转房和食堂的建设，以及新住院大楼建成使用，原有住院大楼开始整修工程，感染科大楼投建，感染科过渡门诊、病房和核酸检验实验室建成使用，急救中心以及县公卫应急指挥远程培训中心项目立项。在不断建设和高速发展中，海南分院的医疗质量也从以前全省排名倒数上升为同级医院中流，泌尿外科获评省临床重点专科，实现琼中县历史零的突破，一家不断满足百姓就医需求的优质、高效、人文的现代化医院在琼中已经初具规模。

受过去计划经济的影响，海南分院的管理体系整体比较落后，同仁医院管理团队从整章建制入手，结合琼中工作实际，不断构建完善海南分院的现代管理体系。2018年盛慧明院长领导的第一届管理团队，明确全院所有管理和临床部门的工作职责，签订目标责任书，逐步尝试针对医院正常运营的支出的独立预算资质，提高医院运营管理的效率，构建医院管理的基础和框架。2019年顾永刚院长领导的第二届管理团队，根据海南医院评价的要求，系统引入和完善医务科医疗质量管理体系，强调常态化医疗质量监管，夯实管理基础。顾永刚院长还荣获了第五届海南省"寻找百姓身边的好医护"特别贡献奖。2020年严旭阳院长领导的第三届管理团队，着力在规范和监管方面深入和优化管理体系。如引入行政查房制度，建立院长信箱，落实院长接待日等等，努力让全院职工"愿讲""敢讲"。目前，海南分院院已经形成院长接待、行政办公、信访、职代会、工会等职工民主监督体系，深化职工主人翁意识，形成畅所欲言的医院管理氛围。管理团队还积极参与海南各类医疗发展和医疗改革研讨会，为海南的医改献计献策。严旭阳院长在2020年11月海南医改工作培训会上作了题为"医联体模式下的精准帮扶"的发言，介绍琼中沪琼合作经验，对琼中医联体建设提出独到的思路，得到了当地县委、县卫健委等海南同道的一致肯定与好评。

同仁医院始终坚信医院的后续发展"赢在中层""重在落实"，一支有能力、有担当的管理队伍是医院各项目标任务落实的基础。三年来，带领全体干部"在学中干，在干中学"，扩大院长办公会范围，增加医务科、护理部主要执行部门负责人，执行每周行政办公会制度化等。同仁医院管理团队在日常工作的点滴实例中，身体力行地带领中层干部整章建制、梳理工作机制、完善办事流程，培养干部的管理技能、精细分析解决问题的管理思路，形成机制预防，制度管人的管理习惯；推行干部聘任制度的改革，能者上，考评不胜任者下，危机意识、竞争意识、尽责意识深入人心，引领干部提升履职技能、提高办事效率、注重工作效能。

2020 年的时候，海南分院接受海南省卫健委二级甲等医院的复评审，这是关系到医院发展的关键评定。在经过全院精心准备，迎接检查之际，同仁医院特派出医院质控办两位专家到琼中进行专题辅导。通过对评审条

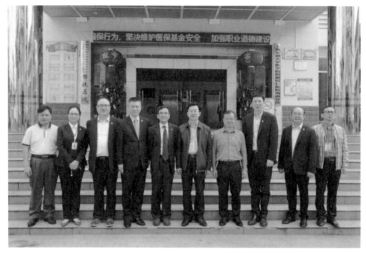

2020 年 2 月，第二届管理团队和第三届管理团队交接合影

款的细致解读，审查所有科室的评审资料，专家深入一线的现场考评，对全院复评审工作作了全面的梳理。针对检查出的问题清单，专家指导制订整改方案。对 PDCA、QCC 等重要质量管理工具的专题辅导，现场检查中系统追踪法的示范，使得干部们对管理工具的运用有感性的认识。尤其是专家始终贯彻的以评促建，以评促改的评审宗旨，对分院今后的发展建设意义重大，最终收获满满。

以点带面，促进学科发展

经过对海南分院医疗能力的剖析把脉，结合琼中居民消化道疾病、泌尿结石多发的疾病谱特点，对医院学科建设进行设计谋划，分层资源投入，进行不同方式的帮扶，同仁医院决定将海南分院泌尿外科、消化内镜的诊治作为海南分院弯道超车的重点学科进行打造，塑造琼中医疗技术名片。同仁医院专家还不定期至海南开展手术，提供技术支持，学科领先能力和影响力初步形成。对内科学科，同仁医院三年中完成了呼吸内科、心血管

内科、神经内科、消化内科、内分泌内科、血液内科、肾内科等主要内科学科的帮扶，帮扶重心着眼于诊疗规范的建立和与全国最新诊疗指南的接轨，学科发展思路的指导提升。对胸痛中心建设，海南特发病地中海贫血的诊治，同仁医院特派出心内科和血液内科专家予以专题扶植。对现有相对开展比较成熟的肾内科、检验科、感染科、放射科等学科，则是边加压边辅助，基本满足医院发展需求。检验科成为海南省第一批通过新冠核酸检测的二级医院，放射科建立了与上海总院的远程会诊，随时可以由同仁医院提供技术支持，也逐步开展 CTA、三维重建等技术，为临床诊疗提供有力支持。三年来，海南分院获得全国"安康杯"竞赛优胜单位，海南省临床麻醉质量控制先进单位，药品、医疗器械不良反应监测工作获"先进单位"等多项荣誉。

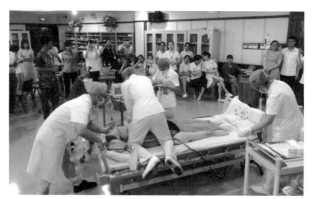

海南分院举办"三基"培训

以往的门诊医疗力量薄弱，医生不重视门诊，患者流失情况比较明显。海南分院首先加强门诊服务能力提升，开设本院以及上海、海口帮扶专家门诊，提升海南分院的第一线的服务能力。不断优化简化服务流程，多途径的预约诊疗，门诊自助服务的推广，增加门诊治疗或操作的"舒适化"选项。同时转变观念，医疗服务不能仅局限于医院内，医生要主动进入社区，提供健康教育，将医疗服务贯穿于疾病的预防、健康管理，直至治疗后的随访，疾病的康复的全过程。让百姓在家门口享受主动热情的医疗服务，极大地提升了医院的美誉度。

引培结合，助力人才储备

托管后，同仁医院长期派驻的专家们以授课培训、日常查房、会诊讲解、病历督查到手术操作带教等各种方式，传授理论知识和诊治的规范程序。不但要带技术，还要重塑对诊疗常规和各项医疗制度精准执行、把 MDT 多学科会诊等先进的诊疗理念带到琼中来，手把手示教基本手术和基本操作，纠正经验性手法和诊疗习惯，为建立可持续的能力提升夯实基础。通过不断努力，海南分院的腔镜下治疗水平已步入海南省先进行列，也是海南省二级医院中唯一的微创手术常委医院。

海南分院根据学科发展、人才梯队目标及培养方向采用规培、进修、学习班等多种形式加强人才培养，同仁医院也为海南分院医务人员进修培训提供绿色通道。绩效政策上为科室分担人员培训成本，减少科室"送出去"的部分负担。

在计划内帮扶之外，还不时邀请总院知名专家分批前来实地考察指导、授课、教学查房、手术，把先进的理念、诊疗技术和规范传经送宝到琼中，也为分院科室发展把握方向，推波助澜。医院购买了中国知网期刊文献库，增强学术氛围，为医学人才终身教育、能力提升搭建专业而灵活的学习平台。

重视内涵，提升服务水平

在持续的建设过程中，我们更多关注的是学科发展理念和核心医疗技术的掌握等软实力的提升，坚持技术标准与服务规范相结合。在技术指导的同时，同仁医院专家力求对规范流程、技术关键等细节讲明讲透，让琼中的医生知其然知其所以然，提升学科发展的再生能力，真正实现同仁医疗技术扎根海南，可持续发展。

在同仁医院专家指导下，海南分院胸痛中心规范化创建提升了医院多学科的整体运行效率，同时推动院内多部门管理、协作能力。琼中医生主导下的冠脉 CTA、三维重建、内镜下治疗、人工破膜引产、颈内静脉穿刺、有创动脉压监测、可视喉镜下插管等 14 项新技术新项目临床运用，门诊手术和检查无痛率明显提高，业务量和业务水平均在县级医院中名列前茅。

全面托管以来，同仁医院前赴后继派驻多批临床专家，覆盖普外科、内镜室、骨科、麻醉科、影像科、妇产科、心血管内科、呼吸内科、肾内科、内分泌内科等学科。根据县医院各科室的特点与实际情况，专家因地制宜通过"传、帮、带"的形式，通过业务培训讲座、定期教学查房、疑难病例讨论，多学科会诊，指导新技术新项目的开展，全面提升医院医疗能力。

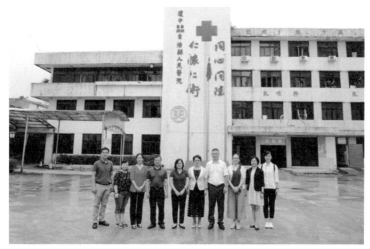

薪火相传交接会，援建琼中再启程

因县医院短期内不能克服的软硬件的不足，同仁医院连续三年针对困扰琼中百姓、很多家庭因此而致贫的白内障，派出医护团队，携带器械耗材，通过短期集中手术，为数百名患者恢复了光明，无一并发症的发生，进一步夯实了脱贫致富的基础。

最让琼中同事感动和信服的是，所有援琼的医生，都能做到以身作则，那种病情就是命令的医者使命，及时有序的应急处理，温馨人文的医患交流，为患者提供最合适的医疗的不懈追求，点点滴滴都充分体现了"同心同德、仁怀仁术"的同仁文化和深入骨髓的医者素养。

授人以渔，蓄力持续发展

同仁医院的每位帮扶队员，本着主人翁的工作热情，为琼中百姓健康福祉服务的使命感，积极投入海南医药卫生改革的伟大工作。这种跨省跨地域的帮扶合作，不同于以往简单的技术指导，在促进医院发展的同时，还要解决管理理念、医疗技术与当地医疗实际、医疗政策、医疗规划等各方面的融合，避免"水土不服"。琼中县为巩固脱贫成果，健康扶贫无疑是精准扶贫、防止返贫的强大助力。同仁专家们带去了健康教育和全程医疗健康服务的先进医疗理念，通过义诊，乡村巡访，指导百姓预防疾病，养成卫生习惯，慢性病的随访和康复指导，受到边疆各族百姓的欢迎和称赞。海南分院的巨大进步，百姓健康水平的提高，都说明了同仁医院与海南分院的医联体模式是成功的，有效的。

这次跨省市医联体合作帮扶模式，对同仁医院是一次全新的尝试，是医院在深化医疗体制改革进程中，积累经验，拓展平台，探索实践的契机。今后，同仁医院将继续秉承"同心同德 仁怀仁术"的办院精神，积极贯彻健康中国战略，在服务好大虹桥区域广大人民的同时，也将更多优质的医疗资源辐射到全国各地。

通过三年的帮扶，海南分院的管理框架、制度流程、设施设备等方面已经初步形成现代医院管理架构。在脱贫攻坚的大道上，同仁人始终带着"人民至上、生命至上"的情怀，竭尽所能为当地培养一批高质量医院管理人才和技术专家，依托同仁医院的精英力量，为琼中培养一批优秀的医务人员，提升海南分院的医疗能级，切实保障当地人民的医疗健康。

虽然三年海南托管帮扶任务已顺利完成，但我们建信，海南分院未来一定会取得更为辉煌的成绩，造福琼中百姓生命健康，为国际健康岛的建设添砖加瓦，为实施健康中国战略共同努力。

一批又一批的同仁人，不负韶华，不忘初心，砥砺前行。援摩、援滇、援疆、援赣、援琼，医疗队员们作为纽带，搭建起了交流与沟通的桥梁，以强烈的政治责任感和历史使命感，不负重托，履行使命，全身心地投入精准脱贫、医疗扶贫的援建工作，切实帮助当地提升医疗技术水平和服务能力，充分展示了上海交通大学医学院附属同仁医院医务工作者的良好形象。"十三五"期间，我国脱贫攻坚成果举世瞩目，5575 万农村贫困人口实现脱贫，这其中应有同仁人的尺寸之功。防范和消除"因病致贫、因病返贫"的风险仍然是医疗卫生系统面临的重大挑战。健康扶贫或将成为一种长效机制进一步加以完善。站在新的起点上，上海交通大学医学院附属同仁医院将坚决贯彻落实党中央要求，不断提高医院援建能力和水平，为实现全面建成小康社会谱写新的篇章。

同甘共苦增进中非友谊，医疗援助彰显大爱无疆

1965 年，受当时卫生部委托，上海开始单独组建援外医疗队。多年来，上海派驻的援摩医疗队深受摩方百姓的欢迎与爱戴，为中摩友谊作出了巨大贡献。

1975 年 9 月，由上海市负责组建的第一支援摩中国医疗队进驻塞塔特省哈桑二世医院。1986 年 10 月 7 日，同仁医院（原长宁区中心医院）骨科主任付子应、外科主任秦士兴、手术室护士长顾亚芳，随上海市第十五批赴摩洛哥医疗队出征，开启了同仁医院 35 年的援摩历程。

2002 年，由原长宁区中心医院外科副主任医师金雪熙带队，泌尿科医师程曙杰、妇产科医师王丹瑾、麻醉科医师胡燕、骨科医师匡亥下等 5 人，组建了同仁医院第二批赴摩医疗队。

2010 年，由原长宁区中心医院外科副主任医师李军带队，骨科副主任医师张向阳、耳鼻咽喉科副主任医师张桂娟、急诊科副主任医师陈健君、泌尿科医师张瑜、妇产科医师王春蕾、营养科职工隗彬，以及原长宁区中心医院外科何俊主任、眼科涂相红主任共 9 人，组成了第三批援摩医疗队。

2016 年，根据上海市卫计委"关于组建援摩洛哥拉西迪亚医疗分队"的要求，长宁区卫计委从上海交通大学医学院附属同仁医院、上海市光华中西医结合医院、长宁区妇幼保健院及长宁区天山中医院，抽调出 12 名具备较强临床业务能力的医务职工组建第四批援摩医疗队，再次集结出发。

此次组建的医疗队成员有普外科陈吉（队长）、耳鼻咽喉科张桂娟、麻醉手术科张军、妇产科周伟伟、肾脏风湿免疫科沈啸翼和营养科沈演。队员平均年龄 40 岁，年龄最大的 52 岁，年龄最小的 29 岁。支援期间，来自同仁医院的陈吉医生作为队长，发挥了重要的核心引领作用；沈啸翼作为中共党员，也充分体现了党员的先锋模范作用。

万里之外的摩洛哥，医疗队员要经得起风沙、干旱、高温等气候与艰苦生活环境的考验。过"三关"（气候关、生活关、语言关）、吃"三洋"（洋山芋、洋葱、洋鸡肉）、耐"三燥"（气候干燥、生活枯燥、心情烦躁）成为基本的要求。然而这些，皆未阻拦住同仁援摩队员的脚步……

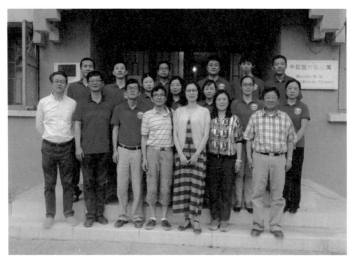

长宁区卫健委代表团慰问援摩医疗队

摩洛哥地处北非，居民大多笃信伊斯兰教，除阿拉伯语外，精英阶层亦通行法语。出发之前虽然经过了 6 个月的法语培训，但是这些语言基础只够与当地摩洛哥医务人员进行沟通，大部分来看病的普通人几乎不懂法语，与他们交流很困难，只能靠摩洛哥的医生护士帮助翻译，多数时候还要发挥连蒙带猜的功力。

然而，语言只是其中一个障碍。当地艰苦的条件，让许多初到摩洛哥的医务人员感到不适应。风沙、干旱、高温等，时间久了也就习惯了，但他们还要面对眼镜蛇、蝎子、蟾蜍等"不速来客"，与它们斗智斗勇，共同生存在这片"生机勃勃"的土地上，实在是难忍。

拉西迪亚医疗队是当地 8 个援摩医疗队里条件最差的，也是离大部队最远的。蟑螂随处可见，马桶漏水，洗浴设备陈旧，有些没有花洒只有管道，热水器不制热，空调故障，甚至炒菜锅电饭煲都无法使用……但我们的援摩队员一方面自己想办法解决，一方面从后方医院获得部分保障和补给。当地卫生厅也给予了一定的修缮和整治，援摩队员的生活条件得到了尽可能的改善。为了队员能尽量吃好，吃得满意，厨师沈演经常变着花样来满足大家的口味，在有队员过生日时，还会做上满满一桌子好菜。队员们空闲时也会动手帮忙，自给自足，其乐融融。

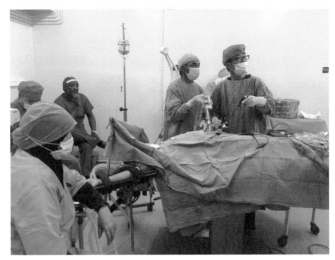

同仁医院援摩医疗队员在摩洛哥拉西迪亚省立中心医院开展腹腔镜手术

医疗队出发前，一些老队员曾就摩洛哥当地简陋的医疗条件为新队员们打过"预防针"，队员们的心中也算多多少少有些准备，可当他们在对口支援医院亲身感受时，还是被"吓"到了。"剪刀剪不断线，持针器夹着针乱动，拔针没有钳子或镊子，直接用手接……"一位队员描述着第一天到对口支援医院上班时的情景："连最基本的尿常规检查都需要外送。这里药物稀缺，只有很少的几种抗生素，医院断货时还常需要患者自己购买，而且药价昂贵，经济困难的患者根本无力购买，这就给治疗效果带来很大影响。很多情况下，诊治患者更需要依靠最基本的体检和临床经验。"

刚到拉西迪亚时，队员们靠着上一批医疗队留下的一些器械支撑了一阵子。随后，医疗队又把随队带来的一些器械整理出来，捐给了当地医院，帮助他们更换掉一些老旧器械。援建的两年里，坚持每年向摩方捐赠一批医疗器械，总价值折合人民币 147 759 元，让当地医疗条件得到了一定改善。队员们在各自工作的专科，工作量都占到科室总工作量的三分之一以上，他们的敬业精神和专业能力获得摩方医务人员的充分信任和肯定，摩方许多医务人员的亲属患病，都是找我们中国医生手术和治疗。拉西迪亚医疗分队在当地老百姓中的影响力深入人心，在医疗队所处当地方圆 150 公里内，几乎所有的老百姓都知道中国医疗队。

除此以外，队员们还利用休息天探望孤儿院的孩子，为当地困难居民免费送药……摩方一些友好人士，也常在他们的重大节日邀请我方队员到家里做客，彼此之间深入交往，增进了相互信任和友谊。他们凭借着一颗颗大爱之心，在异国他乡撒播温暖，为中摩两国人民友谊添砖加瓦。在经历了物质与精神困境的双重洗礼后，长宁援摩医疗队在这个异国他乡贫瘠的土地上逐渐绚丽绽放。

在 2013 年纪念中国援外医疗 50 周年大会上，习近平总书记将卫生援外精神概括为"不畏艰苦、甘于奉献、救死扶伤、大爱无疆"。仅 2016 年 10 月至 2018 年 10 月的两年时间里，长宁援摩医疗队就完成了门急诊救治 28 967 人次，收治住院患者 10 584 人次，完成各类手术 3902 例，完成重大抢救 209 例，完成各类麻醉 1231 例，接生 4150 人次，妇科 B 超检查 11 555 人次，实施血透 7266 人次，为中国同胞患者提供医疗服务 33 人次，无一例医疗纠纷。这批队员们所在的拉西迪亚分队（临时党支部）也被评为中国援摩洛哥医疗队"红旗分队"和优秀党支部。

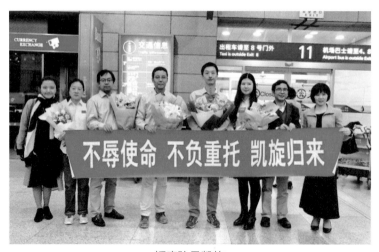

援摩队员凯旋

来摩洛哥一待就是两年，对亲人的思念让不少钢铁"硬汉"也流下了眼泪。队员中有宝宝出生还未见到过的，有舍下自己的爱人、孩子、家中老人的，也有妻子怀孕自己远在异国无法顾及的，还有第二次参加援摩医疗队的……每个医疗队员的心中，都充满了对父母、丈夫（妻子）和孩子的思念和歉疚，但为了顺利完成医疗援外任务，"为了祖国的嘱托，我们无怨无悔。"队长陈吉说，"若干年后，当我们回想这段日子，会成为一生中最难忘的岁月和历程，也注定会成为一份美好的回忆。"

几十年来，同仁医院先后派出援摩医疗队 4 批 23 人次，为非洲人民带去了健康，架起了中非友谊的桥梁。"医者仁心，大爱无疆"被援摩医疗队员们一次又一次以言行作出了最好的诠释。一批又一批的同仁人，在靠近撒哈拉沙漠、炎热干燥、经济医疗条件落后的地区，克服种种困难，忍受着对家乡亲人的思念，努力工作，默默付出，以自己精良的技术、博大的人文情怀，树立起中国医务工作者闪光的形象，得到了当地政府、人民和同行的一致认可。曾有白求恩不远万里来到中国，现在又有这么多的中国医务工作者前往世界各地发光发热，这是每一名共产党人的情怀，是每一个同仁人的情怀，也是每一位医者的情怀。

（娄斯敏、张允）